有机磷酸酯的暴露、毒性机制及环境风险评估

许宜平　王子健等　著

U0228087

科学出版社

北京

内 容 简 介

　　本书从有机磷酸酯的生产使用状况与环境来源、在各种环境介质中和生物体与人体内的暴露出发，通过研究明确不同结构特征有机磷酸酯进入环境多介质和生物体的途径和迁移转化规律，结合高通量靶位点测试和活体动物测试技术解析有机磷酸酯的毒性效应和生态毒理学作用机制，深入认识其环境危害和风险，为环境污染物生态毒理学研究提供新的技术途径，为化学品风险管理及替代策略提供方法学基础和科学支撑。

　　本书可供生态毒理学、环境化学专业的科研/教学人员和从事化学品管理的专业人士阅读。

图书在版编目 (CIP) 数据

　　有机磷酸酯的暴露、毒性机制及环境风险评估 / 许宜平等著 . —北京：科学出版社，2019.11

　　ISBN 978-7-03-062974-6

　　Ⅰ. ①有… Ⅱ. ①许… Ⅲ. ①磷酸酯类–毒物–环境毒理学–研究 Ⅳ. ①R995

　　中国版本图书馆 CIP 数据核字（2019）第 242907 号

责任编辑：李晓娟／责任校对：樊雅琼

责任印制：吴兆东／封面设计：无极书装

科学出版社 出版

北京东黄城根北街 16 号

邮政编码：100717

http://www.sciencep.com

北京虎彩文化传播有限公司 印刷

科学出版社发行　各地新华书店经销

*

2019 年 11 月第 一 版　开本：720×1000　1/16

2020 年 1 月第二次印刷　印张：18 1/2

字数：400 000

定价：**238.00 元**

（如有印装质量问题，我社负责调换）

《有机磷酸酯的暴露、毒性机制及环境风险评估》撰写委员会

房彦军	军事科学院军事医学研究院环境医学与作业医学研究所
李晓丽	军事科学院军事医学研究院环境医学与作业医学研究所
孙景然	军事科学院军事医学研究院环境医学与作业医学研究所
孙红文	南开大学环境科学与工程学院
姚义鸣	南开大学环境科学与工程学院
段晓雨	南开大学环境科学与工程学院
李梦琪	南开大学环境科学与工程学院
李 琪	南开大学环境科学与工程学院
李永程	南开大学环境科学与工程学院
蒙 越	南开大学环境科学与工程学院
汪 玉	南开大学环境科学与工程学院
杨方星	浙江大学环境与资源学院
金小伟	中国环境监测总站
罗 莹	中国环境科学研究院
戴家银	中国科学院动物研究所
罗孝俊	中国科学院广州地球化学研究所
麦碧娴	中国科学院广州地球化学研究所
曾祥英	中国科学院广州地球化学研究所
李 娜	中国科学院生态环境研究中心
马 梅	中国科学院生态环境研究中心
王子健	中国科学院生态环境研究中心
许宜平	中国科学院生态环境研究中心
陈 睿	中国科学院生态环境研究中心

高小中　中国科学院生态环境研究中心
黄　超　中国科学院生态环境研究中心
谢锐莉　中国科学院生态环境研究中心
李　斐　中国科学院烟台海岸带研究所
王晓晴　中国科学院烟台海岸带研究所
朱芬芬　中国人民大学环境学院

序

自 20 世纪 50 年代以来，人工合成化学品的不断开发和广泛应用逐步改变了人类的生活，人工合成化学品成为现代经济与社会生活的基本组成部分。但是，人工合成化学品在生产、流通、使用和废弃的生命周期过程中大量、持续地进入并污染环境，已导致了全球性的环境和健康风险出现。目前，全球每年通过多种形式排放到环境中的人工合成化学品多达数百万吨，其中包含多达数千种可能具有环境持久性、生物累积性及水生或陆生生态毒性、内分泌干扰、神经毒性、致癌性或生殖发育毒性等各种潜在毒性的有害化学品，这些有害化学品已有数百种被监测到在全球生态系统和人体中普遍存在。因此，对现有各类人工合成化学品的潜在环境和健康的危害性、暴露及风险评估已成为环境科学、生命科学等学科的重要研究领域，实施以生态环境和人体健康保护为核心目标的风险管理已成为全球可持续发展战略的一项重要内容。

在过去的 40 多年里，在化学品申报登记及风险评估制度的推动下，随着环境化学、毒理学和流行病学等领域的不断进步，人们对化学品在生态系统和人体中的赋存、归趋、吸收、转化、代谢过程逐步有了更全面的认识，对其与生命体之间的作用机制及所产生的多种毒性效应有了更深入的理解。相应地，人们对化学品的关注范围也逐步扩展，已从得到国际公约及各国化学品环境管理法规普遍管制的具有环境持久性（P）、生物累积性（B）的有毒（T）化学品，尤其是其中的持久性有机污染物，逐渐转向人们日常生活中广泛接触或使用的电子产品、纺织品、建筑材料及塑料制品等各类产品中的化学品及药品和个人护理品。如今越来越多的"新兴污染物"或"新兴关注化学品"出现于文献资料中，如那些尚未受到现行化学品管理相关法规和标准的充分管制，但已被识别出在生态系统和人体中广泛存在且可能具有内分泌干扰、生殖毒性或致癌性等潜在毒性的化学品。有机磷酸酯是此类"新兴关注化学品"的典型代表之一。

在各类产品中的化学品中，阻燃剂可能是用量仅次于增塑剂的人工合成化学品，每年约以百万吨的规模广泛添加于建材、纺织、电子、涂料及多种塑料产品之中。由于曾经占市场主流地位的溴系阻燃剂因具有 PBT 特性而受到国际公约及各国政府的管控，兼具阻燃和增塑性能的有机磷酸酯的生产和使用逐渐大幅度增加。全球大气被动采样监测网及北极监测网近年来的监测结果显示，有机磷酸酯已经成为全球大气环境污染浓度最高的阻燃剂，其浓度至少高出多溴代二苯醚等溴系阻燃剂及其他阻燃剂一个数量级，其中极地大气中的氯代阻燃剂浓度通常高出其他阻燃剂 100 倍。美国一项研究显示，2002~2015 年，氯代有机磷阻燃剂在美国人体尿液中浓度增长了 15 倍。如今，种类众多的有机磷酸酯在全球自然环境、人居环境及人体、生物体中被普遍检出，其污染几乎已无处不在。有机磷酸酯的风险评估和风险管理已成为世界各国学术界、政府及企业界共同面临的一项挑战。

《有机磷酸酯的暴露、毒性机制及环境风险评估》一书系统地收集整理了迄今国内外有机磷酸酯风险科学的研究成果，全方位地阐释了有机磷酸酯在产品、环境、人体和生物体中的分布和归趋，进行了环境和人体的暴露评估，说明了毒性效应和机理、流行病学分析、风险管理和替代技术的现状和趋势，指示了有机磷酸酯风险评估研究的主流及前沿性研究方法、进展和未来研究方向，是一部应时之需的关于有机磷酸酯风险科学研究集大成的学术专著。该书不但可为有机磷酸酯及化学品环境和健康风险研究的科研者提供系统性、前沿性的专业资源，并可为他们带来学术启发，而且为政府、企业界及社会组织中的化学品风险管理的决策者或参与者提供具有权威性的科学参考。

刘建国

2019 年 11 月 14 日于北京大学

前　言

　　有机磷酸酯（organophosphate esters，OPEs）是一类有较好阻燃性能的添加型阻燃剂，兼具增塑等功能。随着溴系阻燃剂在全球范围内的限制使用，OPEs作为其优秀替代品，生产量和使用量正大幅增长，中国已成为OPEs生产和使用大国。不同OPEs具有不同的理化特性，如其溶解度、极性、持久性、表面蒸气压等，对于评估它们在环境中的行为及其与生物机体的相互作用具有重要意义。OPEs一般通过物理添加而非化学键合方式加工于各类产品中，会使其在生产使用和处置回收过程中因挥发、磨损和浸出等原因而泄露到环境中，分布在地表水、沉积物、城市污水污泥、土壤、室内灰尘和大气等多种环境介质中。近年来的毒理学研究表明，多种OPEs可能具有生殖毒性、内分泌干扰效应和致癌性等，这已引起科学家和业界高度关注。欧盟、加拿大和美国部分州均已经陆续颁布标准来限制或禁止在儿童产品和家居用品（皮肤接触）中使用氯代OPEs。

　　本书从OPEs的生产使用状况与环境来源，OPEs在不同环境基质和生物体、人体内暴露出发，研究不同结构的OPEs在多介质环境、水生和陆生食物链中的迁移转化规律和生物累积/放大作用，探究呼吸、皮肤接触和膳食摄入等不同途径及职业人群和儿童潜在暴露风险。结合活体动物测试、高通量的靶位点测试技术和高内涵体外细胞检测技术，从基因、蛋白质、酶、受体、代谢过程及相关的分子通道等复杂的细胞和分子水平方面解析OPEs的生态毒性效应；通过毒理组学研究阐明低剂量长期暴露慢性毒性效应的作用靶点、作用方式和分子毒理。通过研究明确不同结构特征的OPEs进入环境多介质的途径和迁移转化规律、水生态毒性和低剂量长期暴露下的毒理学作用机制，深入认识其环境危害和风险，为探索环境污染物分子毒理研究提供新的技术途径，为化学品风险管理及替代策略提供科学基础和战略支撑。

　　本书是众多专家学者集体智慧的结晶。前言部分由王子健负责撰写；第1章由许宜平、谢锐莉等撰写；第2章由许宜平、高小中等撰写；第3章由朱芬芬、曾祥英等撰写；第4章由孙红文、姚义鸣、汪玉、李琪等撰写；第5章由罗孝俊、麦碧娴等撰写；第6章由孙红文、姚义鸣、李永程、段晓雨等撰写；第7章由杨方星等撰写；第 8 章由李娜等撰写；第 9 章由李斐、王晓晴等撰写；第 10 章由马梅、黄超等撰写；第 11 章由陈睿等撰写；第 12 章由房彦军、孙景然、李晓丽等撰写；第 13 章由孙红文、姚义鸣、李梦琪、蒙越等撰写；第 14 章由金小伟、罗莹等撰写；第 15 章由杨方星等撰写；第 16 章由戴家银等撰写。整体统稿由王子健、许宜平完成。

本书在撰写过程中得到了国家自然科学基金委员会、中国科学院、北京大学、生态环境部固体废物与化学品管理技术中心等有关部门及不同领域众多专家的大力支持，谨以此向他们表示诚挚的谢意！

由于著者研究领域和学识有限，书中难免有诸多不足之处，恳请读者朋友们不吝赐教，我们将在今后工作中不断改进。

作　者

2019 年 10 月

目 录

第1章 有机磷酸酯概况 ………………………………………………… 1

1.1 有机磷酸酯的生产使用 ………………………………………… 1

1.2 OPEs 的结构、理化性质与分类 ……………………………… 4

1.3 OPEs 的环境分布 ……………………………………………… 5

1.4 OPEs 的危害和风险管控 ……………………………………… 10

第2章 天然水体中有机磷酸酯的暴露与迁移转化 …………………… 12

2.1 天然水环境中有机磷酸酯的暴露状况研究 …………………… 12

2.2 有机磷酸酯在极地水体中的暴露、归趋与全球迁移 ………… 18

第3章 城市污水处理系统中的有机磷酸酯 …………………………… 26

3.1 污水及污水处理过程中有机磷酸酯的研究进展 ……………… 26

3.2 污泥中有机磷酸酯的分布研究进展 …………………………… 34

3.3 案例研究 ………………………………………………………… 36

3.4 本章小结 ………………………………………………………… 41

第4章 土壤环境暴露 …………………………………………………… 44

4.1 引言 ……………………………………………………………… 44

4.2 土壤中有机磷酸酯的研究现状 ………………………………… 44

4.3 土壤中有机磷酸酯的来源 ……………………………………… 58

4.4 土壤中有机磷酸酯的吸附及降解行为 ………………………… 65

4.5 土壤中有机磷酸酯的人体暴露和生态风险 …………………… 67

4.6 结论与展望 ……………………………………………………… 70

第5章 有机磷酸酯的生物富集与食物链传递 ………………………… 72

5.1 有机磷酸酯的生物浓缩因子及生物富集因子 ………………… 72

5.2 有机磷酸酯的皮肤吸收实验 …………………………………… 84

5.3 有机磷酸酯的食物链传递行为研究 …………………………… 84

5.4 结语 ……………………………………………………………… 90

第 6 章 室内灰尘与人群呼吸接触暴露 ……………………………………… 92

6.1 室内灰尘人体暴露 ……………………………………………………… 92

6.2 室内灰尘有机磷酸酯的研究现状 …………………………………… 98

6.3 室内灰尘中 OPEs 的分布 …………………………………………… 100

6.4 室内灰尘中 OPEs 的暴露风险 ……………………………………… 107

第 7 章 有机磷酸酯的人群膳食暴露 ……………………………………… 111

7.1 特定食品的人群暴露 ………………………………………………… 111

7.2 其他膳食暴露 ………………………………………………………… 112

7.3 膳食暴露方法研究 …………………………………………………… 114

第 8 章 有机磷酸酯对儿童的暴露评估 …………………………………… 117

8.1 有机磷酸酯的暴露途径 ……………………………………………… 117

8.2 有机磷酸酯暴露的生物标志物 ……………………………………… 118

8.3 世界各地儿童有机磷酸酯的暴露 …………………………………… 120

8.4 其他生物基质中的有机磷酸酯或其代谢物 ………………………… 123

8.5 各地区儿童通过呼吸暴露 OPEs 评估量汇总 ……………………… 124

第 9 章 有机磷酸酯的计算毒理学预测与评估 …………………………… 125

9.1 典型 OPEs 环境行为的计算毒理学预测与评估 …………………… 126

9.2 典型 OPEs 毒性效应及机制的计算毒理学研究进展 ……………… 128

第 10 章 有机磷酸酯的离体生物毒性效应 ……………………………… 137

10.1 离体生物测试 ………………………………………………………… 138

10.2 内分泌干扰 …………………………………………………………… 141

10.3 氧化损伤 ……………………………………………………………… 146

10.4 神经毒性 ……………………………………………………………… 153

10.5 免疫毒性 ……………………………………………………………… 155

第 11 章 水生生物毒性效应 ………………………………………………… 158

11.1 OPEs 对藻类生物的影响 …………………………………………… 159

11.2 OPEs 对甲壳类动物的影响 ………………………………………… 159

11.3 OPEs 对鱼类的影响 ………………………………………………… 164

第 12 章 有机磷酸酯的健康危害与相关损伤机制 ……………………… 174

12.1 有机磷酸酯的毒性作用 ……………………………………………… 175

12.2 OPEs 细胞毒性的相关分子作用机制 ……………………………… 184

第 13 章　有机磷酸酯与人体慢性疾病 ································· 187

　13.1　慢性病的相关概念 ····································· 187

　13.2　环境污染物与慢性病 ···································· 189

　13.3　有机磷酸酯、溴代阻燃剂与慢性病 ············· 193

第 14 章　有机磷酸酯水生态风险评估 ·························· 209

　14.1　生态风险评估方法 ····································· 209

　14.2　国内外 OPEs 的生态风险评估 ················· 210

　14.3　磷酸三苯酯水生态风险评估案例 ··············· 217

第 15 章　有机磷酸酯的人体健康风险评估 ············· 221

　15.1　OPEs 的健康风险评估方法 ···················· 221

　15.2　不同暴露途径的健康风险 ······················ 223

　15.3　展望 ·· 228

第 16 章　有机磷酸酯的风险管理、未来挑战和替代策略 ·········· 230

　16.1　风险管理 ·· 230

　16.2　未来挑战 ·· 238

　16.3　替代策略 ·· 242

参考文献 ··· 247

|第1章| 有机磷酸酯概况

随着各个国家和地区对消防安全要求的不断提高，阻燃剂的使用日趋频繁与广泛。但常规溴系阻燃剂由于其在环境中的持久性、生物累积性与生物毒性，已被禁止使用。作为多溴联苯醚的替代品，磷系阻燃剂的生产量和使用范围因此大大增加。

有机磷酸酯（organophosphate esters, OPEs）是使用最广泛的磷系阻燃剂，并兼具增塑等功能，由于其优异的性能而广泛用于电子产品、建筑材料、家庭装饰品、家具、纺织品、塑料制品和食品包装中（Reemtsma et al., 2008）。在生产生活中，OPEs 还多用作润滑剂、消泡剂、非离子萃取剂和核燃料萃取剂等（David and Seiber, 1999；Apostoluk and Robak, 2005；Lamouroux et al., 2000；Dodi and Verda, 2001）。

1.1 有机磷酸酯的生产使用

随着溴系阻燃剂在全球范围内的限制使用，OPEs 作为其替代品，生产量和使用量得到快速增长（Wei et al., 2015）。根据统计数据，2005 年欧盟 OPEs 的消费量达到 8.5 万 t，2011 年 OPEs 酸酯消费量为 50 万 t，2015 年大约 68 万 t；中国 OPEs 在 2007 年的生产量为 7 万多吨，并以年均 15% 的速率增长（Van der Veen and de Boer, 2012；高小中等，2015）。

欧育湘（2011）一项早期调研总结了 2005 年及 2008 年全球四大市场（美国、欧盟、日本、其他亚洲国家和地区）六类阻燃剂 [氢氧化铝阻燃剂（ATH）、磷系阻燃剂、溴系阻燃剂（BFRs）、三氧化二锑阻燃剂（ATO）、氯代阻燃剂（CFR）和其他阻燃剂] 的用量及单种阻燃剂在所有种类的阻燃剂总用量中所占的比例。调查结果表明，较早开始发展替代产品磷系阻燃剂的美国、欧盟的 OPEs 使用量及比例与溴系阻燃剂较接近甚至略高。但是，包括中国在内的其他亚洲国家和地区的 OPEs 与溴系阻燃剂使用比例却不尽相同，初始阶段 2005 年和 2008 年的 OPEs 的使用量远低于溴系阻燃剂的用量，前者约为后者的 1/10。

　　尽管我国 OPEs 生产和使用起步较晚，但却是 OPEs 的生产大国，OPEs 近十年一直保持 11% 以上的年均产量增长率。2010 年我国磷系阻燃剂的年产量约为 10 万 t，其中大部分用于出口（欧育湘，2011）。我国 OPEs 企业目前主要集中分布在华东地区（上海市、山东省和江苏省），企业数量约占全国企业总量的 38.2%；华北和中南地区分别占 18.3% 和 29.5%；西北和西南地区企业数量相对较少。溴系阻燃剂向磷系阻燃剂的转变是世界范围内阻燃剂使用模式的一项改变趋势（季麟等，2017）。有关我国近年来 OPEs 的使用情况的资料尚未见系统报道。

　　聚丙烯（PP）、聚苯乙烯（PS）和聚氨酯（PUR）是现如今生产生活中生产量和使用量较大的几种塑料，它们良好的力学性能、耐腐蚀、易加工的特点满足了诸多行业领域应用的要求。但它们极易燃烧，并且在燃烧分解过程中会产生大量有毒气体，对人体健康造成严重损害，因此需要提高塑料制品的阻燃性能。磷系阻燃剂在塑料中应用领域广泛，可单独添加或以不同比例复配使用。磷系阻燃剂中的磷酸及多磷酸多呈黏稠状，可以隔离可燃气体，在材料表面形成致密炭层，提高材料极限氧指数，从而防止材料受热继续分解，起到保护作用（马立群等，2017）。

　　塑料添加剂按照功能划分为 10 类，表 1-1 是历史上经常使用的塑料添加剂及其功能分类。随着各国化学品管理法规越来越严格和各种限制有毒物质的国际公约出台，表 1-1 中的许多塑料添加剂已经被禁用或限用。例如，2018 年欧盟为市场上大量在用的 10 类 418 种塑料添加剂设置了一个危害和风险评估物质清单，其中传统塑料添加剂中的溴系阻燃剂已经大多销声匿迹，磷系阻燃剂中，含苯和含卤系列阻燃剂也正在逐步退出市场。我国于 2012 年颁布实施的《塑料家具中有害物质限量》对多溴联苯和多溴二苯醚 PBDEs 这两大类溴系阻燃剂的使用限量给出了具体的指标，预期未来我国溴系阻燃剂的生产和使用量不太可能继续增长。而目前国内市场上的 OPEs 仍然被视为 PBDEs 最可能的潜在取代物。OPEs 的阻燃原理主要为凝聚相阻燃，即在燃烧或热裂时于被阻燃材料表面形成一层阻止传热的屏障。其生烟量、有毒及腐蚀气体生成量比溴系阻燃剂少，也相对较为高效，在某些含氧塑料中 1% 的磷可达到与 10% 的溴等效（季麟等，2017）。

表 1-1   历史上塑料添加剂的功能类别和种类

功能类别	含量	添加剂种类
塑化剂	10%~70%	短、中、长链氯化石蜡 苯甲酸酯类，如 DIHP、DEHP、DMEP、DBP、DPP、DEHA、DOA、DEP、DiBP、TCEP、DCHP、BBP、DHA、HAD、HOA
阻燃剂	0.7%~25%	PBDEs、TBBPA、TCEP、TCPP、HBCDD 等 氧化锑、三水合氧化铝、硼酸锌、磷酸盐等 含溴含磷多元醇、卤代粉、四氯酞酸苷、二溴戊醇等
抗氧化剂/稳定剂/ 紫外稳定剂	0.05%~3%	BPA、NPs、辛基苯酚、TGICs、BHT、BHA、Irganox 1010、bisphenolics、TNPP、Irgafos 168 等 铅、镉化合物
热稳定剂	0.5%~3%	Pb、Sn、Ba、Cd 和 Zn 化合物 烷基酚的钡和钙盐
滑动/润滑剂	0.1%~3%	脂肪酸酰胺（芥子酸酰胺，油酰胺），脂肪酸酯，硬脂酸金属盐，石蜡
固化剂	0.1%~2%	二氨基二苯甲烷，二氯二氨基二苯基甲烷，肼，三羟甲基氨基甲烷，醛，TGICs
色素	0.01%~1%	二醋酸钴，镉、铬、铅化合物，偶氮类染料
其他特效物质	—	铝和铜粉，醋酸铅，各种荧光剂，石棉

注：根据 Hahladakis 等（2018）重新整理。

塑料中添加的传统 OPEs 主要包括：三（2-氯乙基）磷酸酯（TCEP）、三（2-氯丙基）磷酸酯（TCPP）、甲基磷酸二甲酯（DMMP）、三（2，3-二氯丙基）磷酸酯（TDCP）、磷酸三苯酯（TPHP）、三（邻甲苯基）磷酸酯（ToCP）、三（间甲苯基）磷酸酯（TmCP）和三（对甲苯基）磷酸酯（TpCP）、间亚苯基四苯基双磷酸酯（RDP）和双酚 A 双（二苯基磷酸酯）（BDP）。

根据使用方式的不同，可将 OPEs 分为反应型阻燃剂和添加型阻燃剂两种（崔丽丽等，2007）。反应型阻燃剂与聚合物化学性结合，因而固定性较好，不易挥发，阻燃效能持久。添加型阻燃剂一般通过物理添加而非化学键合方式加工于各类产品中，会使其在生产、使用、处置、回收过程中因挥发、磨损和浸出等原因而挥发逸散到环境中，影响阻燃性能的持续性。然而由于使用方便，添加型阻燃剂始终占据了 OPEs 用途的主导地位。根据欧盟的风险评估，各类产品在使用过程周期内约有 40% 的 TCPP 释放在环境中（Hou et al., 2016；Sundkvist et al., 2010）。

近年来，有许多研究对传统OPEs进行改性，进而应用于塑料中，使其阻燃及一些力学性能得到显著提升。房晓敏等通过笼状磷酸酯微胶囊与无规聚丙烯复配使用，并应用于聚丙烯材料，阻燃等级显著提高（房晓敏等，2013）。崔锦峰等通过逐步聚合制备端乙烯基低聚磷酸酯杂化大单体（VOPP），通过接枝共聚将VOPP接枝到聚苯乙烯的分子主链中，接枝共聚物通过固相阻燃机理发挥阻燃性能（崔锦峰等，2019）。于东杰和陈大俊（2016）采用物理共混法，将β-环糊精/间苯二酚双（二苯基）磷酸酯（RDP）包合物添加至聚氨酯树脂中，制备了阻燃聚氨酯膜，改性后聚氨酯的阻燃性能和力学性能明显提高（表1-2）。

表1-2   磷系阻燃剂在塑料中应用的主要方法

方法	聚苯乙烯	聚丙烯	聚氨酯	尼龙
协同作用法	√	√	√	√
有机添加法	√	√	√	√
无机添加法	√	√	√	√
反应阻燃法	√	—	√	√
微胶囊化	—	√	√	√
超细纳米化	—	√	√	—

塑料添加剂的添加方式决定了塑料中的化学品环境行为和影响程度。塑料废弃过程中以非键合方式添加的化学物质几乎可以100%释放进入环境介质，进而危及生态系统和人类健康。即使以键合方式添加，其中难降解的有机有毒物质如PBDEs也会随着塑料的分解或解聚逐步进入环境。对塑料添加剂的环境释放研究甚少，目前尚没有关于化学品添加方式与环境危害关系的具体数据。

1.2 OPEs 的结构、理化性质与分类

磷酸酯类阻燃剂按照添加的元素分类，主要包括只含磷的磷酸酯类阻燃剂、含氮磷酸酯类阻燃剂和含卤磷酸酯类阻燃剂，它们大都属于添加型阻燃剂，具有阻燃与增塑双重功能（李玉芳和伍小明，2013）。只含磷的磷酸酯阻燃剂大多为酚类阻燃剂。此外，低聚磷酸酯类阻燃剂也是一类很有发展前途的磷系阻燃剂，具有磷含量高、耐迁移、耐挥发、阻燃效果持久等优点。含氮磷酸酯类阻燃剂中的氮元素主要来自化合物中的胺、二胺和三聚氰胺，由于氮、磷两种元素的协同

作用，含氮磷酸酯类阻燃剂不仅具有良好的阻燃效果，而且发烟量小，基本不产生有毒气体。含卤磷酸酯类阻燃剂阻燃性能高效，但由于燃烧后会生成腐蚀性气体和致癌物，所以报道较少，大多为同时含有氯、溴的磷酸酯或高卤含量的磷酸酯（李娜娜等，2016）。

OPEs 是磷酸酯类衍生物，多具有磷酸三酯的共同骨架结构，根据取代基酯键的不同其结构大致可分为三种类型——氯代 OPEs、烷基取代 OPEs 和芳基取代 OPEs。非氯代 OPEs 也常常用作塑化剂，而氯代 OPEs 比起非氯代 OPEs 阻燃效率更高。氯代 OPEs 亲水性较强，且易挥发，可通过多种物理化学过程迁移至环境介质中。氯代 OPEs 无法被光降解，且对水解、生物降解抗性较强（高小中等，2015）。例如，典型氯代 OPEs 磷酸三氯乙基酯 [Tris (chloroethyl) phosphate, TCEP] 的 $\log K_{OW}$ 值为 1.44，易溶于水及极性有机溶剂中，其生物富集因子（bioconcentration factor, BCF）为 1.37。TCEP 在环境水体以及污水处理系统中不易被去除，但在高温高压或极端 pH 下水解稳定性降低。烷基 OPEs 极性范围较宽（常见类型的 $\log K_{OW}$ 值可达 $-0.65 \sim 9.49$），其理化性质差异较大（Ike and Jacob, 2012）。如磷酸三甲酯 [Tris (methyl) phosphate, TMP] 和磷酸三乙酯 [Tris (ethyl) phosphate, TEP] $\log K_{OW}$ 值分别为 -0.65 和 0.80，其水溶性极强并且容易挥发；而磷酸三（2-乙基己基）酯 [Tris (2-ethylhexyl) phosphate, TEHP] 的 $\log K_{OW}$ 值为 9.49，难溶于水且不易挥发。TEHP 在天然水体中可被迅速生物降解，尽管 BCF 值较高 [约 1 000 000]，但其在环境水体中浓度较低，故被认为对水生环境的影响较低。常见芳基 OPEs 疏水性较强，易吸附于沉积物及被生物富集。如磷酸三苯酯 [Tris (phenyl) phosphate, TPP] $\log K_{OW}$ 值为 4.59，水溶性较低，易吸附于沉积物中，常温下在碱性溶液中可快速水解，在污水处理系统中可被生物降解等过程有效地去除。表 1-3 总结了一些较受关注的 OPEs 的基本信息（Bergman et al., 2012；高小中等，2015）。

1.3 OPEs 的环境分布

OPEs 通过物理添加而不是化学键合的方式加工于各类产品中，这会造成其较短的产品使用寿命，会使其在生产、使用、处置和回收的过程中因挥发、磨损和浸出等原因而泄露到环境中（Sundkvist et al., 2010）。自 20 世纪 80 年代起，已有文献表明 OPEs 会向水环境中释放（LeBel et al., 1981；Fukushima et al., 1992）。

表1-3 环境中常见 OPEs 的名称、理化性质和应用状况

中文和英文名称	简称	CAS号	类型	沸点(℃)	熔点(℃)	闪点(℃)	25℃时水中溶解度(mg/L)	25℃时蒸气压(mmHg)	25℃时亨利常数(atm·m³/mol)	正辛醇-水分配系数(logK_{ow})	土壤吸附系数(logK_{oc})	生物富集系数(BCF)	正辛醇-空气分配系数(logK_{OA})	半衰期(Ⅲ级逸度模型:空气/水/土壤·沉积物)($T_{1/2}$)	应用
磷酸三(2-氯乙基)酯	TCEP	115-96-8	含氯类	351	-55	202	$7.00×10^3$	$1.1×10^{-4}$	$3.3×10^{-6}$	1.44	2.48	1.37	7.42	$11.7/1.44×10^3/2.88×10^3/1.3×10^4$	a/b/c/f/k
磷酸三(2-氯异丙基)酯	TCIPP	13674-84-5	含氯类	359	72	218	$1.60×10^3$	0.75	$6.0×10^{-8}$	2.59	2.21	8.51	8.20	$5.73/1.44×10^3/2.88×10^3/1.3×10^4$	c
磷酸三(1,3-二氯异丙基)酯	TDCIPP	13674-87-8	含氯类	457	88	378	1.5	$7.4×10^{-8}$	$2.6×10^{-9}$	3.8	2.35	13.50	10.6	$14.2/4.32×10^3/8.64×10^3/3.89×10^4$	a/b/c
磷酸三(2-丁氧乙基)酯	TBOEP	78-51-3	烷基类	414	-70	159	$1.20×10^3$	$2.1×10^{-7}$	$1.2×10^{-11}$	3.75	4.38	$1.08×10^3$	13.0	$1.99/208/416/1.78×10^3$	f/h/i
磷酸三丁酯	TNBP	126-73-8	烷基类	289	-80	146	280	$1.1×10^{-3}$	$1.5×10^{-7}$	4.00	3.28	$1.03×10^3$	9.21	$3.26/208/416/1.87×10^3$	d/f/i
磷酸三己基酯	THP	2528-39-4	烷基类	354	-70	182	—	$6.99×10^{-5}$		6.76				—	—
磷酸三(2-乙基己基)酯	TEHP	78-42-2	烷基类	220	87	207	0.6	$2.0×10^{-6}$	$9.6×10^{-5}$	9.49	6.87	$1.0×10^6$	14.9	$2.62/208/416/1.87×10^3$	a/f/j/k

续表

中文和英文名称	简称	CAS号	类型	沸点(℃)	熔点(℃)	闪点(℃)	25℃时水中溶解度(mg/L)	25℃时蒸气压(mm Hg)	25℃时亨利常数(atm·m³/mol)	正辛醇-水分配系数($\log K_{OW}$)	土壤吸附系数($\log K_{OC}$)	生物富集系数(BCF)	正辛醇-空气分配系数($\log K_{OA}$)	半衰期(Ⅲ级逸度模型:空气/水/土壤·沉积物)($T_{1/2}$)	应用
磷酸二苯甲苯酯	MDPP	115-89-9	芳基类	322	—	162	—	0.7	—	3.10	2.97	100.17	—	—	—
磷酸三苯酯	TPHP	115-86-6	芳基类	370	49	220	1.9	1.2×10^{-6}	3.3×10^{-6}	4.59	3.72	113.00	8.45	$23.7/900/1.8 \times 10^{3}/8.1 \times 10^{4}$	a/d/g/k
磷酸二苯甲苯酯	CDP	26444-49-5	芳基类	235	−38	232	0.233	1.04×10^{-7}		5.25	3.92	1.02×10^{3}	10.9	$15.3/900/1.8 \times 10^{3}/8.1 \times 10^{3}$	a/b/d/k/l/f/j
磷酸三邻甲苯酯	ToCP	78-30-8	芳基类	410	−25	225	0.1	0.195 at 50℃	—	5.48	—	—	—	—	a/d/e/k/m
磷酸2-乙基己基二苯酯	EHDPP	1241-94-7	芳基类	375	−54	224	1.9	3.34×10^{-5}	—	5.73	4.20	—	8.92	$6.44/360/720/3.24 \times 10^{4}$	d/k/l
磷酸三间甲苯酯	TmCP	1330-78-5	芳基类	439	77	232	0.36	1.8×10^{-7}	9.2×10^{-7}	6.34	4.35	8.56×10^{3}	12.0	$18.7/900/1.8 \times 10^{3}/8.1 \times 10^{4}$	a/d/e/k/m
磷酸三对甲苯酯	TpCP	563-04-2	芳基类	410	25.5	210	—	—	—	—	—	—	—	—	a/d/e/k/m
三(氯丙基)磷酸酯	TCPP	1067-98-7	含氯类	342	−40	312	1.60×10^{3}	1.9×10^{-6}	6.0×10^{-8}	2.59	2.71	42.40	—	—	g

续表

中文和英文名称	简称	CAS号	类型	沸点(℃)	熔点(℃)	闪点(℃)	25℃时水中溶解度(mg/L)	25℃时蒸气压(mmHg)	25℃时亨利常数(atm·m³/mol)	正辛醇-水分配系数($\log K_{OW}$)	土壤吸附系数($\log K_{OC}$)	生物富集系数(BCF)	正辛醇-空气分配系数($\log K_{OA}$)	半衰期(Ⅲ级逸度模型:空气/水/土壤/沉积物)($T_{1/2}$)	应用
磷酸三甲酯	TMP	512-56-1	芳基类	197	-10	84	3.00×10^5	5.6×10^{-3}	2.5×10^{-7}	-0.65	1.10	3.16	5.88	$34.8/360/720/3.24 \times 10^3$	b/c
磷酸三乙酯	TEP	78-40-0	烷基类	216	-56	116	5.00×10^5	0.29	3.5×10^{-6}	0.80	1.68	3.88	6.63	$4.64/360/720/3.24 \times 10^3$	a/j
磷酸三异丁酯	TiBP	126-71-6	烷基类	264	16	126	3.72	1.3×10^{-2}	2.8×10^{-4}	3.60	3.05	391.00	7.48	$3.26/360/720/3.24 \times 10^3$	b/d
磷酸三丙酯	TPP	513-08-6	烷基类	254	27	121	827	2.9×10^{-2}	8.2×10^{-6}	2.67	2.83	63.10	6.42	$3.44/360/720/3.24 \times 10^3$	c
异癸基二苯基磷酸酯	IDDP	29761-21-5	芳基类	448.4	-34.9	238.3	0.75	4.72×10^{-8}	—	7.28	4.69	3.57×10^4	12.0	$6.12/900/1.8 \times 10^3/8.1 \times 10^3$	f/i
叔丁基苯基二苯基磷酸酯	BPDP	56803-37-3	芳基类	245	—	224	8.90×10^{-3}	2.61×10^{-8}	—	6.61	4.57	7.72×10^4	11.9	$21.3/900/1.8 \times 10^3/8.1 \times 10^3$	a/j/k

续表

中文和英文名称	简称	CAS号	类型	沸点(℃)	熔点(℃)	闪点(℃)	25℃时水中溶解度(mg/L)	25℃时蒸气压(mm Hg)	25℃时亨利常数(atm·m³/mol)	正辛醇-水分配系数($\log K_{OW}$)	土壤吸附系数($\log K_{OC}$)	生物富集系数(BCF)	正辛醇-空气分配系数($\log K_{OA}$)	半衰期(Ⅲ级逸度模型:空气/水/土壤/沉积物)($T_{1/2}$)	应用
三(对叔丁基苯基)磷酸酯	TBPHP	220352-35-2	芳基类	420	100	208	9.62×10^{-7}	2.06×10^{-8}	—	10.43	6.28	—	14.9	$17.7/4.32 \times 10^3/8.64 \times 10^3/3.89 \times 10^4$	a/d
间苯二酚双(二苯基磷酸酯)	RDP	57583-54-7	芳基类	755	—	410	1.10×10^4	0.0 ± 1.6	—	5.97	4.54	—	—	—	g
四(二氯乙基)二氯异戊基二磷酸酯	V6	38051-10-4	含氯类	620	275	588	2.1	0.0 ± 1.7	—	1.92	3.08	—	—	—	c/f
双酚A双(磷酸二苯酯)	BDP	5945-33-5	芳基类	679	—	377	0.42	0.0 ± 2.0	—	8.66	5.72	6.98×10^5	—	—	a

$\log K_{OW}$数据主要来自 http://www.chemspider.com/网站数据库。

注:a. 塑料;b. 纺织;c. 聚氨酯泡沫;d. 液压油;e. 切削油;f. 液压油;g. 电子产品;h. 防沫剂;i. 抛光剂;j. 橡胶;k. PVC;l. 食品包装袋;m. 传动液。

根据欧盟的风险评估，各类产品在使用过程周期内约有40%的TCIPP释放在环境中，且估计在欧洲范围内的TCIPP向空气总扩散速率为135 kg/d ①。

研究认为，从材料和车辆及电子废物回收活动中释放的OPEs已被证实是室内和室外环境中OPEs的主要来源；OPEs经过处理和未经处理的废水排放被认为是通过其渗透进入地表水和受影响的地下水的主要进入通道（Wei et al., 2015）。OPEs可以通过如沉积、冲刷和渗透等多种方式到达远距离地区。因此，OPEs在全球范围内均有广泛分布，目前OPEs已经在降尘（Deng et al., 2018；Ren et al., 2016）、室内空气（Hartmann et al., 2004；Vojta et al., 2017）、大气（Castrojiménez and Sempéré, 2018）、水（Regnery and Püttmann, 2010；Wang et al., 2015）、沉积物（Tan et al., 2016；Wang et al., 2017）和土壤（Wang et al., 2018；Yadav et al., 2018）等多种环境介质中被检出。

此外，在过去十年中几乎所有人工生产的OPEs能在海洋和淡水鱼类、禽类、昆虫等生物组织和人类组织样品中被检出。例如，ΣOPEs在瑞典的淡水鱼中富集水平可高达1000 ng/g lw（脂质重量），而在西班牙的河流淡水鱼中发现高达2423 ng/g lw的ΣOPEs浓度（Santin et al., 2016；Sundkvist et al., 2010）。在希腊、意大利和斯洛文尼亚的三个流域的鱼类中也检测到OPEs，其总浓度为14.4~650 ng/g lw（Giulivo et al., 2017）。对于人体，在尿液（Petropoulou et al., 2016）、血浆（Jonsson et al., 2001）、血清（Li et al., 2015）、母乳（Kim et al., 2014）和胎盘（Ding et al., 2016）等中都检测到不同浓度的OPEs。

1.4 OPEs 的危害和风险管控

由于OPEs在化学结构上与影响昆虫神经系统的有机磷杀虫剂类似，其导致的神经毒性效应已引起研究人员的广泛关注，后续研究常用不同毒理学终点发现这类物质具有包括神经毒性、生殖发育毒性、内分泌干扰作用、遗传毒性及致癌性等在内的健康危害。

一些报道认为，OPEs会导致神经毒性。TNBP在慢性暴露后表现出神经毒性，TDCIPP通过抑制DNA合成、降低细胞数量和改变神经分化，显示出浓度依赖性的神经毒性（Dishaw et al., 2011）。

---

① 数据资料来自 European Union Risk Assessment Report：Tris（1-chloro-2-propyl）phosphate（TCPP）（European Commision, 2008）。

OPEs 的暴露也会对生物的内分泌系统产生不利影响。研究发现,室内灰尘中 TDCIPP 水平与人体甲状腺激素浓度呈负相关,而与男性催乳素水平呈现出正相关的关系(Meeker et al.,2013)。Liu 等(2012)发现,TCEP、TDCIPP、TCIPP、TBOEP、TPHP 和 TCP 可增加 H295R 细胞中的雌二醇(E2)和睾酮水平,并且使激素和类固醇合成的相关基因发生变化;他们在斑马鱼的暴露研究中,发现 TPHP 和 TDCIPP 会使鱼的繁殖力下降,并导致体内 E2 和 VTG 水平的上升。TBOEP 的暴露会使斑马鱼体内睾酮和 11-酮基睾酮水平的变化,同时会影响斑马鱼 HPT、HPA 和 HPG 轴相关基因的表达,导致一定程度的内分泌干扰效应(Kwon et al.,2016;Ma et al.,2016)。

此外,研究发现,TCEP、TCIPP 和 TDCIPP 等氯代 OPEs 具有致癌性。这些化合物可促进在肾脏、肝脏、甲状腺、大脑和睾丸中肿瘤的生长,例如,TDCIPP 很容易进入血流并诱发肝脏、肾脏和睾丸肿瘤(Wypych,2017)。

从风险防范角度,已经有多个国家对氯代 OPEs 限制使用。例如,2012 年 2 月欧洲委员会将 TCEP 列入 REACH(Registration,Evaluation,Authorization and Restriction of Chemicals)法规的第二批需授权使用物质清单,且欧盟在 2014 年针对特定儿童玩具中的 TCEP、TCIPP 和 TDCIPP 设置了具体限值(5mg/kg)[①]。美国马萨诸塞州、马里兰州、纽约州、佛蒙特州、华盛顿州和华盛顿特区等地区的法律规定,儿童护理产品中禁止使用 TDCIPP 和 TCEP 等氯代 OPEs[②]。

OPEs 作为目前广泛受关注的一类污染物,其易迁移性导致在环境介质中广泛分布并呈现随时间累积的趋势。由于 OPEs 种类多样,且不同类型 OPEs 的极性(常见 OPEs 的 logKow 值从 1.44 至 9.49)、生物富集性和降解性等性质差异较大,OPEs 的环境赋存、暴露归趋和迁移转化机制也更为复杂多样。OPEs 的全球范围扩散和不断揭示的环境危害表明,更多、更深、更广范围的环境暴露、毒性效应机制及风险评估研究,为其风险管理策略和环境友好替代技术提供有效的方案,是目前迫切需要系统开展的工作。

---

① 资料来自 ECHA Screening Report An Assessment of Whether the Use of TCEP, TCPP and TDCP in Articles Should Be Restricted, Version No. 3, 5 April 2018(European Commision, 2018)。

② 资料来自 TSCA Work Plan Chemical Problem Formulation and Initial Assessment Chlorinated Phosphate Ester Cluster Flame Retardants(U. S. Environmental Protection Agency, 2015)。

| 第 2 章 |　天然水体中有机磷酸酯的暴露与迁移转化

2.1　天然水环境中有机磷酸酯的暴露状况研究

目前在全球的各种天然或人工水环境中几乎都能检出 OPEs，从人口密集的亚洲到人迹罕至的南、北极，越来越多的文献报道 OPEs 的环境暴露，包括河流、湖泊、海水、饮用水、雨水和径流等。OPEs 在环境中的广泛存在、全球迁移与其广泛使用于不同产品中或作为助剂有关。其中，含氯类 OPEs 由于能较长时间存在于水体中并随之迁移而具有持久性污染物特征。作为近年来广受关注的一类新兴有机污染物，OPEs 的暴露最初是来自于欧洲的污水厂和城市河流，而近年来在亚洲、美洲等地越来越多的研究者开始关注 OPEs 在本国的暴露状况。在中国，OPEs 暴露的研究发展极快且覆盖面广，文献资料涉及不同区域和不同类型水体，这些资料为国内水环境中 OPEs 的研究和环境管理提供了大量的参考数据。

2.1.1　河流

在不同类型的水环境中，关于 OPEs 暴露研究最多的是河流。表 2-1 综述了国内外一些河流中 OPEs 的报道浓度，其浓度从最低未检出到最高上万 ng/L，大部分河流中 OPEs 的污染已经高于国外文献报道的 OPEs 浓度水平。

城市河流通常含有高浓度的 OPEs，它的一个重要来源是城市污水直接排放或污水厂出水。城市河流大多会接纳城市污水厂的出水，导致水体中 OPEs 的浓度一直居高不下。在城市河流水体中，OPEs 平均浓度从数百到数千 ng/L，如北京市河流、上海黄浦江和成都锦江中的总 OPEs 浓度分别为 954 ng/L、1044.95 ng/L、3747.58 ng/L（Shi et al，2016；刘世龙等，2015；吴迪等，2018）。

国内对中国河流中 OPEs 暴露的研究较为全面，基本包含了大型流域或小型河流，覆盖包括南方、北方、东北、西部等地区和一些主要城市。在大型流域的研究中，长江三角洲、松花江、珠江河口水体中 OPEs 的平均浓度分别为 2008 ng/L、1088 ng/L 和 2070 ng/L（Peng et al., 2018；Wang et al., 2011；Wang et al., 2014），处于较高污染水平。对于一些受城市影响较小的河流，其中的 OPEs 浓度明显较低，如长江万州段农业区河流，其 OPEs 总浓度约为 52.6 ng/L（He et al., 2019）。环渤海的 40 条入海支流中 OPEs 的浓度不尽相同，从较低的 10 ng/L 到较高的1566 ng/L（Wang et al., 2015）。研究结果表明，河流中 OPEs 的暴露状况与河流所处的地理位置和所受人为影响的程度密切相关，工业化和城市化是导致水体 OPEs 浓度升高的关键因素。

表 2-1　中国及其他国家河流中 OPEs 的浓度（ng/L）

国家	河流	均值	最小值	最大值	参考文献
中国	长江三角洲	2 008	—	—	（Peng et al., 2018）
	珠江河口	2 070	1 080	3 120	（Wang et al., 2014）
	松花江	1 088	265.4	4 777	（Wang et al., 2011）
	北京市 9 条河流	954	3.24	10 945	（Shi et al., 2016）
	北京市 7 条河流	531.8	211.8	747.0	（Hou et al., 2017）
	上海黄浦江	1 044.95	424.44	1 836.23	（刘世龙等，2015）
	成都锦江	3 747.58	689.09	10 623.94	（吴迪等，2019）
	40 条入渤海河流	344	10	1 566	（Wang et al., 2015）
	长江万州段农业区	52.6	24.8	65.0	（He et al., 2019）
韩国	西瓦湖入湖溪流	2 344	597	16 000	（Lee et al., 2018）
美国	密歇根湖支流	—	20	54	（Guo et al., 2017）
	纽约州	191	37.2	510	（Kim and Kannan, 2018）
德国	易北河	627±57	—	—	（Wolschke et al., 2015）
西班牙	3 条河流	—	7.6	7 200	（Cristale et al., 2013）
瑞典	21 条河流	—	Nd	14	（Gustavsson et al., 2018）

注：Nd 代表低于方法检测限，表示未检出；"—"表示未报道相关数据。

国外河流中 OPEs 的暴露也与人为活动影响程度有关，越是受城市或工业影响严重的河流，其 OPEs 浓度越高。在人口密度相对较低的北欧瑞典东部的 21 条河流中，总 OPEs ∑OPEs 浓度从未检出到 21 ng/L（Gustavsson et al., 2018），远远低于一般河流中的浓度；在美国密歇根湖的支流中，总 OPEs 浓度从 20 ng/L 到 54 ng/L 不等（Guo et al., 2017），也处于较低水平。在美国纽约州的多处河流中，OPEs 平均浓度为 191 ng/L（37.2～510 ng/L）（Kim and Kannan, 2018），其浓度要低于中国的城市河流。在欧洲的城市河流中，德国易北河中 OPEs 总浓度为（627±57）ng/L（Wolschke et al., 2015）；西班牙3条河流中 OPEs 浓度为 7.6 ~7200 ng/L（Cristale et al., 2013），且受城市或工业影响严重的河流 OPEs 污染浓度更高。在韩国，受人为活动影响较大的西瓦湖入湖溪流中的 OPEs 平均浓度达 2344 ng/L（Lee et al., 2018），表明其 OPEs 污染非常严重。

2.1.2 湖泊

湖泊与河流相比流动性较弱，其 OPEs 的浓度也比河流低（表 2-2）。目前有关湖泊中 OPEs 的研究较少。国内湖泊污染研究较多的是太湖，其湖区范围广。太湖水体中 OPEs 的浓度不高，为 14 ~76 ng/L（Liu et al., 2018），亦受到工业过程的影响，例如，受工业影响较大的梁梅湾，其 OPEs 平均浓度高达1197 ng/L（严小菊等，2012），而位于江苏省北部的骆马湖是南水北调工程的中转站之一，其 OPEs 平均浓度为 25.1 ng/L（Xing et al., 2018）。韩国研究者报道韩国曾受工业污染严重的西瓦湖，其中 OPEs 平均浓度为 221 ng/L（28.3 ~831 ng/L），而附近入湖溪流中的 OPEs 平均浓度达 2344 ng/L（597 ~16 000 ng/L）（Lee et al., 2018）。由此可见，湖泊成为流域 OPEs 的重要汇入地。德国研究者报道了德国的城市湖泊和偏远地区湖泊中的 OPEs，其浓度从 17 ng/L 到 265 ng/L 不等，且城市地区湖泊的 OPEs 的浓度远远高于偏远地区（Regnery and Püttmann, 2010）。菲律宾圣巴勃罗市的 3 处城市湖泊中，OPEs 浓度从未检出到 1150 ng/L（Dimzon et al., 2018）。美国的 39 个湖泊中 OPEs 的浓度差异较大，从 8.18 ng/L 到 1280 ng/L 不等，其平均浓度约为 160 ng/L（Kim and Kannan, 2018）。

表 2-2 中国及其他国家湖泊中的 OPEs 浓度（ng/L）

国家	地区	均值	最小值	最大值	参考文献
中国	太湖	44	14	76	（Liu et al., 2018）
	太湖梁梅湾	1197	259	2406	（严小菊等，2012）
	骆马湖	25.1	0.01	794	（Xing et al., 2018）
美国	纽约州 39 个湖泊	160	8.18	1280	（Kim and Kannan, 2018）
德国	9 个湖泊	—	17	265	（Regnery and Püttmann, 2010）
菲律宾	圣巴勃罗市 3 个湖泊	—	Nd	1 150	（Dimzon et al., 2018）
韩国	西瓦湖	221	28.3	831	（Lee et al., 2018）

注：Nd 代表低于方法检测限，表示未检出；"—" 表示未报道相关数据。

2.1.3 海水

OPEs 在海水中存在的报道相对较少。研究表明,滨海城市海水中有高浓度的 OPEs,而远离大陆的海洋海水中 OPEs 浓度则低得多(表 2-3)。海水中 OPEs 的浓度水平远低于内陆水体,主要由于海水的强大稀释作用。

表 2-3 世界各地海水中 OPEs 的浓度(ng/L)

类型	地区	均值	最小值	最大值	参考文献
海洋海水	黄海,中国	20.95	9.57	41.34	(Zhong et al., 2017)
	渤海,中国	33.42	8.12	98.04	(Zhong et al., 2017)
	南极菲尔德斯半岛	11.43	Nd	36.5	(Gao et al., 2018)
	北冰洋(加拿大)	—	Nd	4.4	(McDonough et al., 2018)
	北大西洋(挪威海)	—	0.348	8.396	(Li et al., 2017)
滨海海水	大连,中国	167	48.3	681	(Wang et al., 2018)
	青岛,中国	129.5	91.87	167.2	(Hu et al., 2014)
	连云港,中国	738.4	358.2	1392	(Hu et al., 2014)
	厦门,中国	222.7	115.2	424.6	(Hu et al., 2014)
	3 处城市海水,德国	—	85	500	(Bollmann et al., 2012)
	纽约州 3 处海水,美国	53.6	40	60.8	(Kim et al., 2018)
	欧洲多国养殖海水	—	0.43	867	(Aznar et al., 2018)
	葡萄牙养殖海水	547±437	—	—	(Aznar et al., 2018)
	英国养殖海水	275±34.7	—	—	(Aznar et al., 2018)

注:Nd 代表低于方法检测限,表示未检出;"—"表示未报道相关数据。

中国海水中的 OPEs 研究主要集中于几个滨海城市海水和黄海、渤海海水。黄海和渤海海水中的 OPEs 平均浓度分别为 20.95 ng/L(9.57 ~ 41.34 ng/L)和 33.42 ng/L(8.12 ~ 98.04 ng/L)(Zhong et al.,2017)。渤海海水中 OPEs 的浓度略高于黄海,这与区域的洋流活动、工业发展和航运有较大关系。表层海水中 OPEs 浓度比深层水约高 14%。中国的滨海城市中,连云港海水中 OPEs 浓度最高(738.4 ng/L),明显高于大连(167 ng/L)、青岛(129.5 ng/L)和厦门(222.7 ng/L)(Hu et al.,2014;Wang et al.,2018),这与连云港市的工业背景和港口航运有关。德国的 3 个滨海城市海水中 OPEs 浓度为 85 ~ 500 ng/L(Bollmann et al., 2012），也处于较高水平。美国纽约州的 3 处滨海海水中 OPEs 平均浓度仅为 53. 6 ng/L（Kim et al., 2018），低于其他国家的城市海水。用于养殖的海水中被发现有高浓度的 OPEs，研究报道了欧洲多个国家海水养殖地海水中 OPEs 的浓度为 0. 43 ~ 867 ng/L，而其中葡萄牙的浓度最高达（547±437）ng/L（Aznar et al., 2018）。海水中的 OPEs 显然主要来自陆源，过多的人为活动会增加海水中 OPEs 的浓度。

由于 OPEs 在全球范围的使用，很多高持久性的 OPEs 已经被发现存在于包括南极和北极在内的海水中。Gao 等（2018）报道了南极菲尔德斯半岛附近海水中的 OPEs 平均浓度为 11. 43 ng/L。Li 等（2017）研究了北大西洋到北冰洋区域海水中的 OPEs 浓度，其浓度为 0. 348 ~ 8. 396 ng/L。McDonough 等（2018）报道了北极加拿大区域海水中 OPEs 的浓度从未检出到 4. 4 ng/L 不等。极地海水中的 OPEs 来源包括本地来源和洋流传输，这与某些 OPEs 具有很强的持久性有关。有关研究结果表明，OPEs 能够长距离传输到极地地区，因此其中具有持久性和生物富集性的污染物具有 POPs 物质特征。

2. 1. 4 饮用水

饮用水与人体暴露及健康密切相关，然而研究报道 OPEs 普遍存在于世界各地饮用水中（表 2-4）。自来水作为最主要的饮用水，其中的 OPEs 浓度最高可达数百 ng/L，已处于不可忽视的水平。不同国家自来水中的 OPEs 浓度有一定差异，中国（平均 165 ng/L）和韩国（平均 140 ng/L 或 169 ng/L）所报道自来水中 OPEs 的浓度高于美国（平均 41. 6 ng/L）、西班牙（中值浓度为 12. 97 ~ 67. 03 ng/L）和巴基斯坦（平均 45. 3 ng/L）（Li et al., 2014；Park et al., 2018；Kim et al., 2018；Valcarcel et al., 2018；Khan et al., 2016）。自来水中的 OPEs 浓度除了与自来水厂水源有关，还可能与自来水厂的处理工艺有关。Li 等研究了国内 8 个大城市自来水中的 OPEs 浓度，其检出率为 100%，对比其工艺发现，活性炭吸附处理的自来水中的 OPEs 浓度明显低于其他工艺（Li et al., 2014）。饮用水中 OPEs 的种类与河流有一定差异，其中浓度最高的是 TBOEP，随后是两种含氯类的 TCEP 和 TCPP（Li et al., 2014）。

除了自来水，其他类型饮用水，如瓶装水、过滤水、井水和烧开的自来水，其中也存在 OPEs。Ding 等（2015）研究了中国杭州和衢州的多个类型的饮用水，最终发现其中 OPEs 浓度从高到低依次为自来水、过滤水（家用或公共净水器过滤）、农村地下水、瓶装水，其 OPEs 平均浓度分别为 192 ng/L、59.2 ng/L、4.5ng/L、4.0 ng/L。各类型饮用水中 OPEs 的浓度差异主要来源于处理技术。如瓶装水一般使用膜处理技术，其中 OPEs 的浓度明显低于自来水。

表 2-4　世界各国的各种饮用水中 OPEs 的暴露浓度（ng/L）

国家	自来水	瓶装水	过滤水	农村井水	参考文献
中国	165 (85.1~325)	52.8 (28.1~111.2)	—	—	（Li et al.，2014）
	192（123~338）	4.0（0.9~11.2）	59.2（17.2~126）	4.5（2.5~8.4）	（Ding et al.，2015）
美国	41.6（3.02~366）	—	—	—	（Kim et al.，2018）
韩国	169（74.0~342）	—	—	—	（Park et al.，2018）
	52.97	165.63	264.74	—	（Lee et al.，2016）
西班牙	（1.58~322.1）	—	—	—	（Valcarcel et al.，2018）
巴基斯坦	（Nd~71.05）	—	—	—	（Khan et al.，2016）

注：Nd 代表低于方法检测限，表示未检出；表中数据表示为"均值（最小值~最大值）"；过滤水是指自来水经过家用净水设备或公共净水设备后的水；"—"代表样品未获取。

一般来说，自来水经过净水设备后，其 OPEs 浓度会得到一定降低，而韩国报道的过滤水中 OPEs 浓度反而高于自来水（Lee et al.，2016），这可能是与其使用的技术有关。中国的农村地区引用水中 OPEs 的浓度均处于较低水平，这主要是由于农村的 OPEs 污染相对处于较低水平。中国普遍习惯于饮用煮沸的自来水，而 Ding 等研究发现，煮沸自来水的过程并不会降低其中 OPEs 的水平（Ding et al.，2015）。

2.1.5　雨水和径流

由于 OPEs 的半挥发性，其在城市大气中普遍存在且浓度较高。因此，雨水和径流中发现有高浓度的 OPEs（表 2-5）。北京市夏季收集的雨水中的 OPEs 浓度甚至高出污水厂出水的几倍，这是由于 OPEs 易被吸附于大气颗粒物中随着干湿沉降迁移到地面。由此可见，城市大气中 OPEs 也成为地表水中 OPEs 的一项重要来源。Shi 等（2016）研究了北京市夏季的雨水中 OPEs，其中收集雨水中OPEs 的浓度为 2838~4286 ng/L。北京市雨水中最主要的 OPEs 是 TCEP，约占总量的 83%（Shi et al.，2016），这是由于 TCEP 的沸点相对较低，更易挥发而存在于大气中，且其亲水性较强，易于从大气颗粒物中解吸进入水体。还研究了北京市二环到四环附近的径流雨水，其中OPEs的浓度从1959 ng/L到3480 ng/L不等（Shi et al., 2016）。

表 2-5　雨水和径流中 OPEs 的浓度 （ng/L）

类型	地区	均值	最小值	最大值	参考文献
收集雨水	北京，中国	—	2838	4286	（Shi et al., 2016）
	多地区，德国	2438	—	—	（Regnery et al., 2010）
径流雨水	北京，中国	—	1959	3480	（Shi et al., 2016）
	多地区，德国	989	—	—	（Regnery et al., 2010）
	纽约州，美国	—	54.4	264	（Kim et al., 2018）

注："—"代表数据未获取。

OPEs 也被报道存在于国外的雨水中。Regnery 等（2010）研究了德国的城市雨水，其收集雨水中的 OPEs 平均浓度达 2438 ng/L，其中最主要的是 TCPP，约占总量的 78%，其研究的雨水径流中 OPEs 的平均浓度为 989 ng/L。Kim 等（2018）研究了美国纽约州的 15 处雨水中的 OPEs，其浓度从 54.4 ng/L 到 264 ng/L 不等，远远低于中国和德国。

2.2　有机磷酸酯在极地水体中的暴露、归趋与全球迁移

尽管南极是一处没有原住民或长期居住人口的独立大陆，北极是一处由海洋占据支配地位的特殊环境，然而极地区域也并不能避免人类活动的影响（Cheng et al., 2013；Cipro et al., 2013）。随着化学工业的发展，越来越多的污染物被释放到环境中，并影响全球环境。一些具有持久性、生物富集性或毒性，通常被称为持久性有害（PBT）污染物，在极地的暴露和迁移研究备受关注（Cipro et al., 2013；Esteban et al., 2016；Fuoco et al., 2012）。OPEs 的污染传输途径难以研究，因为他们存在着太多的污染来源，然而在污染源有限的极地却提供了一个绝佳的研究污染物来源和传输的机会。在南极，由于气候极为干燥，火灾成为人们居住的重大风险因素之一，因此，在南北极地具有阻燃功能的材料和物品受到偏好而被大量使用，如建筑、家具、塑料制品、纺织制品、电子制品等（Chen et al., 2015；Vecchiato et al., 2015）。某些 OPEs 具有相当的持久性，它们在极地的低温

下也很难降解（Van der Veen et al.，2012）。然而很多有关南北极的 OPEs 暴露研究却集中于大气和生物中，相反针对海水和淡水不同类型水体中的 OPEs 研究相对较少（Booij et al.，2014；Castro-Jiménez et al.，2016）。北极海水被全球洋流影响（Brown et al.，2018），这也意味着其中存在着复杂的污染传输。此外，北极环境中还存在着较多的人为活动干扰，这意味着会有很多当地的污染物来源（Gulas et al.，2017）。由此可见，研究极地区域阻燃剂和增塑剂的本地来源和传输具有重要的意义，它们已成为目前极地环境最受关注的新型污染物之一（Möller et al.，2012）。

极地海水的环境监测和评价工作较为困难，这是因为海水往往会随着时间和空间变化而变化，而且极地海水中有机污染物的浓度往往较低（ng/L 或者 pg/L 级别），这对化学分析提出了更高的要求。在使用传统的主动式采样和提取办法时，往往需要采集大量的水样，并且在不同时间、不同地点采集多份水样，以获取污染物具有代表性的结果（Gao et al.，2018）。为了克服以上问题，能测量时间加权平均的被动采样技术可能适用于极地海水中的有机污染物暴露评估工作（Booij et al.，2014；Gao et al.，2018）。被动式采样是一种无须外加动力、根据污染物在水相与有机相中不同化学位差、被动扩散进入有机相或与吸附相结合的被动传输过程，该过程对污染物的"捕获"主要是基于化学物质从化学势高处（或逸度高处，指环境基质）向化学势低处（或逸度低处，指有机相或吸附剂）的自动扩散（Huckins et al.，2006；Tang et al.，2012；Xu et al.，2005）。目前，被动采样技术已被世界范围内的多个国家或组织推荐为水环境监测方法并推出使用指南，其中包括 USEPA 的超级基金计划、欧盟的水框架指南工作计划、加拿大的全球水体被动采样计划（Aquatic Global Passive Sampling，AQUA-GAPS）等（Allan et al.，2011；Fernandez et al.，2012；Lohmann et al.，2017）。通过对被动采样提取液进一步的非目标筛查，可能发现更多的对环境有害的物质。全二维气相色谱具有很强的分离能力，而飞行时间质谱仪具有高速信息采集的能力，两者联用的全二维气相色谱飞行时间质谱联用仪（GC×GC-TOFMS）是目前应用于环境样品非目标筛查的较为前沿的技术之一（Blum et al.，2017；Escobar-Arnanz et al.，2018；Gosetti et al.，2016）。通过 GC×GC-TOFMS 采集的数据结合进一步的危害性质筛查，能获得大量的污染物信息并鉴别有害物质（Blum et al.，2017；Escobar-Arnanz et al.，2018）。此外，为了综合评估大面积海洋中有机污染物的暴露，使用船载连续被动采样的方法可以降低由于采样点带来的空间浓度波动误差（Allan et al.，2011）。因此，动态的船载连续被动采样所获得的时间和空间尺度的累积平均浓度能更准确地反映污染物在极地海水中的暴露状况。Gao 等（2018；2019）结合静态和船载被动采样、非目标筛查等方法研究南极和北极水体中 OPEs 和典型 PBT 污染物的暴露、来源和迁移。

2.2.1 南极菲尔德斯半岛水体中 OPEs 的来源与归趋

南极水体中 OPEs 的报道较少，有限的报道中更多地集中于主动采样富集的亲水性 OPEs。Esteban 等（2016）报道了南极大陆北部水体中 3 种亲水性 OPEs，包括 TCEP、TCIPP 和 TBOEP，其总浓度为 163.8 ~ 370.30 ng/L。此外，Chen 等（2013）也报道了南极冰盖中含有极低浓度的 TCEP。

在南极菲尔德斯半岛水体中，各采样点中 OPEs 的赋存状况如图 2-1 所示，其中 LW 表示内陆湖水样品，MW 表示沿岸海水样品（Gao et al., 2018）。受人类和生物影响的主要区域中，人为影响主要是：LW1 点距离一处科考站较近；LW2 点附近有一座机场、一处油库和两座科考站；LW1 和 LW2 点的人口密度相对较高；MW1、MW2 和 MW3 点靠近一处科考站；MW1 点发现有污水汇入；MW3 点靠近一处码头。生物影响主要是：MW4 和 MW5 点发现有企鹅和海豹活动；LW1 点发现有大量的鸟粪，而 LW2 和 LW3 点也发现有鸟类活动。OPEs 在不同水体被

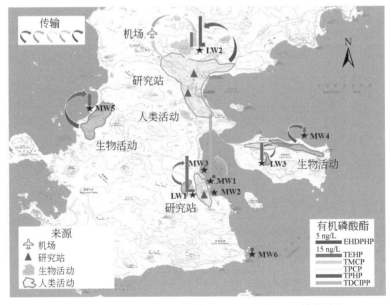

图 2-1　南极菲尔德斯半岛水体中 OPEs 的来源和传输路径

动采样的检出水平不同,这可能与其周围的污染物有密切关系。各样点 OPEs 总浓度从低于检出限到 44.37 ng/L 不等,检出频率最高的 OPEs 是 TEHP 和 2-乙基己基二苯基磷酸酯(EHDPHP)(检出率超过 50%),而所有采样点中均未检出 CDP 和 ToCP。湖水采样点中 OPEs 的检出率(100%)比海水要高(66%),且湖水中检出的 OPEs 平均浓度(13.9 ng/L)也高于海水(11.43 ng/L),此外,湖水中检出了 5 种 OPEs,而海水中仅检出了 3 种。LW2 点有 5 种 OPEs 检出,且总浓度最高,其次是 LW1 和 MW1,均检出 2 种 OPEs,四个采样点(LW3、MW4、MW5 和 MW6)只检出一种 OPEs,而 MW2 和 MW3 点未检出 OPEs。

Gao 等(2018)针对菲尔德斯半岛不同区域主要环境干扰因素和被动采样 OPEs 水平进行的一系列聚类分析。结果显示,3 处湖水采样点和 6 处海水采样点中不同类型 OPEs 的暴露状况呈现一定的相似性和差异性。

氧化 OPEs 中,TDCIPP 主要在塑料、纺织品和聚酯氨泡沫中使用,且通常被发现在污水中有较高浓度(Van der Veen et al., 2012)。在所有的 9 个采样点中,仅具有污水汇入的 MW1 点发现有 TDCIPP 检出,因此,TDCIPP 在南极的检出可能主要是由于污水汇入。

芳基 OPEs 中,TCP 包括邻位(ToCP)、间位(TmCP)和对位(TpCP)三种异构体,其被报道频繁使用于飞机的液压油中,并在飞机尾气检出(Johnson et al., 2015;Winder et al., 2002)。TpCP 和 TmCP 仅仅在距离机场较近的 LW2 点检出,而并未在另外两处离机场较远的湖泊(LW1 和 LW3)中检出,这表明机场可能是 LW2 点中 TCP 检出的重要因素。疏水性 TCP 很可能是通过机场的扬尘和大气扩散到周围环境,并通过干湿沉降最终汇集与 LW2 点的湖泊中。该结果也表明,如 TCP 这类疏水性 OPEs 可能难以被长距离传输。TPHP 主要用于液压油、PVC 材料、电子产品、树脂、手套和工程塑料中,而 EHDPHP 主要用于液压油、PVC 和食品包装袋中。TPHP 仅在 LW1 和 LW2 中检出,而 EHDPHP 在 LW1、LW2、MW1 和 MW6 中检出。在众多采样点中,LW2 的 TPHP 和 EHDPHP 的浓度最高,这可能与它们周围密集的科考站有关。科考站较多的人为活动意味着更多的人为相关产品的使用,因此导致了 TPHP 和 EHDPHP 的释放和扩散。

烷基 OPEs 中,TEHP 主要用于 PVC、颜料涂层、橡胶和聚酯氨泡沫中,易于从产品中释放到环境中(Van der Veen et al., 2012)。TEHP 在菲尔德斯半岛的暴露状况可能与采样点附近的生物活动有关。在五个观察到大量鸟粪、企鹅和海豹粪便的采样点(LW1、LW2、LW3、MW4 和 MW5),TEHP 出现了特异性检出,而其他采样点未发现 TEHP。在采样点 LW1,鸟粪污染最为严重,相应地发现其 TEHP 的检出浓度最高。在众多的 OPEs 中，TEHP 具有最高的疏水性（$\log K_{OW} = 9.49$）和最强的生物富集性（生物富集系数 BCF 值为 10^6）（Hou et al.，2017）。TEHP 曾经被在大鼠粪便中检出相当高的比例，这表明 TEHP 具有通过生物粪便传输的可能性。在菲尔德斯半岛，动物们通常在大面积猎食，但经常在自己的栖息地排泄粪便，这就导致了环境中广泛分散的 TEHP 聚集在生物体内，然后通过他们的粪便排泄在栖息地。由此可见，生物粪便很可能是南极水体中 TEHP 的一项重要来源（Gao et al.，2018）。

2.2.2 北极海水中 OPEs 和典型 PBT 类物质的来源、分布与归趋

Gao 等（2019）针对北极海水 5 个航段船载被动采样的 OPEs 目标分析中，两种氧代 OPEs，即 TCIPP 和 TDCIPP，在北极海水中暴露浓度分别为 2.71 ~ 7.92 ng/L 和 2.95 ~ 8.38 ng/L，其他氯代和非氯代 OPEs 均未检出。氯代 OPEs 的持久性比其他结构 OPEs 更高，且已经被验证具有毒性。一些研究也报道了北极生物体和大气中存在 OPEs，但是有关水体或海水中 OPEs 的报道较少。Li 等（2017）报道了北极弗拉姆海峡东部中 TCIPP 浓度约为 3.2 ng/L，TDCIPP 浓度从未检出到 0.043 ng/L 不等（Li et al.，2017）。北极另一处海峡（Barrow Strait）海水中 TDCIPP 暴露浓度为 0.96 ng/L（Mcdonough et al.，2018）。OPEs 在北极海水中的暴露浓度比全球区域海水中浓度低 1 ~ 3 个数量级，例如，Bollmann 等（2012）报道了德国滨海城市海水中的 OPEs 浓度为 85 ~ 500 ng/L，而中国滨海城市海水中的 OPEs 浓度为 91.87 ~ 1392 ng/L（Hu et al.，2014）。

在同一研究中，Gao 等（2019）联合采用船载被动采样和非目标筛查技术手段、GC×GC-TOFMS 分析和 Chroma TOF-GC 软件获取识别了北极海水中 5 个航段样品提取液中超过 1500 个特征峰。在接下来的数据处理过程，包括基线校正、信噪比（S/N）$\geqslant 100$ 的峰值挑选、n-烷烃保留指数计算、基于总离子色谱图的面积/高度计算以及 NIST 质谱库搜索等，结合空白滤除、检出率和物质来源等手动筛选过程，大量酮、醛、仿生酸和仿生酯等物质被从可疑清单中剔除。剩余的 33 种物质可疑物质清单，包含了 11 种烷基 PAHs、2 种杂环 PAHs、2 种环烷烃、2 种酚类、1 种卤代苯、3 种呋喃和 12 种苯基取代物。根据 PBT 准则进一步过滤，可疑清单里的 16 种物质满足了至少一项 PBT 性质标准，其中 12 种物质（或者它们的异构体）可以通过商业获取标准品，并用于进一步定性定量。通过对

12 种 PBT 物质标准品及其异构体的定性定量分析，并以超过空白样品 10 倍含量为定量检出限，最终有 4 种 PBT 物质在北极海水中定量检出，分别为 4-叔丁基酚、2-异丙基萘、1,3,3-三甲基-1-苯基茚满和正壬基酰苯。4-叔丁基酚在采样区域中浓度为 6.90~20.83 ng/L，这是首次有关 4-叔丁基酚在北极海水中分布的报道，这可能是由于它们很少被极地研究者关注，而在其他地区海水中则发现高浓度 4-叔丁基酚，例如，新加坡城市海水中 4-叔丁基酚的浓度最高达 1060 ng/L，西班牙某工业港口海水和农用灌溉渠中 4-叔丁基酚浓度分别为 130 ng/L、110 ng/L（Brossa et al.，2009）。正壬基酰苯、2-异丙基萘和 1,3,3-三甲基-1-苯基茚满在北极航段采样区域内暴露浓度分别为 0.95~7.21 ng/L、1.59~14.93 ng/L、未检出~0.83 ng/L。2-异丙基萘曾被报道存在于中国城市海水中，1,3,3-三甲基-1-苯基茚满则被欧洲某河流非目标筛查研究中发现（Hong et al.，2016；Schwarzbauer et al.，2010）。

Gao 等（2019）进一步针对北极海水中 OPEs 和典型 PBT 污染物来源进行解析。S1 航段（王斯峡湾）和 S5 航段（Rijpfjord）采集的两个峡湾中的海水来源不同，其中王斯峡湾主要接受来自北大西洋暖洋流海水，而 Rijpfjord 峡湾接受海水主要来自北冰洋冷流，可以分别用于指示北大西洋暖流和北冰洋冷流中海水的状况（Ambrose et al.，2006；Nilsen et al.，2008）。S2 和 S3 航段刚好处于东弗拉姆海峡的一处重要洋流西斯皮尔根洋流的横截面上，而 S4 航段则是该洋流向北传输下游（Granskog et al.，2012；Haugan et al.，1999）。无独有偶，各污染物暴露浓度的层次聚类分析统计结果也显示出 5 个航段采样中，S1 和 S5 航段与其他航段的聚类关系（相似性）较低，而 S2 和 S3 航段的相似性最高，随后是它们与 S4 航段，这与各航段的空间地理位置关系是相符的（图 2-2）。由此可见，根据环境条件和航段船载被动采样监测的时间和空间综合加权平均浓度，可以合理有效解析海水污染物的来源和传输路径。

TCIPP 和 TDCIPP 在 S1 航段中的浓度最高而在 S5 航段中的浓度最低。在 5 个航段中，S1 的特异性在于当地具有较频繁的人为活动和航运，而 S5 处于偏远高纬度的北极地区，这与 OPEs 暴露与人为活动有关的规律是相符的（Van der Veen et al.，2012）。S5 点检出的 OPEs 表明即便是在北极腹地也遭受到了 OPEs 的污染。虽然 S2 航段采样区域比 S3 和 S4 距离王斯峡湾更近，但其检出的 OPEs 低于 S3 和 S4 航段，这表明 S3 和 S4 航段所检出的 OPEs 主要不是来源于王斯峡湾的人类居住和活动，而来自西斯皮尔根洋流的传输可能是其主要来源。

东弗拉姆海峡的主要洋流是向北的西斯皮尔根洋流，因此可通过西斯皮尔根

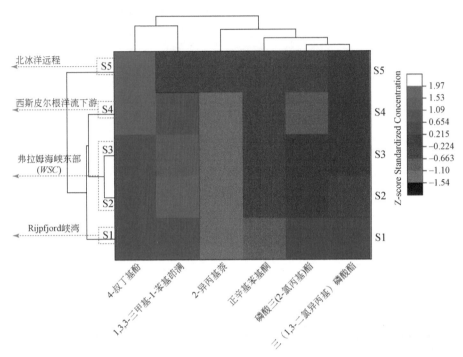

图 2-2　北极海水中 OPEs 和 PBT 物质在 5 个航段中加权平均浓度的聚类分析热图

洋流计算从北大西洋到北冰洋的污染物传输通量。S2、S3 和 S4 所在位置涵盖了西斯皮尔根洋流的主要区域，而它们的平均浓度则被用于代表污染物在西斯皮尔根表层洋流中的浓度。有机污染物在海水中的浓度可能会随着深度改变，McDonough 等（2018）报道了弗拉姆海峡中不同深度 OPEs 变化的状况，据此可计算其变异系数约为 30.4%，因此该变异系数也将用于评估西斯皮尔根洋流中污染物的平均浓度。Granskog 等（2012）报道了西斯皮尔根洋流的年均流量为 4.9 Sv，恰好覆盖了 Gao 等（2019）船载被动采样研究区域。因此，某污染物 x 通过西斯皮尔根洋流向北冰洋传输的年通量 $F(x)$ 可以用式（2-1）描述：

$$F(x) = C_x f \tag{2-1}$$

式中，C_x 表示污染物在西斯皮尔根洋流中的浓度；f 表示西斯皮尔根洋流的流量。计算结果表明，TCIPP 和 TDCIPP 通过西斯皮尔根洋流传输的通量分别为（707±215）t/a 和（842±256）t/a。OPEs 作为一类高产量的化学品其全球产量一直在增加，2012 年 OPEs 全球消费量高达 55 万 t，2018 年已经上升至约 105 万 t。相较于 OPEs 的全球产量或使用量，TCIPP 和 TDCIPP 传输到北极的比例较小，然而这两种 OPEs 日益增加的使用量和它们的高持久性使它们成为北极环境中高关注的污染物类型之一。其他 3 种 PBT 物质通过西斯皮尔根洋流传输的状况或许不能代表它们在北极污染的全部现状，因为它们有更多不确定的来源或传输路径，然而它们的 PBT 性质表明它们依旧值得环境研究者去关注和深入探究它们对北极环境的风险和危害。

|第3章| 城市污水处理系统中的有机磷酸酯

污水处理厂出水是水环境中有机磷酸酯的主要来源之一（Fries and Püttmann，2001；Bester，2005）。由于世界各国正在大力发展循环水厂的建设（如中国、美国、日本、澳大利亚、以色列等），有机磷酸酯作为具有生物累积性和毒性的新兴污染物，如果在污水厂/再生水厂中不能得到有效控制，将会有很大的环境生态风险。以中国北京为例，北京市城区大部分城市污水处理厂已升级为再生水厂，利用污水处理厂出水作为水源生产再生水，用于补充城市景观和城市绿化用水（如朝阳公园、大观园、陶然亭、万泉河、南护城河及奥运中心区等水域）、回用用于农业灌溉（大兴区、通州区等的部分农田灌溉）等。目前，无论是再生水厂或是循环水厂，污水与污泥中有机磷酸酯的相关研究仅处于起步阶段，因此，深入了解研究污水处理厂中包括有机磷酸酯在内的潜在的有害物质的行为势在必行。

3.1 污水及污水处理过程中有机磷酸酯的研究进展

3.1.1 德国

Fries 和 Püttmann（2001）对法兰克福市一座城市污水处理厂的进水和出水进行检测，仅检测到三种有机磷酸酯，分别是 TBP（进水浓度 5029 ng/L，出水浓度 1489 ng/L）、TCEP（进水浓度 21 090 ng/L，出水浓度 33 783 ng/L）和 TBEP（进水浓度 12 762 ng/L，出水浓度 542 ng/L）。检测结果显示，TBP 和 TBEP 经过污水厂的处理有较大的削减（分别为 70.4%、95.8%），而 TCEP 的浓度有所增加（增加了 60.2%）。但是该污水处理厂出水中有机磷的浓度要高于大多数河流，因此污水处理厂的出水应是自然水体中有机磷酸酯的主要来源。通过进一步对德国另外 4 座污水处理厂的进水和出水进行研究，结果显示，TCEP 经过污水厂的处理有一定的去除效果，其中进水和出水中污染物的最小浓度分别是15 404 ng/L 和 352 ng/L。市政污水处理厂和工业废水处理厂对不同种类有机磷酸酯的去除效果存在明显差异。市政污水处理厂能较好地去除 96% 的 TBP，而工业废水处理厂则能有效削减 TCEP（100%）和 TBEP（91.5%）。尽管污水处理厂对部分有机磷酸酯的去除率较高，但出水中的污染物浓度依然高于自然水环境，表明污水处理厂的出水是水环境中有机磷酸酯的重要来源（表 3-1）。德国鲁尔河是欧洲最重要的饮用水源之一，其水质较好，但 Andresen 等（2004）研究发现，该河流中依然存在有机磷酸酯。通过比对污水处理厂排水口上游和下游的水样发现，上游的有机磷酸酯浓度要远低于下游。这进一步论证了污水处理厂是河流中有机磷酸酯的主要污染来源。由于在德国的工业生产中已逐步淘汰TCEP 和 TDCP，因而大量用作替代的 TCPP 在水体中成为最主要的污染物质。

相关研究发现，不同污水处理厂按照人口与量排放的 TCPP 存在显著差异。Meyer 和 Bester（2004）对 2 个污水处理厂中 7 种有机磷酸酯的去除效率进行了研究。研究发现，有机磷酸酯的去除主要发生在主曝气池中，这可能归因于污泥的吸附及生物降解过程，去除效率与污水处理厂的工艺类型无关。研究还发现，尽管氯代有机磷酸酯（TCPP、TCEP 和 TDCP）在水处理过程中未被消除，但这2 个污水处理厂对非氯化衍生物依然呈现出削减作用（TiBP、TNBP、TBEP 和TPP）。Bester 对德国一个典型的污水处理厂污水和污泥中 TCPP 的浓度同时进行了研究（Bester，2005），结果显示该物质去除效果有限。通过比较 20 个污泥样品，Bester 发现污泥中 TCPP 的浓度极高，因此主要是以固体废弃物形式进行环境转移释放。比较 Andresen 等（2004）和 Bester 的结果发现，样本中 TCPP 浓度的变化规律是相似的。基于德国 TCPP 的年消费量和污水处理厂计算的人口当量排放计算，德国 TCPP 年消费量的 0.1% 会随着污水排入污水管道。

Rodil 等（2005）用液相色谱–串联质谱法测定了废水中的 11 种有机磷化合物，并测试使用直接注射法（不经过固相萃取）作为快速监测的方法。其中在进水和三级出水都未检出的有 TPHP 和 TEHP；除氯代的 TCEP 无明显变化外，三级出水中的其他物质均有减少（TCPP、TDCP、TNBP、TBEP 分别减少了16.1%、38.1%、78.0%、99.4%）。

文献中所提到的污水中有机磷酸酯的浓度如表 3-1 所示。最初，有机磷酸酯的检测仅限于 TNBP、TCEP 和 TBEP 这三种。随后逐渐有更多种类的物质可以被检测到，如 TiBP、TCPP、TDCP 和 TCPP 等。不过也存在某些样品中未检测到目标化合物的情况。由于缺乏相应的标准样品，污水中的许多二酯和单酯尚不能

表3-1 文献中报道的德国污水厂中有机磷酸酯的浓度（ng/L）

采样点		TNBP	TCEP	TBEP	TiBP	TCPP	TDCP	TPP	TPHP	TPPO	TEHP	RDP	BDP	年份	参考文献
废水	进水	5 029	21 090	12 762	—	—	—	—	—	—	—	—	—	2001	（Fries and Püttmann, 2001）
	出水	1 589	33 783	542	—	—	—	—	—	—	—	—	—		
工业废水 （EKO Stahl AG）	进水	2 341	568	1 901	—	—	—	—	—	—	—	—	—		
	出水	235	Nd	162	—	—	—	—	—	—	—	—	—		
城市污水 （Eisenhüttenstadt）	进水	19 941	1 123	8 165	—	—	—	—	—	—	—	—	—	2003	（Quintana et al., 2006）
	出水	694	557	775	—	—	—	—	—	—	—	—	—		
城市污水 （Frankfurt/Oderdt）	进水	12 962	853	27 424	—	—	—	—	—	—	—	—	—		
	出水	50	286	7 178	—	—	—	—	—	—	—	—	—		
城市污水 （Manschnow）	进水	13 310	983	2 916	—	—	—	—	—	—	—	—	—		
	出水	1 121	214	913	—	—	—	—	—	—	—	—	—		
污水处理厂 A	进水	1 200	290	3 700	1 300	2 000	100	130	—	—	—	—	—	2004	（Meyer and Bester, 2004）
	出水	520	350	440	160	3 000	130	70	—	—	—	—	—		
污水处理厂 B	进水	260	180	4 000	840	650	110	81	—	—	—	—	—		
	出水	100	370	400	78	820	150	20	—	—	—	—	—		
污水处理厂 C	进水	590	330	12 000	—	3 100	210	—	Nd	26	Nd	Nd	Nd	2005	（Rodil et al., 2005）
	出水	130	350	67	—	2 600	130	—	Nd	46	Nd	Nd	Nd		
污水处理厂 D	进水	—	—	—	—	520	—	—	—	—	—	—	—	2005	（Bester, 2005）
	出水	—	—	—	—	380	—	—	—	—	—	—	—		

注："—"为没有监测；Nd 为低于方法检测限。

进行定量分析。综合已有数据,不同污水处理厂对于 TNBP 的去除效率为 56.7% ~99.6%。在一定范围内,TNBP 的去除效率随着进水浓度的增加而增加。对于 TCEP 来说,污水处理过程中可能会引入来自于污水处理厂建材中的新污染物,并导致出水中 TCEP 的浓度高于进水。同样的情况在 TCPP 和 TDCP 也有发现。相比之下,TBEP 和 TiBP 更容易移除。

3.1.2　西班牙

Rodríguez 等(2006)研究了污水处理厂的进水和出水中有机磷酸酯的浓度。结果表明,进水中被测目标物质中浓度最高的 TBEP 是可以被有效去除的。但浓度次低的 TiBP、TCEP 和 TCPP 等物质不仅很难去除,甚至其浓度还会增加。研究还表明,无论是固相微萃取还是传统的固相萃取都无法有效富集 TEHP,从而获得可靠的数据,新型 TEHP 富集技术亟待开发。Rodil 等(2012)分析了 3 个地区污水处理厂的水样后发现,氯代有机磷酸酯(TCEP 和 TCPP)没有得到去除,TNBP、TBEP 和一些二酯的去除效率较低。而 TDCP 的去除效率为 -120%,即没有去除反而增加了,这可能是由于污水处理厂管道和处理设施的材料中释放了很多的该有机磷化合物。

Cristale 等(2016)以 5 个污水处理厂中 10 种有机磷酸酯为研究对象,对常规活性污泥法和高级氧化工艺中有机磷酸盐的去除进行了研究。和其他研究结果类似,氯代有机磷酸酯很难除去,而芳基和烷基有机磷酸酯可以被完全去除。研究还发现,在出水中检测到的一些有机磷酸酯具有非常低的 UV-C 光降解速率,其中,TBEP、TNBP 和 TiBP 可以被 UV/H$_2$O$_2$ 和臭氧降解。而对于氯代化合物,除了 TCPP 在经臭氧降解后有少量去除外,其他污染物都几乎没有被去除。相比之下,UV/H$_2$O$_2$ 工艺效率更高,能够在一定程度上去除污水处理厂污水中检测到的所有有机磷酸酯,而有机物的存在可能会影响过氧化氢与有机磷酸酯的接触。

表 3-2 列举了西班牙废水中 OPEs 的监测情况。与之前德国的研究相比,被检测的有机磷酸酯种类有所增加,而还有其他一些研究测定了污泥中污染物的浓度。与德国不同的是,西班牙不同污水处理厂对部分有机磷化合物(TNBP、TBEP 和 TiBP)的去除效率波动幅度很大,为 0% ~80%。TCEP 基本上没有被去除,甚至会有所增加。相似点在于,这两个国家的污水处理过程中,TCPP 都有少量去除。总的来说,两国污水处理厂有机磷酸酯的去除差异很大。西班牙废水

中的有机磷酸酯浓度低于德国。

表 3-2　西班牙污水处理厂中所研究的有机磷酸酯的种类

所研究的化合物种类	基质类型	年份	参考文献
TNBP, TCEP, TBEP, TiBP, TCPP, TPHP	污水处理厂进出水	2006	（Rodrígue et al., 2006）
TNBP, TCEP, TBEP, TiBP, TCPP	4 个污水处理厂出水	2007	（García-López et al., 2007）
TNBP, TBEP, TiBP, TCPP, TDCP, TPP	3 个污水处理厂出水	2008	（García-López et al., 2008）
TNBP, TCEP, TBEP, TiBP, TCPP, TDCP, TPHP, TPPO, TEP, TPrP, TCrP, DEHP, DPhP	2 个污水处理厂进出水 I	2012	（Rodil et al., 2012）
TNBP, TCEP, TBEP, TiBP, TCPP, TDCP, TPHP, TEHP, TMP, EHDP	5 个污水处理厂进出水	2016	（Cristale et al., 2016）

3.1.3　中国

林亚英等（2011）率先对我国城市污水处理厂工艺不同阶段中有机磷酸酯的含量变化进行了研究。他们对 A$_2$O 工艺中 13 种有机磷酸酯酯在不同季节的变化研究后发现，不同季节污水处理厂进水和出水中有机磷的主要类型差异不大。从浓度上看，春季有机磷的总浓度和夏季相同。在冬季，好氧池、二级出水和三级出水中有机磷酸酯浓度要低于其他季节。庞龙等（2016）研究了 AO 工艺对有机磷酸酯的去除。结果表明，污染物的去除主要发生在厌氧和好氧过程中，但不包括氯代有机磷酸酯。其中 TBEP 和 TPHP 去除率较高，分别为 85.1%、74.9%，TNBP 也有一定的去除（29%）。分析显示，TBEP、TCPP 和 TCEP 是最主要的污染物。

Gao 等（2013）分析了 7 种有机磷酸酯，样品中只有 3 种被检出。与其他研究报道类似，污水处理厂无法有效去除含氯有机磷酸三酯。较高的 TCPP 的浓度也反映了 TCEP 正在被市场淘汰。检测还发现污水中 TNBP 含量较高，是环境中主要的有机磷污染物。梁锐等（2014）开发了一种超高效液相色谱-串联质谱法（UPLC-MS/MS），用于同时测定废水中的 14 种有机磷酸酯。并将该方法用于分析北京污水处理厂的进水和出水。检测发现，出水中 TMP、TEP、TPHP、TCrP

和 EHDP 的浓度要高于进水。出水中 TMP 的浓度为 141 ng/L，比进水中 TMP 的浓度高 2.4 倍。Shi 等对自来水中的 11 种有机磷酸酯进行了分析，发现 6 种化合物中只有 2 种具有轻微的去除效率。

何丽雄等（2013）对珠江、东江和广州等城市的污水处理厂中的有机磷酸酯含量进行了检测。结果发现，虽然主要污染物仍然是 TBEP、TCPP 和 TCEP，但污水处理厂出水中有机磷酸酯的浓度要低于这两条河流中的浓度。Liang 和 Liu（2016）对北京某污水处理厂不同处理阶段有机磷的浓度进行了检测，通过建立质量流量和质量平衡，研究了污水处理厂有机磷的行为。污水中含有长链烃基和芳香族基团的疏水性 OPEs 通过活性污泥处理大部分被生物降解，部分被悬浮固体颗粒吸附，剩余的有限部分转移到二级出水中排出。同时，具有短非氯化/氯化烃链的亲水性 OPEs 大部分停留在水相中与二级出水一起排出，在活性污泥处理期间仅有有限的部分被生物降解或转移到脱水污泥中。同样地，TCEP 和 TCPP 没有表现出去除效率，甚至有所增加。Tsao 等（2011）测定了台湾污水处理厂进水和出水中的 TNBP 和 TEHP、TEHP 未检出，TNBP 的去除率为 82.6%。

表 3-3 列举了文献报道中我国污水中有机磷酸酯的检出浓度分布。虽然我国对污水处理厂有机磷酸酯浓度的研究起步较晚，但值得肯定的是，有关中国污水处理厂的有机磷酸酯浓度（包括溶解和吸附形式）的系统研究已经开始。

表 3-3 中国污水处理厂中所研究的有机磷酸酯的种类

所研究的化合物种类	基质类型	年份	参考文献
TMP, TEP, TPrP, TNBP, TCEP, TCPP, TDCP, TBEP, TPHP, EHDP, TPPO, TCrP	污水处理厂各工艺流程水样	2011	（林亚英等，2011）
TBP, TBEP, TCEP, TCPP, TDCP, TPHP, TTP	污水处理厂出水	2013	（Gao et al.，2013）
TCEP, TPrP, TCPP, TNBP, TPHP, TCrP, TEHP	污水处理厂进出水	2013	（何丽雄等，2013）
TMP, TEP, TCEP, TPrP, TCPP, TDCP, TPHP, TiBP, TNBP, CDPP, TBEP, TCrP, EHDP, TEHP	污水处理厂进出水	2014	（梁钪等，2014）
TBEP, TCEP, TDCP, TNBP, TPHP, TCPP	污水处理厂各工艺流程水样	2016	（Liang and Liu，2011）
TPRP, TNBP, TCEP, TCPP, TDCP, TBEP, TPHP, EHDP, TEHP, CDiPP, TCrP	污水处理厂进出水	2014	（Zeng et al.，2014）
TMP, TEP, TCEP, TPrP, TCPP, TDCP, TPHP, TiBP, TNBP, CDPP, TBEP, TCrP, EHDP, TEHP	污水处理厂各工艺流程水样	2015	（Zeng et al.，2015）

3.1.4　其他国家和地区

Clark 等（1991）对美国新泽西州的 3 个污水处理厂的出水进行了检测。结果表明，在 323 种被测物质中含有 12 种增塑剂，包括 TBP 和 TBEP。这两种有机磷化合物的浓度高达几十 μg/L。

同样地，瑞典的 Paxeus（1996）分析了 3 家瑞典污水处理厂的废水，并在 137 种化合物中检测出了阻燃剂和增塑剂（TBP、TPHP 和 EHDP）。这些物质的浓度也达到了 μg /L 水平。文献还指出，增塑剂和阻燃剂是污水中的主要污染物。Green 等（2007）在检测多种重金属和新兴污染物中筛选出了 9 种有机磷酸酯物质。在他们研究的瑞典 3 座污水处理厂中，最高浓度可达 28 110 ng/L。Marklund 等（2005）研究了来自瑞典 11 个污水处理厂污水中的 12 种有机磷酸酯，他们认为有一半的污染物随排放水排入接纳水体中，而污泥中只剩下 1% 的污染物。Reemtsma 等（2006）在 4 个欧洲国家（奥地利、比利时、德国和西班牙）的 8 个污水处理厂检测了 42 种化合物（其中就包括 TCPP 和 TCEP），并计算每个化合物的水循环扩散指数。随着水循环扩散指数的增加，不同流域地表水样中的极性污染物浓度逐渐增加。奥地利调查了 16 个市政污水处理厂中的 9 种有机磷酸酯，并根据服务人数将这些污水处理厂分为三类。但是结果表明，污染物浓度与污水处理厂服务人口之间不存在明显关系。

Kim 等（2007）也在韩国的污水处理厂的出水中发现了 TCEP 等内分泌干扰物。尽管他们所研究的 26 种物质中只检测出一种，但 TCEP 在 RO、NF、RO- UV 和 NF-UV 等工艺中具有较高浓度的。Jurgens 等（2014）研究了活性污泥中 TPHP、PBDPP 和 BDA-BDPP 的矿化和碱性生物降解。O'Brien 等（2015）首次在澳大利亚的污水处理厂出水中测定有机磷酸酯，并且计算了澳大利亚排入水体的人均阻燃剂和增塑剂的数量为 2.1 mg/（人·d）。Woudneh 等（2015）首次在污水处理厂测试了 V6、TnPrP 和 TDBPP，但后两者未检测到。

文献报道的其他国家和地区污水中有机磷酸酯的浓度如表 3-4 所示。从表中的数据可以看出，同一国家不同污水处理厂的同一污染物浓度变化很大，跨越了 2~3 个数量级。不同国家同一污染物浓度的变化范围也达到了 4 个数量级。各国的有机磷酸酯总浓度差别很大，其中不同国家的各种污水处理厂的废水中 TBEP 均为主要污染物。

表 3-4　文献报道的不同国家污水中有机磷酸酯的浓度（ng/L）

采样点	类型	TBEP	TBP	TCPP	TCEP	TDCP	TPHP	TiBP	EHDP	参考文献
美国	出水	2 000~32 000	300~25 000	—	—	—	—	—	—	(Clark et al.,1991)
瑞典	出水	—	2 000~3 000	—	—	—	3 000	—	2 000	(Paxéus,1996)
瑞典	进水	5 200~35 000	6 600~52 000	1 100~18 000	90~1 000	210~450	—	—	—	(Marklund,2005)
瑞典	出水	3 100~30 000	360~6 100	1 500~24 000	350~890	130~340	—	—	—	
奥地利	出水	13~5 400	Nd~810	270~1 400	Nq~1 600	10~1 400	Nq~170	—	—	(Reemtsma et al.,2006)
韩国	出水	—	—	—	92~2 620	—	—	—	—	(Kim et al.,2007)
挪威	进水	5 600~9 200	160~1 800	1 860~2 900	2 000~2 500	630~820	3 100~14 000	210~410	250~460	(Norwegian Institute for Water)[1]
挪威	出水	1 600~3 300	270~1 300	1 700~2 100	1 600~2 200	86~740	1 700~3 500	250~310	320~710	
澳大利亚	进水	400~6 600	Nd	50~300	Nd~600	—	Nd	Nd~1 600	Nd~100	(Quintana et al.,2006)
加拿大	进水	3 293	747	380	598	227	—	—	40.4	(García-López et al., 2007)
加拿大	出水	547	581	440	133	227	—	—	Nd	

注："—"代表没有监测；Nd 代表低于方法检测限；Nq 代表不能定量。

① 来源于 Research Screening of selected metals and new organic contaminants,20072008。

3.2 污泥中有机磷酸酯的分布研究进展

Bester（2005）比较了 20 个污水处理厂污泥中 TCPP 的浓度（表 3-5）。不同污水处理厂污泥中 TCPP 的浓度变化很大（1000 ~ 20 000 ng/g dw）。因此，如果以监测为目的，污水处理厂污泥可能比废水更适合。然而有 30% 的污水处理厂污泥在北莱茵-威斯特伐利亚州用作农业肥料，污泥中高浓度的 TCPP 对农作物安全的影响值得注意。Marklund 等（2005）分析了瑞典 11 个污水处理厂的污泥。结果表明，EHDP、TCPP 和 TBEP 是污泥中含量最多的。根据污水处理厂附近工厂的分布情况，他们认为，工厂排放对污水处理厂有机磷酸酯的浓度有影响。根据质量平衡估计，1% 的有机磷酸酯将最终留在污泥中。同样在 Green 等（2007）的污染物筛选报告中，EHDP、TCPP 和 TBEP 在污泥中的浓度非常高。Cristale 等（2016）分析了 5 个西班牙废水处理厂的初沉污泥和生物池污泥，在 27 种目标阻燃剂中，有机磷酸酯呈现出最高检测频率与检测水平。TiBP 在活性污泥中能达到 3162.3 ng/g dw。Cristale 等（2016）研究西班牙 5 座污水处理厂污泥发现，在进水中 TEHP 的检测浓度不高，但在污泥中检测含量最高。另外，在污泥中可以检测到 TEHP、EHDP 和 TMPP，但在污水中不能检测出，说明污泥吸附是去除这些污染物的主要方式。

Woudneh 等（2015）分析加拿大污水处理厂中初沉污泥和活性污泥中有机磷酸酯，TBEP 的检出浓度最高，分别为 1068 ng/g dw 和 1420 ng/g dw，且在两种污泥中总有机磷酸酯含量相似。

Zeng 等（2014）分析了珠江三角洲（以下简称珠三角）地区的 19 个污水处理厂的污泥，检测到 7 种目标有机磷酸酯（TBP、TBEP、TCEP、TCPP、TDCP、TPHP、TTP），并且来自不同污水处理厂的污泥中的污染物浓度差别较大。而且，与生活污水中有机磷酸酯的投入量相比，工业废水的投入量对有机磷酸酯浓度的影响更大。Liang 和 Liu（2016）分析了北京某污水处理厂各处理单元的污泥，提出吸附到污泥颗粒是大多数疏水性 OPEs 的重要去除机制。庞龙等（2016）分析了郑州某污水处理厂的脱水污泥，发现 TCPP、TBP 和 TBEP 是主要污染物。有机磷酸酯的去除率与 $\log K_{ow}$ 具有很好的相关性，说明残留活性污泥的吸附是影响污水处理系统中有机磷酸酯去除的重要因素（表 3-5）。

表 3-5　文献报道的不同国家或地区污水处理厂污泥中有机磷酸酯的浓度（ng/g）

样品	TBEP	TBP	TCPP	TDCP	TEHP	TPHP	TCP	TiBP	EHDP	参考文献
污泥	—	—	5100						—	(Bester,2005)
污泥	Nd~1900	39~850	61~1900	3.0~260	—	—	—	27~2700	320~4600	(Marklund et al.,2005)
污泥	1200~2200	69~270	650~944	110~330	—	13~1100	—	52~81	462~1200	(O'Brien et al.,2015)
除尘污泥	77~162	32	687~948	171~277	262~1027	171~292	65~585	36~2233	343~687	(García-López et al.,2008)
生物池污泥	Nd	40~111	362~852	81~325	362~1239	12~106	50~448	92~3427	131~277	(García-López et al.,2008)
污泥	25.1~783.7	7.1~804.9	6.3~54.4	11.8~64.0	—	Nq~656.7	Nq~265.0	—	—	(Paxéus,1996)
初沉污泥	1068	174	196	106	72	—	98	—	76	(García-López et al.,2007)
剩余污泥	1420	81	59	103	435	—	40	—	84	(García-López et al.,2007)
污泥	Nd	Nd~178	Nd~976	62.6~376	367~1570	35.3~146	—	Nd~9980	Nd~476	(Gao et al.,2013)
污泥	105.9	100.8	69.5	9.7	21	75	87.8	26.4	56.7	(Clark et al.,1991)
脱水污泥	48	53.2	60.7	Nm	—	Nm	—	—	—	(Tsao et al.,2011)

注："—"代表没有监测；Nd代表低于方法检测限；Nq代表不能定量；Nm代表未提及。

3.3 案例研究

珠三角人口高度密集，工业和经济发达，分布有世界知名的电子/电器生产基地、众多的家具生产企业和服装企业。已有的研究表明，珠三角存在溴代阻燃剂 PBDEs 的污染高风险区。在珠三角选择一个市政污水处理厂开展研究。该污水厂服务人口约 2.3 万，日处理污水 2.5 万 t，污水组成为 80% 的工业废水（主要为电子、钢铁和汽车零配件制造企业等）和 20% 的生活污水。该污水厂采用序批式活性污泥法工艺（图 3-1），其处理机制与传统活性污泥法相似，污水经过格栅和沉淀的初级处理后进入序批式活性污泥法反应池，在反应池完成进水、反应、沉淀、出水和待机 5 个步骤的污水处理周期，序批式活性污泥法沉淀后的出水经过紫外消毒后最终排放入珠江水域。

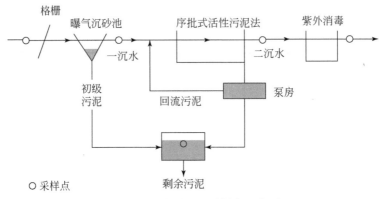

图 3-1 污水处理厂采样点示意图

3.3.1 样品采集

污水样品采集点如图 3-1 所示，包括源污水（Influent）、一沉水（Primary effluent）、二沉水（Primary effluent）、排放水（Final effluent）和剩余污泥（Excess sludge）。

采集的污水样品经高速离心分离获得水相与颗粒相样品。离心分离获得的水相样品（1L）采用固相萃取技术（solid phase extraction，SPE）48 h 内完成目标化合物的分离和富集（何丽雄等，2013）。颗粒相样品进行冷冻干燥，研磨过 80

目筛，采用超声提取耦合固相萃取技术的方法提取目标化合物（Zeng et al.，2014）。样品中目标化合物定性定量分析通过岛津 2010 GC-MS 完成（何丽雄等，2013）。

3.3.2 源污水中 OPEs 含量水平与潜在来源

本研究选择 7 种常用有机磷酸酯作为监测目标，包括烷基磷酸酯（TBP、TBEP）、芳基磷酸酯（TPHP、TMPP），以及 3 种含氯磷酸酯（TCEP、TCIPP 和 TDCIPP）。源污水中检出所有的目标污染物，含量水平差异非常显著。其中 TBP 含量最高（21600 ng/L），其次为 TBEP（4398 ng/L）；虽然 TPHP 和 TMPP 疏水性较强（$\log K_{ow}$ 分别为 4.59 和 5.11），源污水中它们含量分别为 210 ng/L 和 136 ng/L。源污水中 TCEP（446 ng/L）与 TCIPP（303 ng/L）大致相当，而 TDCIPP 可能由于成本原因，添加比例和添加量均低于其余两种含氯磷酸酯，源污水中含量（66.9 ng/L）明显较低，环境浓度和检出频率也显著偏低。源污水中两种芳基磷酸酯 TPHP（210 ng/L）和 TMPP（136 ng/L）含量相对较低。

污水中 OPs 高含量分布可能与该污水厂接纳来源于电子电器、汽车零配件制造企业等工业废水有关。TBP 作为液压油、润滑油和机油中的耐高压或耐磨成分，还作为溶剂和工业助剂广泛使用（Van der Veen and de Boer, 2012；Wei et al., 2015）；TMPP 在橡胶制品、黏合剂、涂料和润滑剂里作为阻燃剂使用，疏水性强（$\log K_{ow}$ 为 5.11），一般来说在环境介质中检出频率较低，浓度水平也较低，大多数研究中甚少涉及该化合物（Zeng et al., 2015）。TCEP 曾被广泛用作塑料和泡沫里的增塑剂，由于 TCEP 显著的毒性效应和持久性，已经逐渐被其同系物 TCIPP 替代。但是在本研究的污水中依然检测出较高含量的 TCEP（446 ng/L），表明在污水厂集水区域内依然有 TCEP 的使用和输入。这些研究结果从不同的角度反映出我国对于毒害有机物管控使用以及更新换代较国际上相对滞后。

3.3.3 排放水中 OPEs 分布及其环境影响

经过污水厂一次沉淀、SBR 处理、二次沉淀以及紫外消毒以后，经检测常规水质指标达标后，污水厂排放水注入珠江水系。经监测，排放水中残留较高含量水平的 TBP（3109 ng/L）、TBEP（496 ng/L）、TCEP（373 ng/L）、TCIPP

(475 ng/L)、TDCIPP (94.9 ng/L)、TPHP (25.6 ng/L) 和 TMPP (27.3 ng/L)。这些富含 OPs 的污水厂排放水成为珠江水系中 OPs 污染的重要来源 (Zeng et al., 2015)。

由于受到污水直接/间接排放的影响,珠三角水体中 OPs 污染已经十分显著。在珠江的表层水中,分布有多种 OPEs,其中主要污染物是亲水性强、具持久性的 TCEP (0.22 ~ 1.16μg/L),比德国鲁尔地区表层水中含量高出一个数量级。最终,每年通过八大口门进入南海的 OPEs 可达 5694 t (Wang et al., 2017)。在珠江主干及珠江水系各支流沉积物中,OPEs 已富集达到数百 ng/g 水平,尤以广州地区和东莞/顺德制造业发达地区污染最为严重 (Tan et al., 2016;刘静, 2016)。即便是在受到当地政府部门严格保护的水源地,其沉积物也不同程度遭受 OPEs 污染 (Zeng et al., 2015),含量为 1.79 ~ 143 ng/g,从空间分布来看,依然是广州、东莞、佛山等珠三角核心区域污染严重,折射工业生产废水排放及居民日常活动对周边环境的影响。

3.3.4 污水处理过程中 OPEs 的去除效率和主要去除途径

图 3-2 为污水厂污水处理流程各单元水相/颗粒物中 OPEs 浓度变化趋势。从图 3-2 中可以看出,随着污水处理进程的推进,水相中 3 种含氯磷酸酯浓度水平没有降低,排放水中 TCIPP 和 TDCIPP 含氯水平甚至有不同程度升高,研究结果一方面表明了该污水厂采用的传统序批式活性污泥法工艺并不能降解含氯磷酸酯 (Cristale et al., 2016);另一方面则反映了样品采集和分析中所涉及的不确定性:①污水厂污水是连续输入的,研究中用 3 h 一次采集瞬时样组合成 24 h 混合样,这会带来一定程度分析结果不确定性;②采样期间污水厂进水流量的改变可能导致源污水中 OPEs 的负荷多样性变化;③采样期间,一沉池和二沉池原有的污水跟新输入的污水混合可能导致 OPEs 浓度的变化;④由于实验分析中个人操作误差及仪器响应变化等因素可能导致的一些分析结果的不确定。

对于烷基磷酸酯和芳基磷酸酯而言,经过序批式活性污泥法处理和二次沉淀以后,水相浓度显著降低,表明污水处理过程中这些化合物具有较好的去除效率。另外,排放水和剩余污泥中 OPEs 在水相/颗粒物两项间分配与其化合物 $LogK_{ow}$ 相关,其中,疏水性较强的两种芳基磷酸酯富集于污泥中,而烷基磷酸酯则部分吸附于污泥,部分经排放水进入纳污水体。这和目前文献报道结果一致 (Meyer and Bester, 2004; Marklund et al., 2005; Cristale et al., 2016)。例如,

Cristale 等（2016）围绕西班牙 5 个污水处理厂开展研究，测定了源污水、排放水和污泥中 OPEs 含量与分布，并结合化合物的理化性质，初步认为烷基磷酸酯可能存在微生物降解、间接光降解和吸附至污泥中的情形，芳基磷酸酯主要富集在污泥中，含氯磷酸酯通过污水厂进入纳污水体。

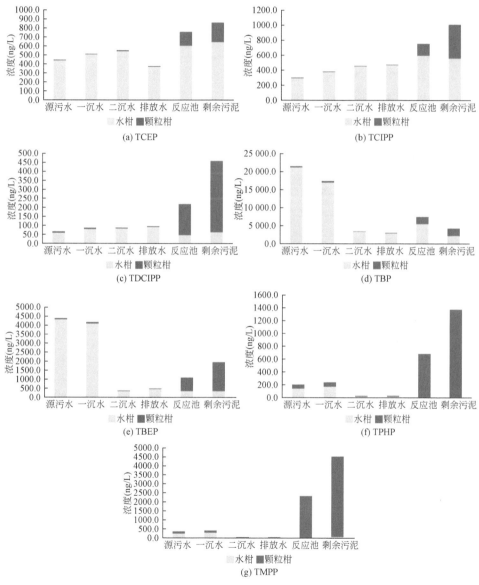

图 3-2　污水处理流程中 OPEs 的迁移与去除

必须注意的是，上述这些研究主要是针对源污水和排放水中OPEs浓度水平开展分析，基于浓度变化结果来判断在污水处理流程中污染物是否有消减。但是研究结果并不能准确反映出消减过程出现在污水处理的哪一个环节，迁移去向如何。为了更好地了解OPEs在污水处理系统中的迁移和降解行为（可能的去除机理），基于污水日处理量和脱水污泥日产量、污水中悬浮颗粒物的浓度以及实验测定的水相/颗粒物中OPEs含量，计算了OPEs在整个污水处理过程中的质量负荷（g/d）和质量转化。研究结果如图显示（图3-3），烷基磷酸酯主要经历微生物降解，部分因吸附作用转移进入污泥中；而芳基磷酸酯由于较强的疏水性，则主要因吸附作用转移进入污泥中。

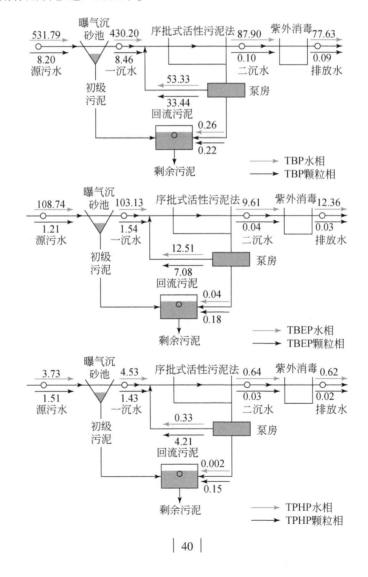

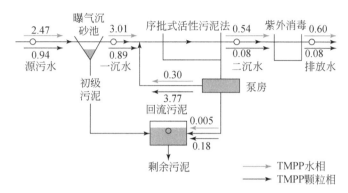

图 3-3　污水处理流程中 OPEs 质量流（g/d）

3.4　本章小结

3.4.1　不同时期有机磷酸酯种类和浓度的比较

　　早期，有机磷酸酯仅仅是所需监测的污染物的一部分（确切地说只占了一小部分）。随着这些物质越来越广为人知（具有环境持久性、生物蓄积性及生物毒性等），越来越多的研究集中在这一领域。有机磷酸酯作为特别要关注的污染物的一部分，其在环境领域的研究趋势将越来越好。

　　TNBP、TBEP 和 TCEP 是早期和最近研究的主要目标物（Fries and Püttmann，2001）。TBP 在工业中的主要用途是作为飞机液压油，同时是制动液的组成部分，还可用作洗涤剂溶液中的消泡剂等。TBEP 用于聚氨酯橡胶、纤维素、聚乙烯醇等物质起阻燃和增塑作用。TCEP 用作添加剂阻燃剂和增塑剂，用于酚醛树脂、聚氯乙烯、聚乙酸乙烯酯和聚氨酯。

　　由于标准物质的缺乏，有些污染物无法进行定量分析，有的甚至无法检测。但随着时间的推移和商业化程度的提高，问题逐渐得到解决，科学家可以检测到越来越多的物质。在实践中，科学家们对分析方法（包括前处理方法、检测方法等）进行了不断改进，为目标物质的良好分离和检测奠定了坚实的基础。直到最近几年单次被检测的有机磷酸酯的种类才达到 10 左右（梁锋等，2014；Woudneh et al.，2015）。这不仅与分析方法的发展有关，且主要由于污水样品基质复杂对分析造成了极大的干扰。

3.4.2 不同国家有机磷酸酯类型和浓度的比较

欧洲国家（如德国、瑞典和奥地利）污水处理厂出水中总有机磷浓度通常比其他国家（如中国、加拿大等）高出 1~2 个数量级。在欧洲国家中，TBP、TBEP、TCEP 和 TCPP 等物质的浓度远高于其他国家。

另一方面，欧洲污水处理厂进出水中磷酸单酯和二酯的研究比其他国家更普遍。德国污水处理厂 DEHP 的进水浓度高达 61 000 ng/L，DnBP 浓度也达到 1600 ng/L（Quintana et al., 2006）。瑞典污水处理厂进水中 DOPP 的浓度已达 2000 ng/L（Marklund et al., 2005）。但是，我们无法对这些物质进行比较，因为其他污水处理厂没有检测到这些物质。对于污水处理厂污水中的 EHDP 浓度，瑞典的浓度高达 710 ng/L（Green et al., 2008），比中国的浓度高 2~3 个数量级（梁钪等，2014）。

TPHP、TPP 和 TEHP 是最常检测到的物质，但在大多数情况下浓度低于检测限，即使可检测，浓度也较低（表 1-2，表 1-5）。加拿大的一篇文章中，(2-氯乙基) 二氯异戊烯二磷酸盐（V6）、三丙磷酸盐（TnPrP）和三 (2,3-二溴丙基) 磷酸盐（TDBPP）首次在污水处理厂进行了研究，但在进水和出水中未检测到 TDBPP 和 TnPrP。

3.4.3 污泥中的有机磷酸酯

关于污水处理厂污泥中有机磷酸酯的研究要少于污水中有机磷酸酯的研究。但由于污水处理厂污水中的固体含量较少，污水直接排入水环境，因此可以使用污水中有机磷酸酯的浓度来评估污水处理厂对水环境的影响。生物池中悬浮固体的浓度很大，泥水分离难度高；而相对污水样品来说，污泥样品基质更为复杂，对富集和净化都有更高的要求。

近年来对污泥中存在的有机磷酸酯浓度的研究与早期持有截然相反的观点。早期的一项研究发现，污水处理厂污水中仅有少量有机磷酸酯进入污泥（仅 1%）（Stevens et al., 2006）。然而，最近的一些研究却持相反的观点，即污泥吸附是废水处理系统中有机磷去除的重要因素（Papachlimitzou et al., 2015；Rodil et al., 2012）。污泥和水相之间对有机磷酸酯浓度的影响有许多因素。首先是辛醇-水分配系数，极性越强越容易停留在水相中。其次是生物降解性，易于降解的污染物在水相和污泥中都是有限的。与生物降解性类似，污染物的饱和蒸气压（可能表明物质的挥发性）也具有一定的影响。饱和蒸气压越高，材料越有可能挥发。在污水处理过程中进行一些物理处理和曝气生物处理会加速物质的蒸发。根据这一思路，Marklund 等（2005）综述了他们研究的几种有机磷酸酯，其中主要是可生物降解的（如 TBEP、TBP）和部分极性强的（如 TCEP、TCPP）。可得出结论，只有 1% 的进水中的有机磷酸酯将保留在污泥中。

另外，虽然污水处理厂不同工艺污泥（如初沉污泥和生物池污泥）中有机磷酸酯的浓度（各物质的浓度或总浓度）差别不大，但不同污水处理厂污泥中有机磷的种类和浓度差别则较大。污水处理厂的污水源可能是造成这种差异的主要原因（Zeng et al.，2014）。污水来源主要分为工业污水或生活污水，各部分的占比，以及工业废水的类型都将严重影响有机磷酸酯的种类和浓度。另外，污水处理厂使用不同的处理工艺会产生一定的影响，但相关研究较为少见。

3.4.4 结论

21 世纪初的欧洲开始进行污水中有机磷酸酯的检测研究，并建立了多种前处理与分析方法，并为此领域提供了大量的数据；同时，欧洲国家污水中有机磷酸酯检出的最高浓度普遍高于其他国家和地区。随着技术的进步，被监测的有机磷酸酯种类越来越多，其他国家和地区也逐步开始进入这个领域，但较偏向于前处理方法的优化，鲜有对污水和污泥中有机磷酸酯的行为的研究。各个国家和地区的有机磷酸酯的浓度和污水处理厂的去除效率虽有所差异，但总体来说极性有机磷酸酯更倾向于转移至污水中，非极性的更倾向于吸附到污泥中；氯代有机磷酸酯普遍去除率很低，有的甚至经过污水处理工艺反而增加，烷基和芳基有机磷酸酯有较高的去除率。污水处理厂的污水与污泥中有机磷酸酯研究与地表水中相关检测研究相比，实验数据及研究结果较少，亟需加大对这一方向的研究。

第 4 章 | 土壤环境暴露

4.1 引　言

　　土壤是有机污染物的一个重要的汇，有机污染物在土壤中的迁移转化及其对土壤生态环境的危害值得关注。有机磷酸酯在环境介质中的广泛存在增加了其向土壤环境迁移的可能性。干湿沉降、土气交换、污水灌溉、污泥的土壤应用是土壤中 OPEs 的可能来源。目前的研究结果表明，非点源区域的土壤中 OPEs 的检出浓度为 0.1 ~ 100 ng/g dw，废物处理中心和电子垃圾回收区域土壤 OPEs 污染程度较高，检出浓度可大于 1000 ng/g dw。然而，关于土壤中 OPEs 的降解特征，吸附解吸行为及环境迁移规律的研究均处于空白，存在研究价值。此外，目前被报道的 OPEs 土壤环境风险值和人体健康风险值远小于风险参考值，土壤环境中的 OPEs 所造成的环境和人体健康风险较低。但考虑到 OPEs 在全世界范围内的广泛使用，以及产量的逐年增加，其所造成的潜在环境风险和人体健康危害仍然值得关注。

4.2　土壤中有机磷酸酯的研究现状

4.2.1　土壤中有机磷酸酯的分析方法

　　土壤中的有机磷酸酯通常通过索式提取（Soxhlet extraction）、超声提取或者是加速溶剂萃取等方式进行提取；采用弗罗里硅土（Florisil）净化小柱或者是填有氧化铝、硅胶和无水硫酸钠等填料的固相萃取柱对其进行净化；用气相色谱联用火焰光度检测器或者气相色谱联用质谱进行定量分析（表4-1）。

　　索式提取是土壤中的有机磷酸酯提取的常见方法。早在 20 世纪 90 年代，就有研究使用甲醇溶剂通过索式提取装置提取土壤中的 TMPP，并将提取液浓缩后

表 4-1 土壤中 OPEs 的提取与分析方法

提取方法	提取剂	SPE 净化柱	检测方法	分离柱	方法检测限(MDL 或 mLOQ)	参考文献
索氏提取	二氯甲烷	10 mm i.d. 1:2 氧化铝/硅胶玻璃柱	GC-MS	DB-5 柱 (30m,0.25mm i.d.,0.25mm)	0.03~0.7 ng/g	(Cui et al.,2017)
索氏提取	二氯甲烷	Supelclean Envi 弗洛里 SPE 柱	GC-MS	DB-5 柱 (30 m,0.25 mm i.d.,0.25 μm)	0.51~17.1 ng/g	(Yadav et al.,2018a)
Twisselmann 提取	甲醇	65 μm 聚二甲基硅氧烷/二乙烯基苯(PDMS/DVB) SPME 纤维/ MPS2 XL 自动进样器	GC-MS	HP-5 柱 (30 m,0.25 mm i.d.,0.25 μm)	0.002~3 ng/g	(Mihajlovic et al.,2011)
涡旋和超声提取	正己烷:丙酮(1:1,v/v)	弗罗里硅土柱(CNW Florisil,3 mL,500 mg)	GC-MS	DB-5 柱 (30 m,0.22 mm i.d.,0.25 μm) column	0.03~4.10 ng/g	(Wang et al.,2018)
索氏提取	二氯甲烷:正己烷(1:1,v/v)	弗罗里硅土柱	GC-EI-MS	DB-5 柱 (J&W,Agilent Technologies,30 m,0.25 mm i.d.,0.25 μm)	0.15~4.30 ng/g	(Kurt-Karakus et al.,2018)
索氏提取	丙酮:正己烷(1:1,v/v)40 分钟,甲苯 40 分钟	1 克弗罗里硅土和 0.1 g 单体十八烷基封端硅胶(DSC-18Lt)	LC-MS	ZORBAX Eclipse 和 C18 RRHD 柱 (100 mm,2.1 mm i.d.,1.8 μm)	0.7~4.0 ng/g	(Matsukami et al.,2015)
索氏提取	丙酮:正己烷(1:1,v/v),甲苯	装有 Discovery® DSC- 的玻璃柱 18Lt	LC-ESI-MSMS LC- APPI- QT-OF-MS	ZORBAX Eclipse 和 C18 RRHD 柱 (100 mm,2.1 mm i.d.,1.8 mm) 凝胶渗透色谱(GPC 柱)	0.7~4 ng/g	(Matsukami et al.,2017)

续表

提取方法	提取剂	SPE净化柱	检测方法	分离柱	方法检测限（MDL 或 mLOQ）	参考文献
索氏提取	丙酮：正己烷（1:1,v/v）	1 mm i.d. 多层硅胶柱	UPLC-Q-TOF-MS	ACQUITY BEH C18 柱（100 mm,2.1 mm i.d.,1.7 μm）	0.01~0.06 ng/g	（He et al.,2018）
索氏提取	正己烷：二氯甲烷（1:1,v/v）	10 mm i.d. 二氧化硅/氧化铝柱	GC-MS	HP-5MS 柱（30 m×0.25 mm i.d.,0.25 μm）	0.006~0.04 ng/g	（Wan et al.,2016b）
ASE 300 加速溶剂萃取	正己烷：丙酮（1:1,v/v）	ASE 300 加速溶剂萃取系统	GC-MS/MS	TR-5MS 柱（30 m×0.25 μm×0.25 mm）	0.10~0.22 ng/g	（Luo et al.,2018b）
微波辅助萃取	溶剂混合物（丙酮,二氯甲烷,乙酸乙酯,正己烷）	20 cm,1.0 cm i.d. 硅胶-氧化铝和多层炭	GC-MS	DB-5 MS 柱（30 m,0.25 mm i.d.,0.25 μm）	0.09~2.39 ng/g	（Cui et al.,2017）
Twisselmann 提取	甲苯	固相微萃取	GC-MS	—	0.002~0.2 ng/g	（Mihajlović and Fries, 2012）
Twisselmann 提取	甲苯	固相微萃取	GC-MS	—	0.002~3 ng/g	（Fries and Püttmann, 2011）
索氏提取	正己烷：丙酮（1:1,v/v）	20 cm,1.2 cm i.d. 氨丙基硅胶 SPE柱	GC-MS	DB-XLB 柱（30 m×0.25 mm,0.25 μm）	0.3~2.9 ng/g	（Lu et al.,2014）

加入蒸馏水稀释,随后利用 C18 和 Florisil 小柱净化。用乙酸乙酯洗脱目标物后,利用气相色谱(gas chromatograph, GC)联用火焰光度检测器(flame photometric detector, P mode FPD)(GC-FPD)检测目标物浓度(Cho et al., 1996)。类似地,有研究对采集的土壤用乙酸乙酯索式提取 5 ~ 7 h 后,置换溶剂为正己烷并浓缩至 2 mL,浓缩后的提取液用 Florisil 小柱净化,最后利用 GC-FPD 定量检测化合物浓度(David and Seiber, 1999)。同时,此研究还应用了 Varian 3400 GC 联用四级杆质谱(quadrupole mass spectrometer, MS)和 5890 II GC 联用 Hewlett-Packard 5989A 质谱(电子轰击源, electron ionization mode, EI)对土壤提取物中的 OPEs 进行质谱分析。

索式提取加 SPE 小柱净化的方法也被应用于土壤和大气样本(用聚氨酯泡沫 PUF 采集)中 OPEs 的提取。有研究对土壤和 PUF 用二氯甲烷:正己烷(v/v, 1:1)提取液进行索式提取,提取 16 h 后,浓缩提取液并置换溶剂为异辛烷。随后,经过 Florisil 固相萃取小柱净化,用正己烷和乙酸乙酯洗脱,氮吹至近干,用异辛烷定容,进 GC-EI-MS 检测目标物浓度。其大气样品的方法定量限为30 ~ 116 pg/m^3,土壤样品为 0.15 ~ 4.3 ng/g dw(Kurt-Karakus et al., 2018)。类似的分析方法也被应用于另一项研究中,其土壤样品中的 OPEs 用二氯甲烷索式提取 24 h。浓缩提取液并置换溶剂为正己烷,随后使用 Florisil SPE 小柱净化,目标物由乙酸乙酯洗脱,洗脱液浓缩后使用异辛烷定容,用 GC-MS 检测其浓度。其分析方法的检出限为 0.51 ~ 17.1 ng/g dw(Yadav et al., 2018a)。

除了应用 Florisil 小柱净化土壤提取物外,自行填充的净化柱也被用来实现土壤中 OPEs 的净化。有研究报道,土壤中的 OPEs 被正己烷:二氯甲烷(v/v, 1:1)索式提取 12 h 后,用填有中性氧化铝(6cm, 3% 失活),中性硅胶,50% 硫酸硅胶,Florisil 和无水硫酸钠的柱子对提取物经行净化,再用正己烷:二氯甲烷(v/v, 1:1)洗脱目标物。最后用 GC-MS 检测目标物浓度。其分析方法中土壤的 OPEs 检出限为 6 ~ 40 pg/g(Wan et al., 2016b)。相似的,另一项研究中,将土壤样品用二氯甲烷索式提取 48 h,提取液浓缩至一定体积后用填有氧化铝、硅胶和无水硫酸钠的氧化铝/硅胶玻璃柱子进行净化;用正己烷:二氯甲烷(v/v, 7:3)洗去杂质,随后用乙酸乙酯:丙酮(v/v, 3:7)洗脱目标物,浓缩定容的样品后经 GC-MS 定量检测 OPEs。该方法的检出限(method detection limits, MDLs)为 0.03 ~ 0.7 pg/g(Cui et al., 2017)。一项对道路灰尘和土壤的研究中,采用丙酮:正己烷(v/v, 1:1)对基质中的 OPEs 进行索式提取。提取 24 h 后,将提取液浓缩并置换为正己烷。用填有氧化铝(6 g, 3% 失活),中性二氧化硅

（6 g，3% 失活）和无水硫酸钠（2 g）的多层硅胶柱子净化提取液，用丙酮：乙酸乙酯（v/v，3：7）进行洗脱。浓缩定容后的样品用 UPLC-Q-TOF-MS（Waters）系统检测，定量 OPEs 浓度。该方法的定量限为 0.06～0.2 ng/g dw（He et al.，2017b）。

此外，与索式提取类似的 Twisselmann 萃取也被报道应用于土壤中 OPEs 的提取。其优点是能让提取剂的温度提高至沸点附近，提高提取的效率，减少提取时间。提取结束后，提取液通过固相微萃取（SPME）/GC-MS 系统检测，获取目标物浓度。该分析方法的检出限为 3 ng/g（TNBP）、0.2 ng/g（TBEP）、0.2 ng/g（TCEP）、0.002 ng/g（TCPP）、0.09 ng/g（TDCP）及 0.07 ng/g（TPP）（Mihajlovic et al.，2011）。

快速溶剂萃取和加速溶剂萃取也被应用于土壤中 OPEs 的提取。例如，有研究使用快速溶剂萃取装置对土壤中的 OPEs 进行提取。使用丙酮：正己烷（v/v，1：1）和甲苯分别对土壤进行提取，并合并提取液。浓缩提取液后用填有 Florisil 及单体十八烷基（硅胶端封）（monomeric octadecyl，end-capped silica gel）的柱子净化；用乙腈洗脱目标物后，由高效液相色谱串联质谱（LC-MS/MS）检测样品。该方法的定量限为 1～5 ng/g dw（Matsukami et al.，2015）。另一项研究则使用加速溶剂萃取提取土壤中的 OPEs。将土壤样本通过 ASE 300 加速溶剂萃取系统经行提取。萃取池用硅胶和铜粉填充，提取剂为丙酮：正己烷（v/v，1：1）。萃取过程于100℃ 1500psi 条件下进行 10 min，循环 2 次。提取液经过浓缩定容后进 GC-MS/MS 进行检测。该分析方法的定量限为 0.1～0.22 ng/g（Luo et al.，2018b）。

除此之外，超声萃取也是一种可行的土壤 OPEs 提取方案。有研究对土壤和灰尘样品用丙酮：正己烷（v/v，1：1）进行超声提取 10 min。重复 3 次后，合并提取液，随后用 Florisil 小柱净化提取液，用乙酸乙酯洗脱，浓缩后置换溶剂为异辛烷，最后经GC-MS 进行检测。该分析方法的检出限为 0.04～4.10 ng/g dw（Wang et al.，2018）。

从目前的研究现状来看，多数研究采用了索式提取对土壤样品进行提取，但其提取时间长，溶剂用量大；部分研究则采用了加速溶剂萃取或者是超声提取的方案。后续的研究需要对土壤样本中 OPEs 提取进行进一步的优化，以获得快速高效的提取方法。就净化方法而言，目前主要使用 Florisil、中性氧化铝和中性硅胶等材料的商品净化柱或自行填充的净化柱来实现土壤提取物的净化。仪器分析则通常采用气相色谱/质谱联用（GC-MS）。虽然早前的研究采用了 GC-FPD 来检测 OPEs，但其相应的检出限明显高于 GC-MS 或者 GC-MS/MS。目前采用 LC-MS 或者 LC-MS/MS 系统对土壤样品中的 OPEs 分析的研究较少（He et al.，2018；Matsukami et al.，2015）。LC-MS/MS 可能更试用于性质差异较广的多种 OPEs 化合物的分析，其与 GC-MS 方法的对比研究可能是将来对土壤 OPEs 分析方法开发的新方向。

4.2.2 土壤中有机磷酸酯的分布特征

目前已经有许多研究报道了 OPEs 在灰尘、大气、水等环境基质中的分布，但是对于其他固体基质例如沉积物、土壤中的分布报道却较少，对于土壤基质的报道甚至只有少数几篇，数据十分匮乏，相应的土壤报道浓度如表 4-2 和表 4-3 所示。

20 世纪 90 年代，有研究对日本的温室土壤中 OPEs 进行了检测。由于磷酸三甲苯酯（TMPP）广泛应用于农用地膜塑料添加剂中，导致了 TMPP 的大量释放，土壤颗粒中的 TMPP 检出浓度高达 0.35 μg/g，且粉质黏土上的 TMPP 浓度显著高于沙土（< 0.1 μg/g）。TMPP 通过地膜的释放和地表径流的传输是造成其土壤污染的重要途径。TMPP 在表层土壤（0~1 cm）的浓度最高，其浓度随着土壤深度的增加而显著降低，这说明了由于地膜释放和地表传输的 TMPP 主要被吸附在了表层土壤当中（Cho et al.，1996）。

芳基型有机磷酸酯（aryl-OPEs）的挥发性和水溶性都较弱，土壤颗粒吸附是他们的最主要的环境归趋。TMPP 被添加应用于液压油中，其在军用液压油中的含量高达 1%~2%。机场作为机油使用的重要场所，其周边环境中的 TMPP 污染较为严重。有研究对美国空军基地的土壤进行了 TMPP 的污染分析，发现其浓度水平为 0.02~130 mg/g。其污染主要来自于空军基地使用的液压油的渗漏。另外，由于 TPHP 常被用作液压机液体中的添加剂和抗磨剂，在美国空军基地土壤中也发现了高水平的 TPHP（Nd~6.00 mg/g）。TMPP 是所检测的土壤中最主要的有机磷酸酯，其他芳基型 OPEs，如 TPHP 和异丙基磷酸三苯基酯也有一定程度的检出（David and Seiber，1999）。其研究中部分土壤采集于 4~5 年以前，但其 TMPP 含量依然在 ppm 级别，说明了 TMPP 在土壤中持久性较强。

OPEs 作为一类重要的阻燃剂广泛应用于电子设备当中，因此电子垃圾回收中心是 OPEs 重要的释放点源。有研究采集了越南北部的电子垃圾回收区域的土壤，

表 4-2 世界各地土壤中 OPEs 的浓度（氯代及芳香基 OPEs）

序号	国家	地区	土壤类型	浓度							备注及单位	参考文献
				TCEP	TCIPP	TDCIPP	TPHP	TMPP	EHDPP	ΣOPEs		
1	中国	公园区域广州	城市土壤	4	1	5	2	12	4	75	中位值 (ng/g dw)	(Cui et al.,2017)
	中国	稻田/蔬菜田	城市土壤	3	0.2	3	1	13	3	110		
	中国	商业区	城市土壤	93	3	24	21	28	18	380		
	中国	道路绿地	城市土壤	38	3	14	7	96	20	310		
	中国	居民区	城市土壤	7	1	12	4	46	6	180		
2	尼泊尔	加德满都/大都市	城市土壤	25.3	165	29.3	49.4	230	51.2	662	中位值 (ng/g dw)	(Yadav et al.,2018a)
	尼泊尔	博卡拉/次大都市	城市土壤	20.3	21.2	12.6	19.5	109	15.9	221		
	尼泊尔	比尔甘杰/次大都市	城市土壤	21.1	21.2	12.4	26.3	105	18.9	233		
	尼泊尔	比拉特纳加尔/次大都市	城市土壤	21.9	19.6	12.4	23.3	98.5	29.4	244		
3	尼泊尔	加德满都山谷	城市土壤	12.7	31.7	19.1	12.9	41.3	25.6	186	中位值 (ng/g dw)	(Yadav et al.,2018b)
4	德国	大学校园/距离奥斯纳布吕克市中心3km	校园土壤	4.96	1.23	0.07	3.61	—	—	18.9	平均值 (ng/g dw)	(Mihajlovic et al.,2011)
5	中国	户外开放回收区域	多废物回收区域土壤	50.3	378	23.6	86.9	46.3	1.36	696	中位值 (ng/g dw)	(Wang et al.,2018)
	中国	半封闭回收车间区域	多废物回收区域土壤	6.39	29.1	2.32	7.02	1.84	0.18	116		
	中国	农田	农田土壤	1.72	8.58	1.05	2.93	2.12	1.23	56.3		

续表

序号	国家	地区	土壤类型	TCEP	TCIPP	TDCIPP	TPHP	TMPP	EHDIPP	ΣOPEs	备注及单位	参考文献
6	土耳其	伯萨市	城市土壤	1.56	17.07	—	2.07	—	—	—	中位值 (ng/g dw)	(Kurt-Karakus et al.,2018)
7	越南	稻田	电子废弃物回收区域土壤	—	—	—	10	2.3	—	—	中位值 (ng/g dw)	(Matsukami et al.,2015)
		开放燃烧区域	电子废弃物回收区域土壤	2.1	—	2.5	51	97	69	—		
		电子废弃物回收地	电子废弃物回收区域土壤	4.3	19	23	110	19	18	—		
8	越南	稻田	电子废弃物处理地土壤	—	—	—	<3~10	<2~2.5	—	—	范围 (ng/g dw)	(Matsukami et al.,2017)
		开放燃烧区域	电子废弃物处理地土壤	<2~2.1	—	<2~6.6	<3~70	<2~190	<2~69	—		
		电子废弃物处理地	电子废弃物处理地土壤	<2~23	<4~300	<2~99	280	<2~230	<2~67	—	中位值,范围 (ng/g dw)	
9	中国	重庆市区	城市土壤	10.2	1.3	3.2	3.2	—	2.4	61.2	中位值 (ng/g dw)	(He et al.,2017b)
10	中国	三峡水库农田区域	水库土壤	1.12	5.19	0.05	0.1	170	35.4	247	中位值 (ng/g dw)	(He et al.,2018)
	中国	三峡水库河岸区域	水库土壤	2.03	7.2	0.05	0.1	249	48.2	365		
11	中国	塑料废弃物处理区	塑料废弃物回收区域土壤	92	21	—	26	119	11	398	平均值 (ng/g dw)	(Wan et al.,2016b)

续表

序号	国家	地区	土壤类型	浓度							备注及单位	参考文献
				TCEP	TCIPP	TDCIPP	TPHP	TMPP	EHDPP	ΣOPEs		
12	中国	辽河泥滩湿地	河口泥滩湿地土壤	1.63	2.25	1.24	1.07	6.81	2.28	32.9	平均值（ng/g dw）	（Luo et al.,2018b）
	中国	碱蓬草湿地	河口草湿地土壤	1.39	2.47	1.25	0.67	6.88	2.24	32.8		
	中国	芦苇湿地	河口湿地土壤	1.36	3.49	1.08	2.46	6.63	1.4	30.7		
13	中国	中山大学校园	校园土壤	2.03 ~ 350	3.04 ~ 41.1	—	4.04 ~ 36.3	<MDL ~ 386	<MDL ~ 18.2	430	范围（ng/g dw）	（Cui et al.,2017）
14	德国	奥斯纳布吕克大学校园	半城市土壤	4.24 ~ 7.89	1.23 ~ 5.89	—	—	—	—	—	范围（ng/g dw）	（Mihajlovic and Fries 2012）
15	德国	城市区域	城市土壤	13 ~ 18.2	2.57 ~ 8.33	—	—	—	—	—	范围（ng/g dw）	（Fries and Mihajlovic 2011）
	德国	农村	农村土壤	<LOQ ~ 2.5	0.59 ~ 6.29	—	—	—	—	—		
16	中国	上海市主要交通道路	城市土壤	4.1 ~ 5.6	15.5 ~ 16.7	2.7 ~ 3.6	5.6 ~ 6.7	—	—	29.9 ~ 32	范围（ng/g dw）	（Lu et al.,2014）
17	中国	沈阳市中心城市绿化带	城市土壤	7	13	13	3	13	5	130	中位值（ng/g dw）	（Luo et al.,2018a）
	中国	住宅区	城市土壤	8	19	16	2	13	7	160		
	中国	旱地	城市土壤	13	53	17	5	10	8	500		
	中国	荒芜草地	城市土壤	8	30	11	2	13	3	300		
	中国	校园区域	城市土壤	6	9	12	4	10	7	120		
	中国	工业区域	城市土壤	16	15	15	2	6	8	250		
	中国	城市公园	城市土壤	7	12	7	0.8	9	3	94		
	中国	农村家园	—	18	38	14	15	21	18	290		

表 4-3 世界各地土壤中 OPEs 的浓度(烷基 OPEs)

序号	国家	地区	样品类型	浓度								备注及单位	参考文献
				TMP	TEP	TPRP	TNBP	TBP	TBOEP	TEHP	ΣOPEs		
1	中国	公园区域/广州	城市土壤	1	5	—	10	—	54	1	75	中位值 (ng/g dw)	(Cui et al.,2017)
	中国	稻田/蔬菜田	城市土壤	2	4	—	14	—	68	3	110		
	中国	商业区	城市土壤	1	5	—	27	—	120	14	380		
	中国	道路绿地	城市土壤	1	4	—	24	—	110	4	310		
	中国	居民区	城市土壤	0.2	2	—	26	—	92	2	180		
2	尼泊尔	加德满都/大都市	城市土壤	—	—	—	16.5	—	—	94.8	662	中位值 (ng/g dw)	(Yadav et al.,2018a)
	尼泊尔	博卡拉/次大都市	城市土壤	—	—	—	17.1	—	—	5.28	221		
	尼泊尔	比尔甘杰/次大都市	城市土壤	—	—	—	16.7	—	—	11.1	233		
	尼泊尔	比拉特纳加尔/次大都市	城市土壤	—	—	—	16.9	—	—	22.4	244		
3	尼泊尔	加德满都山谷	城市土壤	—	—	—	16.5	—	—	26.1	186	中位值 (ng/g dw)	(Yadav et al.,2018b)
4	德国	大学校园/距离奥斯纳布吕克市中心 3km	校园土壤	—	—	—	9	—	—	—	18.9	平均值 (ng/g dw)	(Mihajlovic et al.,2011)
5	中国	户外开放区域	多废物回收区域城市土壤	—	3.47	—	1.09	4.89	47.3	2.87	696	中位值 (ng/g dw)	(Wang et al.,2018)
	中国	半封闭回收车间区域	多废物回收区域城市土壤	—	0.42	—	1.09	5.23	36.2	1.78	116		
	中国	农田	农田土壤	—	0.42	—	3.05	2.35	28.1	1.61	56.3		
9	中国	重庆市区	城市土壤	—	4.5	3.9	3	—	20.1	2.6	61.2	中位值 (ng/g dw)	(He et al.,2017b)
10	中国	三峡水库农田区域	水库土壤	0.03	0.08	0.419	2.44	—	0.1	4.42	247	中位值 (ng/g dw)	(He et al.,2018)
	中国	三峡水库河岸区域	水库土壤	0.09	0.01	1.08	—	—	0.1	4.48	365		

续表

序号	国家	地区	样品类型	浓度								备注及单位	参考文献
				TMP	TEP	TPRP	TNBP	TIBP	TBOEP	TEHP	ΣOPEs		
11	中国	塑料废弃物处理区域	塑料废弃物回收区域土壤	—	—	—	22	47	200	—	398	平均值(ng/g dw)	(Wan et al.,2016b)
12	中国	辽河泥滩湿地	河口湿地土壤	—	0.5	0.84	1.67	2.23	3.83	5.88	32.9	平均值(ng/g dw)	(Luo et al.,2018b)
	中国	碱蓬草湿地	河口湿地土壤	—	0.46	0.71	2.01	3.1	6.47	2.35	32.8		
	中国	芦苇湿地	河口湿地土壤	—	0.33	0.79	2.17	4.84	2.15	1.76	30.7		
13	中国	中山大学校园	校园土壤	—	2.04~45.1	—	1.04~106	—	7.02~450	<MDL~74.4	430	范围(ng/g dw)	(Cui et al.,2017)
15	德国	城市区域	城市土壤	—	—	—	—	—	2.3~13	—	—	范围(ng/g dw)	(Fries and Mihajlovic,2011)
	德国	农村	农村土壤	—	—	—	—	—	<LOD~4.5	—	—		
16	中国	上海市主要交通道路	城市土壤	—	—	—	0.6~0.8	—	—	—	29.9~32	范围(ng/g dw)	(Lu et al.,2014)
17	中国	沈阳市中心城市绿化带	城市土壤	—	4	0.3	2	37	12	7	130	中位值(ng/g dw)	(Luo et al.,2018a)
	中国	住宅区	城市土壤	—	3	0.2	2	59	14	7	160		
	中国	旱地	城市土壤	—	14	0.5	6	260	17	9	500		
	中国	荒芜草地	城市土壤	—	12	0.3	3	160	9	6	300		
	中国	校园区域	城市土壤	—	2	0.3	2	25	11	8	120		
	中国	工业区域	城市土壤	—	26	1	3	150	12	8	250		
	中国	城市公园	城市土壤	—	7	0.2	1	25	7	6	94		
	中国	农村家园	—	—	5	0.2	2	12	15	15	290		

分析了其 OPEs 浓度。在电子垃圾回收工厂附近的表层土壤中 TPHP 是最主要的检出 OPEs，浓度水平为 11 ~ 3300 ng/g dw。不过相较于该区域总 PBDEs 的浓度 67 ~ 9200 ng/g dw 而言，OPEs 的浓度水平依然较低。在电子垃圾焚烧场附近的表层土壤中检出了高浓度的 TMPP、EHDPP 和 TPHP，浓度水平分别为 <2 ~ 190 ng/g dw，<2 ~ 69 ng/g dw，<3 ~ 51 ng/g dw，其中 TMPP 的浓度已经超过了该区域总 PBDEs 的浓度 1.7 ~ 67 ng/g dw。研究中土壤 OPEs 浓度数据证明开放式的户外储存和电子垃圾的焚烧是 OPEs 户外污染的重要释放源（Matsukami et al.，2015）。

在中国，电子垃圾和其他废物回收区域已经被证明是多类有机污染物的环境释放源。OPEs 作为增塑剂广泛应用于 PVC 等塑料的生产过程中，因此塑料制品是 OPEs 的一个重要释放源。有研究对中国的塑料制品回收区域的土壤和植物样品进行了研究，并分析了 OPEs 的暴露风险。所分析的 8 种 OPEs 在土壤中的总浓度为 38 ~ 1250 ng/g dw，TBOEP 和 TCEP 是主要的检出物质。塑料废物处理区域的土壤中的 OPEs 浓度分布与农田区域中的 OPEs 浓度分布趋势相似且呈显著相关关系（$P<0.005$），这说明塑料废物处理活动造成了农田土壤 OPEs 污染。OPEs 在植物中的分布显示高疏水性的 OPEs，如 TPHP、EHDPP 和 TMPP 容易被植物根部吸收，而低疏水性的 OPEs，如 TCEP 和 TBOEP 则更容易向植物顶部转移（Wan et al.，2016）。此外，有研究对某废物回收处理中心的土壤和灰尘样本中 OPEs 进行了分析。自开放式回收区域采集的土壤中 OPEs 的浓度（122 ~ 2100 ng/g）显著高于半封闭式回收区域（58.5 ~ 316 ng/g）及农田区域（37.7 ~ 156 ng/g）的土壤。TCIPP（低于检出限 ~ 1370 ng/g）是土壤中最主要的检出物质。开放式的废物回收是 OPEs 环境释放的重要源头并且疏水性较强的芳基 OPEs 如 TMPP 呈现出了较高的生态风险（Wang et al.，2019）。

OPEs 在日常生活材料中的广泛使用，使人类活动与 OPEs 的环境浓度呈现一定的相关性。城市区域被认为有更高的 OPEs 环境暴露风险。目前有少数研究报道了 OPEs 在中国城市土壤中的分布。广州城市土壤中 OPEs 的总浓度为 41 ~ 1370 ng/g dw，中位浓度为 240 ng/g dw。采集至城市商业区公路附近的土壤呈现出较高浓度的 OPEs，说明 OPEs 土壤浓度受到人类活动的影响。TBOEP、TMPP、TNBP 和 TCEP 分别占 OPEs 总浓度的（42.8±15.4）%，（17.2±11.9）%，（10.9±6.85）% 和（9.70±9.56）%。该研究还指出，OPEs 在城市土壤中的污染程度适中且其污染由多种排放源造成（Cui et al.，2017）。此外，有研究对重庆市的表层土壤和道路灰尘中的 OPEs 进行了分析。重庆是中国西部的重要城市之一，

OPEs 在重庆市土壤中的浓度为 10.1～315 ng/g dw，在道路灰尘中的浓度为 348～1369 ng/g dw，其中 TBOEP 是土壤中最主要的检出物质，TCEP 则是道路灰尘中的主要检出物。水溶性较强的 TCEP 和 TCIPP 向土壤深层和渗透水的迁移可能使其在表层土壤中的浓度较低。成对的土壤和灰尘样品中 OPEs 的浓度相关性不高，这说明了 OPEs 的相关土壤环境过程可能较为复杂（He et al.，2017）。在东北地区，沈阳市的土壤中被检测出了浓度范围为 39～950 ng/g dw 的 OPEs 污染，中位值水平为 230 ng/g dw。研究结果显示不同土壤使用类型表现出不同的 OPEs 污染程度，OPEs 在旱地和城市公园土壤中的浓度较低。与其他研究类似，TCIPP、TNBP 和 TBOEP 是最主要的检出物质。该研究通过主成分分析说明了 OPEs 的土壤污染可能来自于大气沉降、道路径流和车辆排放以及污水灌溉和污泥应用。相对于其他研究而言，沈阳的土壤 OPEs 污染程度较高（Luo et al.，2018a）。

除了中国的城市区域之外，还有研究对三峡水库地区的土壤样品中的 OPEs 分布进行了分析。三峡水库地区的农田土壤中的 OPEs 平均检出浓度为 266 ng/g dw，显著低于同时检测的邻苯二甲酸酯浓度 618 ng/g dw，但两者在河滨土壤中的浓度相当，分别为 499 ng/g 和 560 ng/g dw。TMPP 和 EHDPP 占 OPEs 总浓度的 90%以上。在所有的采样点当中，河滨土壤中 OPEs 的浓度均显著高于农田土壤。农田土壤和河滨土壤中 OPEs 浓度的差异说明了人为活动和三峡水库的全面运行可能是造成 OPEs 污染的重要因素（He et al.，2018）。另一项研究对辽河河口湿地土壤中的 OPEs 进行了检测，其 OPEs 的总浓度为 2.9～30.7 ng/g。TMPP、TEHP、TBEP 和 TCIPP 是主要检出物质（Luo et al.，2018b）。

与人为活动带来的 OPEs 释放类似，OPEs 的环境浓度还可能与采样区域的工业化程度有关。有研究分析了土耳其一个高度工业化的城市的土壤和大气样品中 OPEs 分布。研究结果表明，OPEs 在大气样本中的总浓度为 529～19 139 pg/m³，土壤中总浓度为 38～468 ng/g dw。大气样本中烷基型的 OPEs 为主要检出物质，其次为氯代型和芳基型的 OPEs，其中 TBOEP、TCIPP 和 TPHP 检出浓度较高。在土壤样品中烷基和氯代 OPEs 占主导地位。大气和土壤样品中的 OPEs 组成类似，说明土壤可能是大气 OPEs 的释放源。采样点的工业化程度与 OPEs 在大气和土壤样本中的浓度呈显著相关关系，说明工业释放是 OPEs 土壤污染的重要来源（Kurt-Karakus et al.，2018）。

在一些背景区域当中，土壤 OPEs 浓度相对较低。其中，大气沉降是其土壤 OPEs 污染的主要来源。德国的一项研究采集了远离污染源的草地土壤，其土壤中 TCEP、TCIPP、TPHP 的浓度分别为 4.96 ng/g、1.23 ng/g 和 3.61 ng/g,其他的目标 OPEs 化合物浓度均在检出限以下。TCEP 和 TCIPP 的挥发性均不强,其随大气传输和沉降的能力较低,因此通过雨水的湿沉降可能是造成土壤 TCEP 污染的主要原因(Mihajlovic et al., 2011)。另一项研究显示,TNBP 的检出浓度在检出限以下,TCEP、TCPP 和 TBOEP 是最主要的检出物质,浓度分别为 0.6 ~ 18.2 ng/g(TCEP),0.59 ~ 8.33 ng/g(TCPP)和 0.2 ~ 13 ng/g dw(TBOEP)。由于土壤样本同样采集自远离污染源的草地,大气交换和沉降为 OPEs 土壤污染的主要来源,因此在将来的风险评估中需要进一步考虑通过大气运输途径所带来的 OPEs 土壤污染(Fries and Mihajlovic, 2011)。

为了进一步探讨 OPEs 土壤-大气交换行为,有研究分析了尼泊尔 4 个主要城市的土壤样品中的 OPEs 分布。土壤样品中的 OPEs 浓度为 25 ~ 27 900 ng/g dw。TMPP 是土壤中最主要的检出物质,占总 OPEs(∑OPEs)浓度的 35% ~ 49%。土壤总有机碳含量 TOC 与总 OPEs 浓度的相关性较小($\rho = 0.117$,$P < 0.05$),说明 TOC 不会对 OPEs 的分布造成影响。研究数据还发现,OPEs 能从土壤中挥发进入到大气,对大气中的 OPEs 分布造成显著影响(Yadav et al., 2018a)。另一项研究使用同样的分析方法分析了 OPEs 在土壤和沉积物间的分配。研究结果表明,沉积物中的总 OPEs 浓度 2210(983 ~ 7460)ng/g dw 显著高于土壤中的浓度 186(65 ~ 27 500)ng/g dw,TMPP、TCIPP、TEHP 和 EHDPHP 是土壤中的主要检出 OPEs。THEP、TMPP 和 EHDPHP 则是沉积物中的主要检出 OPEs。日常消费品、交通排放和工业是 OPEs 土壤污染的重要来源,而地毯工业的废水排放则是沉积物中 OPEs 的主要来源。该研究还对 OPEs 的人体健康暴露进行了评估,结果显示,皮肤吸收是普通人群 OPEs 土壤暴露的主要途径(Yadav et al., 2018b)。

OPEs 在土壤中的分布数据极为匮乏,仅有 15 篇左右的文献对其土壤浓度进行了报道。产量较大的 TCIPP 和疏水性较强的 TPHP、TMPP 及 EHDPP 在土壤样品中的浓度较高。OPEs 总浓度平均值一般为 0.1 ~ 100 ng/g。目前的土壤样品研究覆盖范围较小,主要集中在废物处理区域,城市生活区域和相应的背景地区。尚未有数据报道 OPEs 在大尺度范围内的分布及污染状况。

土壤介质具有物理、化学、生物的三相结构,OPEs 的磷酸三酯结构有在土壤中被水解和生物降解的可能,并形成相应的磷酸双酯产物或其他降解产物。然而,目前对于 OPEs 在土壤中的降解和迁移行为的研究仍然处于空白。仅对土壤中 OPEs 母体化合物的浓度进行讨论无法全面地分析其在土壤环境中的迁移转化等环境行为。OPEs 的双酯降解产物为磷酸双酯结构，在合适的 pH 能够形成相应的阴离子，因此，其提取、净化和分析检测方法均与其三酯母体化合物有差异。而目前的文献中尚未有对降解产物的土壤提取和分析方法的报道，将来的研究中，需要进一步开发相应的 OPEs 初级和次级降解产物土壤分析方法。并且对 OPEs 及其降解产物在土壤环境中的发生浓度、降解特征、迁移转化规律进行更加深入的研究。

4.3　土壤中有机磷酸酯的来源

4.3.1　有机磷酸酯的全球产量

由于溴代阻燃剂的使用受到限制，有机磷酸酯阻燃剂作为其替代品，产量在近年来飞速提升。1992 年 OPEs 的年使用量在 102 000 t 左右，而 2001 年和 2004 年的数据显示，OPEs 在全球的销量分别为 186 000 t 和 300 000 t。OPEs 占阻燃剂的比例从 1992 年的 17% 上升到 2004 年的 70%（Makinen et al.，2009；Möller et al.，2012）。近年来，欧洲 OPEs 使用也呈快速增长之势，有数据表明，1998～2001 年欧洲的 OPEs 的使用量从 58 000 t 增长到 83 000 t，随后保持逐年增长态势（2005 年 85 000 t，2006 年 91 000 t）（Reemtsma et al.，2008）。OPEs 在亚洲的使用量也增长迅猛，日本相关的数据显示，2001 年和 2005 年 OPEs 在日本的销售量分别为 22 000 t 和 30 000 t，2010 年日本的 OPEs 生产和出口量估量为 85 700 t（Möller et al.，2012）。在中国，2007 年 OPEs 的年产量为 70 000 t，并呈每年 15% 的增长趋势增长。OPEs 在全球范围内的广泛使用和产量的迅速增长，使其通过各种途径向包括土壤在内的环境介质的传输量显著增加。

4.3.2　含有机磷酸酯材料的释放

OPEs 常常以 5%～15% 的添加量应用于高分子材料的合成中（Hartmann et al.，2004）。日本的一项调查研究显示，TPHP 在 LCD 电视、笔记本电脑、窗帘、插座、绝缘板墙纸和建筑材料中的浓度分别为 0.87～14 000 mg/g、0.56～2600 mg/g、820～840 mg/g、0.63～12.0 mg/g、5.30～8.70 mg/g 和 0.23～1.80 mg/g（Kajiwara et al.，2011）。家具（如床垫、沙发、椅子、地毯、枕头）里的聚氨酯

泡沫 (PUF) 含有 0.5% ~ 2.2% 和 1% ~ 5% w/w 的 TCIPP 和 TDCIPP (Stapleton et al., 2009)。地板蜡中有近 1.4% w/w 的 TBOEP (Weschler, 1980),计算机显示器中的塑料里含有 0.3% ~ 10% w/w 的 TPHP (Carlsson et al., 1997)。此外,发动机使用的机油中 TPHP 的浓度达到了 1.9 ~ 8.90 mg/g,TNBP 在飞机液压油中的浓度高达 190 mg/g (Marklund et al., 2005)。在大部分的建材、泡沫、油漆和墙纸中,TCEP 为主要的有机磷阻燃剂,而 TCIPP 则常被添加于绝缘和密封胶当中。有研究报道,隔音天花板涂料中含有最高水平的 TCEP (68.0 mg/g),PUFs 中含有的 TCEP 浓度为 19.8 mg/g。各类材料中的 OPEs 能够通过挥发、磨损或者淋洗等方式释放到环境当中。目前已经有研究证实,OPEs 从建材和电子产品中迁移到环境中的速率为 339 μg/(m^2·h) (Saito et al., 2007)。当 TCIPP 在聚氯乙烯墙纸中的含量为 1% ~ 20% 时,其向空气中的释放速率为 262 ~ 2167 mg/ (m^2·h),并且随着温度增加呈对数增长趋势。欧盟的风险评估显示,有大约 40% 的 TCIPP 会从产品中释放到环境中,其在欧洲区域的总排放速率为 89.6 kg/ d[①]。因此,OPEs 有从日常生活用品和各类材料中向环境中释放的巨大潜力。

材料中的 OPEs 释放后进入大气环境,进而实现在大气和颗粒物中的分配,大气颗粒物及灰尘向土壤环境的沉降,以及大气和土壤之间的交换,使 OPEs 进入土壤当中。此外,对于废弃的各类生活用品、含有 OPEs 的塑料制品、电子产品、橡胶制品等各类可回收废物的集中处理,加速了 OPEs 向环境的释放,也使相关区域成为 OPEs 土壤污染的高风险区域 (Wan et al., 2016; Wang et al., 2019)。

此外,垃圾填埋场的土壤中已经被报道出现了高浓度 OPEs。巴西的一项研究采集了垃圾填埋场区域的土壤,采样点位于包括办公室、电子废物储存区、散装废物储存区、回收作业区域和渗滤污水出口处。大多数的阻燃剂的检出浓度高于 2500 ng/g。TCIPP 和 TDCIPP 在废物户外储存区域的浓度最高,证明了废物是其主要的土壤来源。此外,OPEs 在垃圾渗滤液的浓度为 14 ~ 965 ng/L,并且在井水和办公区域的灰尘中均有检出。该研究还对比了 OPEs 与传统阻燃剂的浓度,发现 OPEs 的浓度已经超过溴代阻燃剂,成为各类废品中释放的主要阻燃剂。因此,垃圾填埋场中对于含有 OPEs 的废物或垃圾的不恰当管理,可能会对周围环境,包括土壤和地下水造成污染 (Cristale et al., 2019)。含 OPEs 废物在垃圾填

---

① 来源于 EU risk assessment report, tris (2-chloro-1-methylethyl) phosphate, TCPP (European Union, 2007)。

埋场作业和储存过程中的释放是土壤中 OPEs 的重要来源。

由此可见，OPEs 的主要释放源来自于各类生活材料和家具的使用。OPEs 能够从生活材料的使用、回收和处置过程中释放，进入周围环境，再通过各类环境传输途径进入土壤中，造成相应的土壤生态风险。尤其在室内环境、废物回收区域和垃圾填埋场区域，OPEs 的环境释放速率和浓度较高，造成的风险系数也较大。户外的废物回收混合在垃圾填埋场区域中，各类的废旧材料与垃圾会与土壤环境直接接触，OPEs 能够直接释放进入土壤和地下水等环境介质，其产生的生态风险值得关注。

4.3.3 土气交换

OPEs 能够从消费品中释放，进入室内外空气当中。作为重要的环境基质，室内外空气和大气已经被广泛地检测出 OPEs 的存在。有研究报道，OPEs 在住宅空气中的浓度为 11.4 ~ 234 ng/m³（Marklund et al.，2005）。高浓度的 OPEs（139 ~ 589 ng/m³），尤其是 TNBP 和 TCIPP 被发现存在于家具生产车间的空气中（Makinen et al.，2009）。在各类室内环境，如办公室、学校建筑、酒店、日托中心、卫生设施、医院、监狱、公共娱乐区域、车辆和车库等的空气中均有较高浓度的 TCIPP 和 TCEP 检出。在室内环境中释放的 OPEs 可以通过通风、清洁过程中灰尘冲洗等途径最终达到外部环境，并通过长距离大气运输传输到偏远地区（Marklund et al.，2003）。一般来说，OPEs 在室外大气中的浓度比室内空气中的浓度低，但在住宅区域和交通干道区域的室外空气中 OPEs 的浓度（1370 ~ 91 400 pg/m³）也较高（Ohura et al.，2006）。中国京津冀地区的室外空气研究显示，各个采样点的 OPEs 平均大气浓度为（531±393）~（2180±1490）pg/m³。浓度峰值出现在天津市区的样本中（Zhang et al.，2019）。室外空气中的 OPEs 的广泛检出为其通过土气交换过程进入土壤环境提供了可能。

一项来自尼泊尔的研究分析了 OPEs 的土气交换特征（Yadav et al.，2018a）。该研究利用已经报道的逸度模型，计算了 OPEs 在土壤（f_s）和空气（f_a）中的逸度参数（Harner et al.，2001；Ruzickova et al.，2008），如式（4-1）、式（4-2）所示。

$$f_s = \frac{C_s RT}{0.41 \, \Phi_{OM} K_{OA}} \tag{4-1}$$

$$f_a = C_{air} RT \tag{4-2}$$

式中，C_s 是 OPEs 在土壤中的检出浓度（mol/m^3）；土壤密度为 1430 kg/m^3（Brady，1990）；R 为通用气体常数（8.310 Pa $m^3/mol/K$）；T 为平均温度（K）；Φ_{OM} 为土壤有机质分数（1.5 倍 TOC）；K_{OA} 为辛醇-空气分配系数（Mackay et al.，2006）；C_{air} 是 OPEs 在空气中的检出浓度（mol/m^3）。逸度系数（ff）用来评估 OPEs 在土壤和空气中的分配过程，计算过程如式（4-3）所示。

$$ff = \frac{f_s}{f_s + f_a} \tag{4-3}$$

在土气交换平衡的状态下，逸度系数 ff 为 0.5。逸度系数小于 0.5 时代表 OPEs 从大气向土壤的净沉降过程。逸度系数大于 0.5 时代表 OPEs 从土壤向大气的净挥发过程。但当 ff 为 0.3～0.7 时，认为平衡的差异不显著（Ruzickova et al.，2008）。该研究的结果显示，对于所研究的 OPEs 目标物，其 ff 参数均接近于 1，证明在该地区 OPEs 的土气交换过程为土壤向大气的净挥发过程。长距离大气运输、大气沉降和土气交换是造成土壤 OPEs 污染的重要原因。同时，在土壤污染严重的区域，OPEs 从土壤中的挥发也是其进入大气的途径之一。

由此可见，土壤和大气之间的交换是 OPEs 从空气向土壤迁移的一个途径。在目前的点源研究中，土壤的背景浓度较高，导致土-气之间的交换过程主要为土壤向空气的净挥发过程。然而，在以空气 OPEs 污染为主的区域，如机场等区域，计算的逸度系数可能会接近于 0，可以预计 OPEs 在土-气之间的过程为净沉降过程。此时土壤中的 OPEs 主要来自空气向土壤的分配。土壤和大气之间的交换是 OPEs 环境传输的重要过程。

4.3.4 湿沉降

有研究检测了雨水和降雪中的 OPEs 浓度，其浓度水平分布范围从 ng/L 级别到 μg/L 级别。大气中的 OPEs 可能通过降雨和冲刷作用沉降到陆地。因此，湿沉降也是土壤环境中 OPEs 的一个重要的源。

德国城市降水中 TCIPP 为主要污染物，其次是 TNBP、TCEP 和 TBOEP。在日本农田温室的降雨样本中检测出了高浓度的 TMPP（18 500～101 000 ng/L），其主要源自于塑料地膜的使用（Cho et al.，1996），而日本校园的降水样本显示其背景值为 1.00～97 ng/L（Takimoto et al.，1999）。另外，有报道指出，人口稀少的居民区的降雪样本中 OPEs 的含量为 TiBP（39～196 ng/L）、TNBP（15～192 ng/L）、TCIPP（20～83 ng/L）、TCEP（19～60 ng/L）、TDCIPP（5～40 ng/L）和

TBOEP（4~21 ng/L）（Regnery and Püttmann，2009）。TNBP 和 TiBP 与人口密度显著相关，证明了人类活动为其重要来源。另外，有研究采集了距离主要交通干道 250~2100 m 的降雪样本，发现随着距离的增加，OPEs 浓度明显降低（130~430 ng/kg），更加证明了交通排放为 OPEs 的一个重要来源（Marklund et al.，2005）。在没有人类活动的偏远森林地区的降雪样本中依然检测出了 OPEs（TCIPP 为 68 ng/kg、TDCPP 为 29 ng/kg、TBP 为 19 ng/kg），证实了 OPEs 的大气远距离传输潜力和持久性（Marklund et al.，2005）。OPEs 在雨水和雪水中的检出显示，其具有通过湿沉降而进入土壤环境的潜力。

一项来自加拿大的研究利用多参数线性自由能关系修正多介质城市模型（poly parameter linear free energy relationship modified Multimedia Urban Model；ppLFER-MUM）计算了大气和湿沉降的对地表环境 OPEs 输入量。数据显示，OPEs 经过大气的年输入量为 3300（190~190 000）kg。地表径流中有大约 2000 ng/L 的 OPEs 来自于城市空气通过沉降向水环境的迁移。由于氯代的 OPEs 具有较高的持久性和较大的水溶性，其能够有效地随地表水而发生迁移。对一湖泊中 OPEs 的来源分析显示，通过污水处理厂出水排放、地表径流排放和大气沉降所带来输入量分别占总量的 70%、18% 和 13%。一些关于地表水 OPEs 来源的研究侧面证明了土壤中的 OPEs 可以来源于湿沉降。有研究指出，饮用水和雨水中的 OPEs 均以 TNBP、TBOEP 和 TCIPP 为主，与地下水 OPEs 的分析数据相吻合（Fries and Püttmann，2001；2003），表明河流和雨水都渗入了同一地下水层。因此，与地下水和湖泊 OPEs 来源类似，土壤中的 OPEs 同样可以源自于河流或者雨水的输入。

OPEs 已经被报道出现在雨水、雪等湿沉降介质中，并且有研究对其向海洋、湖泊和地表径流及地下水的年输入量进行了估算。同理，土壤环境能够接收相应量的 OPEs 通过湿沉降的输入。降雨和降雪等湿沉降过程是 OPEs 进入土壤的另一项重要途径。

4.3.5 干沉降

室外灰尘中的 OPEs 可能来自于室内灰尘从室内向室外的传输和室外点源的释放。有研究发现，OPEs 在住宅、车辆、日托中心、办公室、医院和公共舞厅等多类室内灰尘中检出，其最高浓度可达 150 mg/g（Marklund et al.，2005）。室内灰尘向室外的迁移，可能导致室外灰尘的 OPEs 检出率和检出浓度较高。此外，一些点源地区的室外灰尘中已有高浓度的 OPEs 检出，如道路灰尘和废物处理中心的灰尘（Wang et al.，2019）。因此室外灰尘或者大气颗粒物的干沉降也是土壤中 OPEs 的一个可能来源。

一些关于陆地和海洋系统 OPEs 来源的研究表明，在南极和北极的大气与海水样本中均已发现 OPEs 的存在，证实了 OPEs 会通过长距离的大气运输传输到全球各个地区，甚至是远离污染源的偏远地区；随后，OPEs 会随着干湿沉降进入陆地和水环境系统当中（Bollmann et al.，2012；Regnery and Püttmann，2009）。每年有（710±580）kg 的 OPEs 通过干沉降进入德国北海（Möller et al.，2011）。地中海和黑海上空的 OPEs 干沉降速率为 297 ~ 1070 ng/（m² · d）和 71.5 ~ 883 ng/（m² · d），其中 TCIPP 为主要的污染物，其大气干沉降速率分别为 21.8 ~ 404 ng/（m² · d）和 93.1 ~ 470 ng/（m² · d）。因此每年分别会有 13 ~ 260 t 和 50 ~ 170 t OPEs 沉降到地中海和黑海中。与海洋类似，土壤中 OPEs 也可能来源于大气的运输和干沉降。OPEs 通过干沉降向陆地迁移的年输入量可能与向海洋迁移的量相当。干沉降带来的 OPEs 会首先停留于土壤表层，而表层土也被认为是人体户外土壤暴露的重要途径。然而，目前除了少数文献对 OPEs 的土壤大气交换过程进行报道以外，对于大气干沉降所带来的 OPEs 输入量，以及 OPEs 在灰尘和土壤中的界面传输特征尚未有报道。

4.3.6 污水灌溉和污泥土壤应用

污水排放是 OPEs 向地表水、土壤和地下水迁移的可能途径。有研究报道，瑞典一个污水处理厂每年有 27 t 的 OPEs 随着废水排放而被外部环境接收，0.53 t 的 OPEs 进入污泥当中（Marklund et al.，2005）。废水灌溉和污泥的农田应用所带来的土壤 OPEs 污染值得关注。

污水处理厂的进水中发现了较高浓度的 OPEs，并且在不同的国家表现出不同的特征（Fries and Püttmann，2003；Marklund et al.，2005e；Rodil et al.，2012b），其主要的污染物为 TNBP、TBOEP、TCEP 和 TCIPP。城市生活污水处理厂的进出水中的 OPEs 浓度要高于工业污水处理厂（Fries and Püttmann，2003）。污水处理厂的出水会排放进入自然水体中或者应用于农田灌溉。OPEs 广泛存在于污水处理厂废水中，并且具有可观的浓度，这预示着废水的排放可能是受纳水体或者农田土壤中 OPEs 污染的潜在来源。目前尚未有污水灌溉造成农田土壤 OPEs 污染程度的研究报道。类似的废水排放造成的受纳水体（河流、湖泊、海洋和地下水等）OPEs 污染可以侧面证明 OPEs 可通过废水排放带来相应的土壤污染。有研究表明，英国 Aire 河的 OPEs 的最高浓度为 113 ~ 26 300 ng/L（Cristale et al.，2013），说明了污水排放对河流造成的 OPEs 污染，其中 TCIPP 浓度最高为 113 ~ 26 100 ng/L，其次为 TCEP 和 TDCIPP。有研究在农村地区温室的水沟里发现了高浓度的 TMPP，这来源于农田塑料膜的淋出（Cho et al.，1996）。因此，OPEs 通过废水排放和灌溉向土壤中的迁移是可以预期的。

中国珠三角污水污泥中的 OPEs 含量为 96.7 ~ 1310 ng/g（Zeng et al.，2014），其主要的污染物为 TBOEP、TPHP 和 TNBP。污泥中高浓度的 OPEs 主要来源于相应高浓度 OPEs 的污水进出水，而污泥中较高浓度的 EHDPP（0.39 ~ 1.36 mg/g）则是因为其有较高的疏水性的原因。此外，污泥中的 OPEs 水平明显高于 PBDEs，这表明了 OPEs 成为 PBDEs 的主要替代物。OPEs 在污泥中的分布使污泥的农田应用成为其进入土壤环境的可能途径。

北京污水处理厂污泥中 TEHP 和 TMPP 的检出浓度分别为 233 ng/g 和 137 ng/g，并且部分 OPEs 的双酯降解产物如二乙基己基磷酸双酯 [di（2-ethylhexyl）phosphate，DEHP] 和磷酸二苯基酯（diphenyl phosphate，DPHP）也同时被检出，其浓度分别为 96.0 和 18.0 ng/g（Gao et al.，2016）。因此，污泥的土壤应用可能同时带来 OPEs 母体化合物和降解产物的污染。另一项研究采集了来自全国范围内多个污水处理厂的污泥进行 OPEs 分析，发现 OPEs 和其降解产物的浓度为 13.9 ~ 2160 ng/g 以及 17.0 ~ 1300 ng/g。污水处理厂的污泥在中国的处理途径主要有垃圾填埋场填埋、土壤应用、焚化和制造建材。该研究考虑了上述所有污泥处理途径，得出 11 种 OPEs 母体化合物通过污泥应用的估算总环境排放量为 2060 kg/a，相应的 6 种降解产物的排放量为 836 kg/a。其中，OPEs 和其降解产物通过污泥的土壤应用的年输入值为 330 kg/a 和 134 kg/a（Fu et al.，2017）。来自全美国范围 67 个污水处理厂的污泥同样被检出相应浓度 OPEs 及其降解产物，OPEs 的检出浓度中位值为 1290 ng/g dw，双酯降解产物的浓度为 78.4 ng/g dw。相关性分析的数据证明了污泥中的 OPEs 降解产物可以来自于母体化合物的降解及外界环境中双酯的直接输入。该研究中污泥应用到土壤环境所带来的 OPEs 土壤暴露量为 12 400 ~ 14 900 kg/a，而相应的降解产物的暴露量为 663 ~ 796 kg/a。由此可见，污泥的土壤应用会带来 OPEs 及其降解产物的土壤暴露，是 OPEs 土壤环境污染的一个重要来源（Wang et al.，2019）。

污水处理厂的废水和污泥都可能具有较高的生物活性，存在的 OPEs 有被水解或者生物降解的潜力。中国和美国的污泥调查研究均证明污泥样本中 OPEs 双酯降解产物的存在，因此，目前的研究数据已经能够证明污泥能够为土壤环境带来大量的 OPEs 及其双酯降解产物的输入。土壤中的 OPEs 污染需要同时关注母体化合物和降解产物的存在，另外值得注意的是，土壤中 OPEs 降解产物来源可能有母体化合物的降解及外部环境，如污水处理厂污泥的直接输入两个主要途径。

4.4　土壤中有机磷酸酯的吸附及降解行为

土壤已经被证明对疏水性有机污染物具有有效的吸附能力，吸附解吸是影响有机污染物在土壤和沉积物体系中迁移、转化的关键过程。因此研究有机污染物在土壤等天然吸附剂中的吸附-解吸行为，有助于我们理解有机污染物在土壤/沉积物中的环境行为和最终归趋，为评估其生态风险提供理论基础和依据。

目前，OPEs 已经在各类环境介质中检出，其在全球海洋空气和极地空气样本中的检出证明了其具有长距离迁移能力，即 OPEs 能随着大气进行长距离的传输，进而到达极地或者远离 OPEs 排放源的地方。然而，各类 OPEs 的理化性质有十分大的差异，短链烷基型 OPEs 挥发性较强，容易向大气释放并随大气传播；而芳基型和长链烷基型的 OPEs 疏水性较强，更容易在土壤等固体介质中分布。因此，在关注 OPEs 在土壤环境中的浓度的同时，有必要更进一步关注不同性质的 OPEs 在不同性质的土壤介质中的吸附解吸行为，从而探讨其在土壤中的迁移规律。

土壤是一个由无机矿物和有机质组成的复杂体系，这也决定了有机污染物在土壤等天然吸附剂中吸附解吸过程的复杂性。目前的研究中，常用总有机碳含量（TOC）来标准化有机污染物吸附的固-水分配系数，并用线性或指数的平衡分配模型来描述有机污染物在土壤中吸附行为。通过分配模型，可以计算固-水分配系数并用其来描述吸附平衡时固相和液相中有机污染物的浓度关系。当用土壤有机质含量（f_{oc}）来标准化分配系数（K_d）时就可以得到 $K_{OC}=K_d/f_{OC}$。一般认为，有机碳标准化的平衡分配系数 K_{OC} 对于同一种有机污染物来说是相对恒定的，并且可以从有机污染物的理化性质来加以预测。

目前仅有少数研究涉及 OPEs 的土壤吸附行为（Zheng et al., 2016a; 2016b），并探讨了 TPHP、TDCPP、TCIPP、TNBP、TBOEP 和 TCEP 在泥炭土上的吸附特性。研究结果表明，6 种 OPEs 的吸附均为放热过程，温度越低，吸附速率越快。芳基型的 TPHP 在泥炭土上的吸附速率最快，在 1 h 内就达到了吸附平衡；而烷基型的 TNBP 则最慢，所有 OPEs 在 420 min 内均达到了吸附平衡。而吸附等温线的分析则显示土壤对 OPEs 的吸附呈现出芳基型>烷基型>氯代烷基 OPEs 的规律。这个土壤亲和强弱的规律基本与物质的疏水性强弱一致。芳基型 OPEs 的 K_{ow} 和 K_{oc} 值都较大，容易向土壤中分配或者吸附。而氯代烷基型 OPEs 的水溶性较大，土壤对其的吸附能力较弱。然而，这些研究却未能从 OPEs 的化合物性质、土壤理化性质等角度分析其 K_d 或者 K_{oc} 的大小关系，没有对 OPEs 的吸附行为特征进行全面的分析。各地区土壤的理化性质差异较大，并且土壤 TOC、机械组成和矿物成分等性质对有机污染物的吸附特性有显著的影响；目前研究中，未有文献对不同理化性质的土壤对各种类型 OPEs 的吸附行为的影响进行报道，OPEs 在土壤上的吸附行为的研究基本处于空白。

此外，一般来说，进入土壤等天然吸附剂的有机污染物只有通过解吸等过程才能重新从土壤等天然吸附剂相中释放出来，进而被生物利用具有生态风险。与吸附过程相比，解吸过程直接控制着其对于环境的生态风险，因此对于有机污染物在土壤中的解吸行为的研究是十分必要的。目前尚未有研究对 OPEs 在土壤中的解吸行为及其机理进行报道，这大大制约了我们对土壤中有机污染物的生物可利用性的研究，以及对其生态风险的评价。

OPEs 被证明在碱性条件下容易被水解。研究表明，在中性（pH = 7）和碱性条件下，氯代和烷基型的 OPEs 在 35 d 的培养后均无明显降解，而芳基型的 OPEs 则有显著的浓度变化，半衰期从 15 d 到 30 d 不等。所有 OPEs 的半衰期随着 pH 的升高而显著缩短，碱性条件下，OPEs 更容易水解。其降解速率为芳基型>氯代烷基型>烷基型 OPEs，水解的最终产物为可检测到的相应的磷酸双酯。由于芳基相对于烷基而言是更好的离去基团，因此其相应的磷酸三酯的水解能力要远高于烷基型 OPEs。

OPEs 具有潜在的降解能力，能够发生间接光降解、碱催化水解和生物降解等反应，其主要降解产物为对应的磷酸双酯。有些报道指出，TCEP 等氯代 OPEs 的降解产物的毒性甚至大于母体化合物，因此有必要对 OPEs 的降解进行研究，有助于更好地理解 OPEs 在环境介质中的转化行为，也能更好地分析其产生的生态毒性效应。有研究对污水处理厂的活性污泥对 OPEs 的降解性能进行探究，发现 TCEP、TCIPP 和 TDCPP 在活性污泥处理过程中被降解，TMPP、TEHP 则被降解完全（Cristale et al.，2016）；且 TPHP 会发生快速的生物降解和矿化。还有研究探究了由 OH 自由基引发的 TBOEP 在颗粒态上的氧化反应（Liu et al.，2014）。UV/O$_3$、UV/H$_2$O$_2$ 体系能有效地降解 TCIPP，此外还原态的 S［polysulfides

（Sn^{2-}），bisulfide（HS$^-$），thiophenolate（PhS$^-$）〕也能与氯代 OPEs 在液相中反应，使之发生降解。除化学降解以外，还有一些 TCIPP 的微生物降解的相关报道。

土壤环境具有物理、化学和生物三相结构，碱性土壤有可能具有催化土壤中 OPEs 水解的能力，并且土壤的微生物结构也能加速 OPEs 的土壤降解。但目前对于 OPEs 在环境介质中的降解研究还停留在水环境中的水解和催化光降解，尚未涉及土壤和灰尘等固体介质。将来可以对土壤环境中 OPEs 的降解行为进一步的系统研究，以讨论其土壤环境行为特征。

4.5　土壤中有机磷酸酯的人体暴露和生态风险

4.5.1　人体暴露

根据美国国家环保署 2011 年的人体暴露指南的相关内容，人体对土壤的摄入一般情况仅限于表层土壤，而表层土壤和室外灰尘则被视为同一种暴露介质。因此，人体土壤暴露量可通过户外灰尘的暴露推算得出。

一项对天津市废物回收中心的土壤和灰尘的暴露研究中，利用式（4-4）对人体 OPEs 土壤暴露途径的风险进行评估（Wang et al., 2018）：

$$\text{EDI} = C_\text{S} \times \text{IR}_\text{ingestion} \times \frac{\text{ED}}{\text{ABW}} \tag{4-4}$$

式中，C_S 是 OPEs 在介质中的浓度（ng/g）；$\text{IR}_\text{ingestion}$ 是摄入速率（mg/d）；ED 是暴露时间（h/d）；ABW 是平均体重（kg）。

分析结果显示，在中等暴露水平下，成年人对土壤中的主要检出 OPEs 物质 TCIPP 和 TPHP 的摄入暴露水平分别为 803 ng/（kg bw·d）和 611 ng/（kg bw·d）。而在高暴露水平下则分别为 0.402 ng/（kg bw·d）和 0.305 ng/（kg bw·d）。OPEs 的平均暴露量〔31.4 ng/（kg bw·d）〕显著低于电子垃圾拆解区域人体通过室内灰尘摄入的暴露量（He et al., 2015；Zheng et al., 2016b）。

另一项研究则对尼泊尔的土壤样品进行了 OPEs 浓度分析，估算了土壤摄入和土壤皮肤吸附途径所造成的人体暴露量（Yadav et al., 2018b），其计算公式如式（4-5）、式（4-6）所示：

$$\text{土壤摄入暴露量} = \frac{C_\text{S} \times \text{DI}}{\text{BW}} \tag{4-5}$$

$$土壤皮肤吸附暴露量 = \frac{C_S \times DAS \times ESA \times AF}{BW} \tag{4-6}$$

式中，C_S 是 OPEs 在介质中的浓度（ng/g）；DI 是每日摄入量（20 mg/d）；DAS 是灰尘皮肤吸附系数（0.01 mg/cm²）；ESA 是皮肤暴露面积（1000 cm²）；AF 是吸附系数（0.17%）；BW 是普通人群的平均体重（70 kg）。分析数据显示 8 种 OPEs 的土壤皮肤吸附暴露总量为 0.451 ng/（kg bw·d），土壤摄取的暴露量为 0.053 ng/（kg bw·d）。OPEs 通过土壤途径的暴露量低于相应的风险参考值（RfD）（Li et al.，2018）3~4 个数量级。

人体通过土壤的 OPEs 暴露量显著低于其他室内环境灰尘的暴露量，如比利时的成年人和小孩的经室内灰尘摄入的 OPEs 量分别为 6.6 ng/（kg bw·d）和 128 ng/（kg bw·d）（Van den Eede et al.，2011）；新西兰成年人和小孩经室内灰尘摄入的 OPEs 总量分别为 2.99 ng/（kg bw·d）和 69.8 ng/（kg bw·d）（Ali et al.，2012b），等等。此外，通过呼吸摄入的 OPEs 量也明显高于土壤摄取的暴露量（Marklund et al.，2005）。人体对于 TCEP、TCIPP 和 TNBP 的日常饮食摄入水平分别为 4.1 ng/（kg bw·d）、25 ng/（kg bw·d）和 6.7 ng/（kg bw·d）（He et al.，2018），同样显著高于土壤摄取的暴露量。因此人体通过土壤途径对 OPEs 的暴露显著低于其他的暴露途径所导致的暴露。目前 OPEs 的使用量和环境浓度均在逐年增加，尽管估算的 OPEs 土壤暴露量显著低于 RfD 值，但其所造成的潜在风险也不容忽视。此外，OPEs 的双酯降解产物已经在食品和污泥中被检出，可以预计其在土壤环境中应该有一定的浓度分布，因此，将来的土壤人体暴露需要同时考虑 OPEs 三酯母体化合物及其双酯降解产物的风险。

4.5.2 生态风险

根据 OPEs 的毒理学相关浓度（toxicological relevant concentration，EC_{50}）和安全系数（security factor，SF），可以推算出 OPEs 的预测物效应浓度（predicted no effect concentration，PNEC）。测定的土壤环境浓度（MEC）与 PNEC 的比值即为风险商或风险系数（risk quotient，RQ）。土壤的生态风险值可用 RQ 来评估，当 RQ 大于 1 时，认为 OPEs 化合物对土壤生态环境有较高的风险。

$$RQ = \frac{MEC}{PNEC} \tag{4-7}$$

$$PNEC = \frac{EC_{50}}{SF} \tag{4-8}$$

由于目前对 OPEs 的毒理研究尚不全面，只有少数 OPEs 的 PNEC 值被报道（TPHP、TCEP、EHDPP、TMPP、TCPP、TDCP、CDPP）[①]。因此，OPEs 的土壤生态风险评估仍然存在很大的局限性。

对天津废物回收中心的土壤 OPEs 风险评估显示，在开放式的废物回收区域，TMPP 的最高风险值能达到 68.5，TPHP（2.33）和 TCEP（1.42）也均超过了 1，说明废物户外回收场所带来的 OPEs 土壤暴露对周边土壤生态造成了一定风险。然而在半封闭式废物回收区域，OPEs 的生态风险值较低。其中，由于 TMPP 的疏水性较强，$\log K_{OC}$ 值较大，较容易被土壤颗粒物吸附，其计算得到的 RQ 值较大，对土壤造成了较高的生态风险（Wang et al., 2019）。

除了土壤本身的 OPEs 造成的土壤生态风险以外，由污泥的土地填埋和污泥应用所带来的 OPEs 土壤环境暴露和生态风险也不容忽视。据估计，中国约有65% 的机械脱水污泥被垃圾填埋场填埋。这种管理策略使得污染物进入陆地环境，进而对微生物产生有害影响。对北京污水处理厂的污泥风险评估显示 TMPP（RQ = 672）和 EHDPP（RQ = 2.33）呈现出较高的土壤生态风险，而 TPHP（RQ = 0.26）、TDCIPP（RQ = 0.22）和 CDPP（RQ = 0.25）具有中等风险。研究结果说明在对污泥进行土地填埋或者农田应用之后，TMPP 和 EHDPP 会对土壤微生物造成潜在的危害（Gao et al., 2016）。

污泥在应用之后，其中的有机污染物浓度原则上不能完全等同于土壤浓度，因此直接应用污泥中的 OPEs 浓度进行风险暴露评估可能会使评估结果有偏差。有研究在对污泥土壤应用带来的 OPEs 生态暴露风险评估中使用了预计土壤浓度值 PEC_{soil} 代替污泥浓度来跟 PNEC 值比较，从而得出风险系数 RQ（Fu et al., 2017）：

$$RQ = \frac{PEC_{soil}}{PNEC_{soil}} \tag{4-9}$$

其中，PNEC 值部分参考欧委会相关报道[②]。而对于部分 PNEC 值未知的 OPEs，其 PNEC 值则用蚯蚓的半致死浓度 [lethal concentration（50%）for earthworm，LC_{50}] 和评估/不确定性因子（UF = 1000）的比值推算得出。

---

① 来源于 European Commission. 2011. Identification and evaluation of data on flame retardants in consumer products。

② 来源于 European Commission. 2011. Identification and evaluation of data on flame retardants in consumer products。

污泥土壤应用后土壤中的 OPEs 浓度 PEC_{soil} 可由以下公式估算 [①]：

$$PEC_{soil} = \frac{C_{sludge} \times APPL_{sludge}}{DEPTH_{soil} \times RHO_{soil}} \tag{4-10}$$

式中，C_{sludge} 是测定的 OPEs 浓度（g/kg dw）；$APPL_{sludge}$ 是污泥的施用频率 [0.50 kg/(m² · y)]；$DEPTH_{soil}$ 是污泥与土壤的混合深度（0.20 m）；RHO_{soil} 是土壤的密度（1500 kg/m³）。

风险评估的数据显示，污泥的土壤应用会带来 TMPP 的高生态风险暴露，而 TEHP、TPHP 和 EHDPP 则呈现出中等风险。其他种类 OPEs 的土壤生态风险值较低，说明目前在中国，污泥的土壤施用带来的 OPEs 生态风险较低。但是，考虑到发展中国家对 OPEs 具有更高的消费趋势，并且具有更高的污泥残留浓度，污泥的土壤应用带来的 OPEs 生态暴露问题仍然值得关注（Fu et al., 2017）。

采用同样的风险评估方法，有研究对美国的污泥的土壤应用风险进行了评估。评估结果显示，10 种 OPEs 的 RQ 均小于 1。TMPP 的风险值最高为 0.26。与中国的研究结果相似，OPEs 污泥应用造成的土壤风险较低。整体的风险值比 1 低 3 ~ 5 个数量级，说明在美国污泥的土壤应用所造成的 OPEs 生态风险较低（Wang et al., 2019）。

污泥的土壤应用造成了 OPEs 的环境输入，同时也造成了其降解产物进入土壤及其他环境当中。因此，在研究土壤环境中 OPEs 分布与归趋时，需要综合考虑其母体和降解产物的浓度分布和环境行为特征。另外，在人体暴露的研究中，从人体中检测到的磷酸二酯代谢产物可能不全部来自于 OPEs 母体三酯化合物的代谢，还有可能直接从环境中摄取。直接利用磷酸二酯作为 OPEs 暴露的生物标志物对人体 OPEs 暴露量进行推算，可能会造成相应的评估偏差。将来的研究需要对 OPEs 的环境降解特征进行进一步研究，以揭示 OPEs 及其降解产物的环境行为及其生态风险。

4.6 结论与展望

土壤中的 OPEs 能通过索式提取、Florisil 小柱净化等前处理方法被有效提取，并能通过 GC-MS 等分析仪器进行定量分析。其被报道的土壤平均浓度水平为

---

① 来源于 European Chemicals Bureau. 2003 Technical guidance document on risk assessment EUR 20418 EN/2。

0.1～100 ng/g dw。然而，目前只有少数文献报道了 OPEs 在土壤中的浓度水平，大多数研究集中于河水、海水、大气、降尘、沉积物等样本的分析。并且，对于土壤中 OPEs 调查，局限于部分点源附近，如在中国河北的废弃塑料处置场所和越南北部的电子垃圾拆解场等。整体来说，目前 OPEs 在土壤中的分布数据极其匮乏，大尺度范围的系统调查分析仍处于空白。因此，需要进一步对土壤样本中 OPEs 含量水平进行研究，以揭示其土壤环境行为，人体和生态暴露风险。

土壤中 OPEs 的来源广泛，各类材料的释放、废物回收、土气交换、大气的干湿沉降、污水的灌溉和污泥的应用等等均为 OPEs 土壤污染的可能来源。然而，目前对 OPEs 在多介质中的分布特征的研究匮乏，其相间分布规律尚未明确。并且，OPEs 在土壤环境的来源、迁移和转换特征均未见有系统研究。因此，有必要对 OPEs 在土壤及其他介质中的分配规律进行研究，有利于进一步探讨 OPEs 的土壤环境行为。

人体通过土壤途径对 OPEs 的暴露水平普遍低于灰尘摄入、呼吸和饮食途径的暴露量。TMPP 和 TPHP 等疏水性较强的 OPEs 在点源区域的土壤生态风险较大，总体而言，OPEs 呈现出较低的生态风险。然而，目前对 OPEs 的人体暴露风险及生态风险评估还不够完善，少数研究估算了其通过土壤途径的暴露水平。但由于涉及的区域面积较小，样本的代表性可能不足，无法揭示普遍人体的 OPEs 土壤暴露水平。另外，有研究指出，在不同粒径的颗粒物上 OPEs 的分布水平不同，所造成的人体暴露风险也不一致，而目前的研究中尚未有对不同土壤粒径中的 OPEs 分布进行探究。因此，可以进一步考虑由不同土壤颗粒物粒径所带来的 OPEs 环境污染和人体暴露风险。对于生态风险评估，由于生态毒理的数据尚不全面，目前的估算模型只能应用于少数 OPEs 化合物，仍需要进一步的毒理研究以支撑 OPEs 土壤生态风险的评估。

土壤往往对有机污染物具有较强的亲和力，其特有的物理化学结构也使得有机污染物能在土壤中发生水解和生物降解等过程。目前少数文献对 OPEs 的土壤吸附性能进行了报道。此外，有研究讨论了 OPEs 在水环境中的生物降解、碱催化水解和间接光降解能力，并且 OPEs 的双酯降解产物已经被报道出现在澳大利亚的食品以及中美的污泥当中，证明了其生物降解的潜力。同理，土壤的生物结构有利于 OPEs 在土壤中的降解，然而目前却未见有关于土壤环境中 OPEs 降解特征及其降解产物浓度分布的相关报道。因此，对不同性质的 OPEs 在土壤中的吸附解吸特征及其降解性能和降解产物进行探究很有必要，有利于未来更好地理解 OPEs 在土壤中的分布及归趋。

| 第 5 章 | 有机磷酸酯的生物富集 与食物链传递

OPEs 与被列入《关于持久性有机污染物斯德哥尔摩公约》的多溴联苯醚、六溴环十二烷等化合物及其他卤代阻燃剂，如十溴二苯乙烷、得克隆等在化学性质上有非常大的区别。主要体现在 OPEs 存在酯键，是一类极性相对较大的化合物。另外，OPEs 化合物之间的亲脂性差别非常大，如甲基膦酸二甲酯（DMMP）高度溶于水（322 g/L），而磷酸三（3,5 二甲基苯基）酯（TXP）溶解度只有 $18.6\mu g/L$，其辛醇–水分配系数跨度从 $\log K_{OW} = -9.8$ 到 $\log K_{OW} > 10$（Van der Veen and de Boer, 2012）。化合物在生物体内的富集与化合物的性质紧密相关。除疏水性外，化合物在生物体内的转化很大程度上决定了其是否可在生物体内富集。由于 OPEs 是酯类物质，很容易被生物体所转化，可以预期其生物可富集的潜力较小。现阶段大量关于 OPEs 的监测数据主要集中在非生物介质上，生物介质中的 OPEs 的监测数据较少。OPEs 不易在生物体内富集应该是主要的原因之一。

关于 OPEs 生物富集与食物链传递的研究目前还较少报道，仅在最近几年才有有限的几篇文献发表。这些文献涉及室内暴露实验及野外监测两方面。本章对现有的 OPEs 的生物富集与食物链传递研究的文献进行综述与总结，并介绍了本研究组最新的一些研究结果。主要从生物浓缩或富集作用及食物链放大两个方面进行介绍，以期对 OPEs 的生物富集与食物链传递行为有一个较为全面的了解。

5.1 有机磷酸酯的生物浓缩因子 及生物富集因子

生物通过呼吸、接触和摄入方式吸收富集化学物质。生物浓缩因子（bioconcentration factor，BCF）通常通过模型预测和规范的测试方法获得（如 OECD TG 305 系列）。标准化的生物的浓缩因子通常以鱼、水生寡毛纲环节动物和陆生寡毛纲环节动物作为模式生物。当以标准化的模式鱼为实验对象时，水为污染物暴露介质，饵料不得含有待测试物质，当鱼对测试物质的吸收与清除化合物的速率相同、体内化合物浓度处于平稳状态时，计算鱼中化合物的浓度与水体中化合物的浓度比值，即得到 BCF 值。当达到平衡的时间较长时，亦可以采用动力学方程的方法，利用化合物的吸收速率常数与清除速率常数的比值来估算 BCF 值。生物富集因子（bioaccumulation factor，BAF）则同时考虑经水和经食物摄入方式的吸收途径，因此考虑了含有污染物饵料的传递过程。通常通过模型估算、室内和室外模拟实验（如中宇宙实验）和野外观察方式获得数据。通过野外观察实验获得的 BAF 数据通常假设污染物在测试生物与环境介质之间已处于平衡状态，此时生物体与环境介质中化合物的浓度比值即为 BAF，它既包含了 BCF，也包含了饵料自身（如浮游动物和植物）的食物链富集和放大作用。食物链中不同营养级生物体内残留污染物的浓度比值代表了食物链放大作用（BMF）或营养级放大作用（TMF）。

最早关于 OPEs 生物富集的研究结果发表于 1981 年。Sasaki 等（1981）分别将鳉鱼和金鱼暴露于分别含磷酸三丁基酯（TNBP）、磷酸三氯乙基酯（TCEP）、磷酸三（1,3-二氯三丙基）酯（TDCPP）和磷酸三苯酯（TPHP）的水溶液中，通过检测养鱼与不养鱼两种水体中有机磷酸酯浓度的变化，对两种鱼吸收四种有机磷酸酯的情况进行了估算。得到的结果是两种鱼对 TCEP 都不产生吸收，对其他三种化合物则存在不同程度的吸收。鳉鱼对 TNBP 富集能力是金鱼对 TNBP 富集能力的 3 倍。TDCPP 在两种鱼中的吸收速率类似，但鳉鱼体内的浓度要远高于金鱼。暴露 96 h 后，鳉鱼体内浓度为 18 mg/L，金鱼体内浓度只有 0.8 mg/L，因此，鳉鱼对 TDCPP 的富集能力高于金鱼。对于 TPHP 而言，在喂养鳉鱼的水溶液中，TPHP 的半衰期只有 3 h，但在喂养金鱼的水体中，其半衰期长达 300 h。该实验由于不是严格按照生物浓缩因子的标准方法进行的，只提供了相对定性的一些结论。严格按照经济合作与发展组织关于化合物生物浓缩因子测量标准方法对有机磷系阻燃剂 BCF 进行的测定的文献目前仅发现有 2 篇，其中 1 篇利用斑马鱼作为模式鱼，1 篇利用普通鲤鱼作为模式鱼。此外，还有一篇文献报道了野外监测获得的 OPEs 在水生鱼类中的 BAF 值。最近，我们也在室内测定了水体暴露条件下 OPEs 在鲤鱼体内的富集与代谢过程。本节将这些研究的结果放在一起进行介绍。

5.1.1 室内暴露实验的设计

Wang 等（2017）利用斑马鱼作为模式生物、Bekele 等（2018）和 Tang 等（2019）利用鲤鱼作为模式生物，通过室内静态暴露实验测定了多种 OPEs 的

BCF 值。三个实验大致采用了相同的实验设计，具体的设计方案详见表 5-1，化合物的结构、性质及暴露浓度见表 5-2。

表 5-1 三个室内暴露实验设计方案

项目	室内暴露实验设计方案		
	Wang 等（2017）	Bekele 等（2018）	Tang 等（2019）
暴露的化合物[a]	TCEP、TPP、TNBP、TBOEP、TPHP、TDCIPP、TCP	TNBP、 TPHP、 TDCIPP、TCP、TCIPP、TEHP	TCEP、TNBP、TCIPP、TDCIPP、TPHP、TBOEP、EHDPHP
鱼种	斑马鱼（Danio rerio）长：39 mm；重：475 mg	普通鲤鱼（Cyprinus carpio）长：9.51 cm；重：7.87 g	普通鲤鱼（Cyprinus carpio）长：9.71 cm；重：28.6 g
暴露时长	19 d	28 d	28 d
清除时长	3 d	20 d	14 d
采样	暴露期间采样 7 次（10 条/次），间隔 1~4 d；清除期间每天采样 1 次	暴露期间采样 8 次（5 条/次），间隔 2~4 d；清除期采样 6 次，间隔 4 d	暴露期间采样 5 次（4 条/次），间隔 4 d 或 7 d，清除期采样 3 次，间隔 3~7 d
测量的组织	肠、肝脏、腮、脑、肌肉、鱼卵	肝脏、肾脏、肠、肌肉	肠、肝脏、腮、脑、肌肉、性腺、肾脏、血清
测量的化合物	母体化合物及二酯代谢产物	母体化合物	母体化合物、二酯代谢产物、羟基代谢产物
BCF 测量方法	动力学方法	动力学方法	动力学方法与平衡浓度法

a 各化合物的中文名称及英文全称如下。TCEP：磷酸 3 三（2-氯乙基）酯，Tris（2-chloroethyl）phosphate；TPP：磷酸三丙酯，tripropyl phosphate；TNBP：磷酸三正丁酯，Tri-n-butyl phosphate；TBOEP：磷酸三（丁氧基乙基）酯，Tris（2-butoxyethyl）phosphate；TPHP：磷酸三苯基酯，Triphenyl phosphate；TDCIPP：磷酸三（1,3-二氯-2-丙基）酯，tris（1,3-dichloro-2-propyl）phosphate；TCP：磷酸三对甲苯酯，tri-p-cresyl phosphate；TCIPP：磷酸三（2-氯异丙基）酯，tris（2-chloroisopropyl）phosphate；TEHP：磷酸三（2 乙基-己基）酯，tris（2-ethyl-hexyl）phosphate；EHDPHP：磷酸 2-乙基己基二苯酯，2-Ethylhexyldiphenyl phosphate。

表 5-2 化合物结构、主要性质及实验暴露浓度设置

化合物	化学结构	溶解度（mg/L）	LogK_{OW}	暴露浓度（μg/L）				
				Wang 等（2017）		Bekele 等（2018）			Tang 等（2019）
				高	低	低	中	高	
TPP		827	2.67	5303	1060	—	—	—	—
TNBP		280	4.0	239	47.7	0.18	1.8	18	5.89

化合物	化学结构	溶解度（mg/L）	LogK_{OW}	暴露浓度（μg/L）					
				Wang 等（2017）		Bekele 等（2018）			Tang 等（2019）
				高	低	低	中	高	
TBOEP		1200	3.65	408	82	—	—	—	5.36
TPHP		1.9	4.59	34.2	6.8	0.073	0.73	7.3	5.18
TCP		0.36	5.11	25	5	0.04	0.40	4.0	—
TCEP		7000	1.44	5047	1009	—	—	—	9.14
TDCIPP		1.5	3.8	153	30.5	0.12	1.2	12	4.31
TCIPP		1600	2.59	—	—	3.2	32	320	7.30
TEHP		0.6	9.49	—	—	0.75	7.5	75	—

化合物	化学结构	溶解度（mg/L）	LogK_{OW}	暴露浓度（μg/L）					
				Wang 等（2017）		Bekele 等（2018）			Tang 等（2019）
				高	低	低	中	高	
EHDPHP		1.9	5.37	—	—	—	—	—	5.30

5.1.2　室内暴露的实验结果

Wang 等（2017）发现，斑马鱼经 3 d 暴露后其体内 TCEP 和 TPP 的浓度即与水体达到平衡，而 TBOEP、TDCIPP、TNBP、TPHP 和 TCP 在经过 3 d 的快速吸收后，在暴露后的 14～19 d 内均与水体达到平衡。Tang 等对鲤鱼的研究发现，除肌肉组织外，鲤鱼体内其他组织中所有化合物基本上在第 3 天与水体达到平衡，肌肉组织中各化合物在暴露 14 d 后也达到稳定状态。Bekele 等（2018）则发现，随着暴露时间的增加，所有化合物的浓度都随着时间的增加而增加，到暴露期结束时，生物体内化合物的浓度与水体中化合物的浓度仍然没有达到平衡。Wang 等（2017）的实验结果与 Tang 等（2019）的实验结果非常近似，各化合物均很快与水体达到动态平衡。而 Bekele 等（2018）的结果则与上述两个实验结果不同。出现这种差异的原因目前还不清楚，可能与试验时污染物浓度的高低、鱼的大小、生长阶段、营养状况有关。

在清除阶段，OPEs 显示出快速清除的过程。Wang 等（2017）及 Tang 等（2019）的实验发现，仅经过 3 d，它们体内的有机磷系阻燃剂基本上已清除达 90% 以上，Bekele 等（2018）则发现 OPEs 在普通鲤鱼体内的清除时间相对较长，经过 12 d 后绝大部分化合物被清除。各个 OPEs 在斑马鱼体内的清除半衰期为低于 4.7 h 到小于 23 h 不等，大部分化合物半衰期小于 10 h；Tang 等（2019）计算的 OPEs 在普通鲤鱼体内的半衰期为低于 9 h 到小于 20 h 不等，大部分化合物半衰期小于 15 h；Bekele 等（2018）计算的半衰期为 3～5 d，明显要长于 Wang 等（2017）和 Tang 等（2019）获得的结果。

上述三个研究对 OPEs 在组织中的分布都没有进行详细的阐述。Bekele 等 (2018) 给出了 6 个化合物的总浓度在四个组织中的分布,总浓度的分布模式为:肝脏 > 肾脏 ≥ 肠道 ≥ 肌肉。进行主成分分析发现化合物可按其性质分为三组:含卤磷系 OPEs、脂肪族磷系 OPEs 和芳香族磷系 OPEs。含卤磷系 OPEs TCIPP 和 TDICPP 倾向于富集于肝脏、肌肉和肠道,脂肪族磷系 OPEs TNBP 和 TPP 更多在肌肉及少量在肾脏中富集。Wang 等 (2017) 对 OPEs 在斑马鱼的组织分配中发现,肌肉中 OPEs 的浓度最低,肝脏中 TPP 和 TCEP 的浓度最高,鱼卵中 TNBP、TBOEP 和 TDICPP 浓度最高。主成分分析结果表明,芳香族 OPEs (TCP 和 TPHP) 主要累积在腮和肠道组织,脂肪族 OPEs (TPP、TNBP、TBOEP) 或短链氯代脂肪族 OPEs (TCEP) 倾向于累积在鱼卵、脑、肝脏和肌肉组织,而多氯代脂肪族 OPEs (TDICPP) 在肌肉中的相对含量比在其他组织中多。Tang 等发现 OPEs 的总浓度在各组织中的分布模式为:肝脏、肠、肾和性腺 > 脑和腮 > 肌肉。除了血清外,各个组织中化合物的组成并没有明显的差异。与水体中的化合物的组成相比,血清中化合物的组成与水中化合物的组成类似,而其他组织中化合物的组成与水体中化合物的组成显著不同。主要表现为短链单氯取代 OPEs (TCEP 和 TCIPP) 的相对丰度大幅下降,而芳香族 OPEs (TPHP 和 EHDPHP) 的相对丰度大幅上升 [图 5-1 (a)]。显然,三个研究结果对不同组织是否具有选择性富集某类化合物的结论并不一致。这与研究所用的鱼的种类、生长状况有关,也与暴露时污染物的浓度设定有关。如后续章节所述,OPEs 在鱼体内的富集存在明显的浓度效应。可能浓度效应在组织分布过程中也起到了一定作用。

在 Tang 等 (2019) 的研究中,所有化合物都设定为相同的浓度 (由于吸附及其他因素的影响,实测的浓度与理论浓度存在一定差异,但大部分化合物都显示为相似的浓度)。因此,实际组织中化合物的组成应真实反映各个化合物在鱼体组织中的沉积潜力。利用各个化合物的相对丰度与化合物的辛醇-水分配系数进行相关分析发现,在各个组织中化合物的相对丰度与其辛醇-水分配系数之间存在显著的线性正相关关系 [图 5-1 (b)]。表明在鱼体的组织中仍然是由化合物的疏水性决定其沉积潜力。而血清样品中相对丰度则与辛醇-水分配系数负相关,血清可以看成是一种水溶液,显然,辛醇-水分配系数越高的化合物,在血清中的相对浓度就越低。由于并不是每个实验都给出了组织的脂肪含量,因此,不清楚各组织中的有机磷系阻燃剂的含量是否与脂肪含量间存在关系。从 Wang 等 (2017) 给出的湿重的 BCF 数据和脂重归一化后的 BCF 数据可以看到 (表 5-3),脂肪归一化后,肝脏的 BCF 是低于肌肉的 BCF 值的,这表明湿重浓度表示

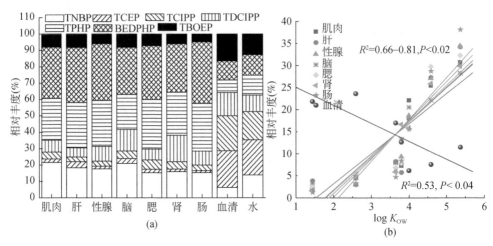

图 5-1　OPEs 在普通鲤鱼不同组织中的相对分布及与化合物的

辛醇-水分配系数间的关系

数据来自 Tang 等（2019）

的 OPEs 在肌肉中存在较低的浓度可能主要是由于其较低的脂肪含量造成的。也即脂肪含量可能仍然是 OPEs 在鱼体组织中沉积的一个重要因素。

Wang 等（2017）和 Tang 等（2019）均测定了 OPEs 在鱼体中的代谢产物，Wang 等（2017）主要测定了 TNBP、TDCIPP 和 TPHP 的水解代谢产物 DNBP、BDCIPP 和 DPHP（二酯代谢物）。结果发现，高浓度的代谢产物主要出现在肝脏及肠道组织中，表明肝胆系统（肝脏-胆汁-小肠）对 OPEs 的代谢与排泄起到主要作用。而在鱼卵、肌肉、脑组织中均只检测到了母体化合物而没有检测到其代谢产物，表明代谢主要发生在肝脏。在鱼鳃中检测到了代谢产物，稳态时其浓度约为肠道中浓度的 1/3，这一结果表明代谢产物有可能经由鳃向水体清除。在进入清除期后，代谢产物在鱼体内浓度迅速低于检测限，表明代谢产物也很快通过清除过程进入了水体或通过进一步反应排出体外。此外，还发现 3 个化合物的代谢产物与母体化合物浓度之比存在较大差异。BDCIPP 与 TDCIPP 比值及 DPHP 与 TPHP 的比值最高达到 1.2 和 2.0，而 DNBP 与 TNBP 的比值只有 0.2，表明化合物间代谢潜力存在巨大差异。

Tang 等（2019）除测定了 TCIPP、TBOEP、TDCIPP、TNBP、TPHP 和 EHDPHP 的二酯水解产物 BCIPP、BBOEP、BDCIPP、DNBP、DPHP 和 EHPHP 外，还测定了 TCIPP、TBEOP、TPHP 及 EHDPHP 等的氧化（羟基化）代谢产物 BCIPHIPP、3-HO-TBOEP、HO-TPHP、HO-DPHP 及 5-HO-EHDPHP。在暴露期，

鲤鱼的所有组织（肌肉、肝脏、性腺、脑、腮、肾脏、肠道及血清）中均检测到了各水解代谢物，且其在肝脏和肠道中的浓度要显著高于其他组织；而对于氧化代谢产物，OH-DPHP 在所有组织中均低于检出限，BBOEHEP 和 BCIPHIPP 在除肾脏以外的组织中均有检出，3-HO-TBOEP 和 5-OH-EHDPHP 在肝脏、肠道、鱼鳃和血清中检出，OH-TPHP 则只在肝脏、肠道和血清中检出。而且在肝脏、肠道和血清中，TCIPP 和 TBOEP 的氧化代谢产物的浓度要显著高于其对应的水解代谢产物。此外，鱼体组织中检测到的代谢产物在鱼粪便及暴露水体中均有检出，且肝脏、肠道和粪便中的代谢产物的浓度均与水体中的浓度存在显著的线性正相关关系。与 Wang 等（2017）的研究结果类似，所有在暴露期检测到的代谢产物在进入清除期后均低于检测限。TCIPP、TBOEP、TDCIPP、TNBP、TPHP 和 EHDPHP 在肝脏中的代谢产物与其对应母体的比值分别为 1.4、0.8、0.7、0.3、0.5 和 0.1。其中 EHDPHP 代谢产物与母体的比值较低，可能的原因之一是 EHDPHP 与 TPHP 代谢产生相同的水解产物 DPHP，而在计算比值时未将其考虑在内。若将 EHDPHP 和 TPHP 作为整体考虑，则计算所得的代谢产物与母体的比值为 0.3。总体而言，鱼体组织中广泛检测到的代谢产物，以及肝脏中较高的代谢产物与母体化合物比值，进一步表明了代谢反应显著降低了有机磷系阻燃剂在生物体内的富集潜力。

考虑到鱼肌肉是人体食用的主要组织，也是占鱼体重量最多的组织，我们只将以肌肉组织作为基准获得的生物浓缩因子进行汇总讨论。上述 3 个实验测定的 BCF 值见下表（表 5-3）。从表 5-3 中可见，对每一个化合物，3 个实验测定的 BCF 值均存在一定差异。造成这种差异的原因是多方面的，包括鱼的种类、鱼的

表 5-3　OPEs 在鱼中的生物浓缩因子

化合物	Wang 等（2017）		Bekele 等（2018）			Tang 等（2009）
	高浓度[a]	低浓度	低浓度	中浓度	高浓度	
TPP	0.5/27.4	0.7/40.2	—	—	—	—
TNBP	4.6/268	6.7/384	38.6	23.5	14.7	16.7
TBOEP	3.3/189	4.8/278	—	—	—	6.3
TPHP	45/2610	46/2657	46.2	48.3	40.3	19.4
TCP	56/3224	76/4416	79.3	57.4	58.3	—
TCEP	0.5/30.6	0.8/43.7	—	—	—	1.0
TDCIPP	18/1234	24/1363	22.4	19.0	14.4	6.3
TCIPP	—	—	11.2	8.25	6.54	2.5

续表

化合物	Wang 等（2017）		Bekele 等（2018）			Tang 等（2009）
	高浓度[a]	低浓度	低浓度	中浓度	高浓度	
TEHP	—	—	176	172	149	—
EHDPHP	—	—	—	—	—	23.5

a 前面的数据为湿重归一化浓度获得的 BCF，后面的数据为脂肪归一化浓度获得的 BCF 值。

大小、水体溶液浓度的控制、暴露浓度水平、实验条件如温度等。Wang 等（2017）和 Bekele 等（2018）的实验表明，测定的 BCF 值随暴露浓度出现规律性变化，在较低浓度时测定的 BCF 值较大，而高浓度时测定的 BCF 值较小。这也可能和 OPEs 较易在体内发生代谢的性质有一定关系。浓度越高，可能越易激发体内的代谢，使其生物富集潜力下降。尽管 3 个实验测定的 BCF 值存在一定的差异，但 BCF 值随化合物的辛醇–水分配系数的关系确存在一致的规律，即随着化合物的 $\log K_{OW}$ 的增加，其 BCF 值也相应升高（图 5-2）。

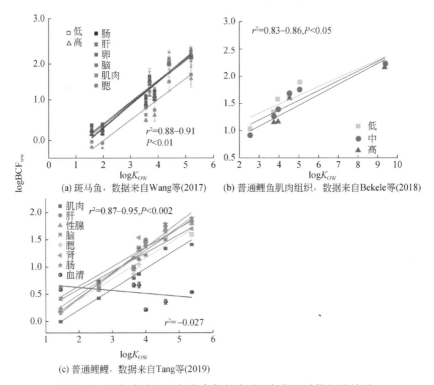

(a) 斑马鱼，数据来自Wang等(2017)

(b) 普通鲤鱼肌肉组织，数据来自Bekele等(2018)

(c) 普通鲤鲤，数据来自Tang等(2019)

图 5-2　生物浓缩因子与化合物的辛醇–水分配系数间的关系

5.1.3　野外监测的生物富集因子

目前仅 Hou 等（2017）通过检测北京城区 9 个地表水体中淡水鱼及水体中的 OPEs，对各个化合物的生物富集因子进行了报道。该研究采集的鱼类包含麦穗鱼、鲫鱼和泥鳅等共 83 个鱼体样品，以及 7 条地表河流中水体及沉积物样品。其中部分水体中的鲫鱼和泥鳅进行了不同组织中 OPEs 的分析。检测的组织包括肌肉、肝脏、小肠、肾脏和卵。检测的 OPEs 包含 TDCIPP、TCIPP、TCEP、TBOEP、TNBP、TEHP、TPHP 和 EHDPHP。

水体中 8 种 OPEs 均有检出，总浓度为 185～726 ng/L。其中 TCEP 和 TCIPP 是浓度最高的两个化合物，浓度分别为 66～303 ng/L 和 55～264 ng/L。其次为 TNBP 和 TBOEP，浓度分别为 25.7～233 ng/L 和 13.5～158 ng/L。TDCIPP 占总 OPEs 的 5% 左右，浓度为 8～44.7 ng/L。TEHP、TPHP 和 EHDPHP 占总 OPEs 的比例小于 5%（图 5-3）。

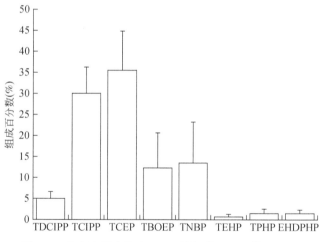

图 5-3　北京表层水体中 OPEs 的组成（Hou 等，2017）

鱼体中 TNBP、TCEP 和 TCIPP 的检出频率为 100%，TEHP 和 TPHP 的检出频率大于 90%，TBOEP、EHDPHP 和 TDCIPP 的检出频率分别为 78%、42% 和 35%。总 OPEs 的浓度为 265～1973 ng/g lw，平均浓度为 822 ng/g lw。与水体不同，鱼体中各个化合物的相对浓度分布如下：TNBP ＞ TCEP ＞ TCIPP ＞ TEHP ＞ TPHP ＞ EHDPHP ＞ TDCIPP ＞ TBOEP。与水体组成相比较，化合物的组成显然发

生了较大的变化,这种变化反映了各个化合物的生物可富集的潜力。这种潜力显然受到各化合物在鱼体内代谢潜力的影响。

在该项研究中,作者也检测了有机磷酸酯常见的代谢产物二取代磷酸酯的浓度。检测的四个二取代磷酸酯(BBOEP、DPHP、DNBP、DEHP)的检出频率大于 91%,浓度为 35.3 ~ 510 ng/g lw,平均值为 153 ng/g lw。其中浓度最高的为 DNBP,其次为 BBOEP。TBOEP 是母体化合物中浓度最低的一类化合物,而较高的 BBOEP 则可能表明较多的 TBOEP 在鱼体内发生代谢转化。这可能是鱼体内其母体化合物浓度最低的原因。在四对代谢产物与母体产物的比值中,只有 BBOEP/TBOEP 大于 1(比值为 0.28 ~ 2.64,平均值为 1.61)。其他的几对代谢产物与母体产物比值均小于 1,其平均值分别为 0.30、0.17 和 0.63。总代谢产物与总母体产物的平均值为 0.38。由于代谢产物有更高的极性,更易从体内清除,因此,上述比值实际上低估了其代谢潜力。

母体化合物在鲫鱼不同组织中的浓度分布如下:肝脏>肾脏>肌肉>肠>卵;在泥鳅各组织中的分布如下:肝脏>肠>肾>肌肉>卵。用湿重浓度与组织的脂肪含量进行相关性分析,结果表明,总 OPEs 浓度与组织脂肪含量间并无显著相关关系。对鲤鱼样品,大部分化合物,如 TDCIPP、TCIPP、TCEP、TEHP 和 EHDPHP 等的含量与鱼体组织脂肪含量间存在一定程度上的正相关关系,但都不具有统计意义。而 TBOEP 的浓度则与脂肪含量负相关,TPHP 则不存在明显的相关性。显然这种相关关系受到了化合物代谢的影响。如前所述,从代谢产物与母体产物的比值看,TBOEP 属于代谢程度最高的化合物,因此,脂肪含量并不能反映其组织分布(图5-4)。对于泥鳅样品,除了卵有最高的脂肪含量而较低的 OPEs 浓度外,其他四个组织中 OPEs 的浓度和与其脂肪含量存在显著的正相关关系(图5-4)。由于鱼卵涉及子代传递过程,有一定特殊性,如果排除这一组织,化合物的浓度显然与脂肪含量间存在显著的正相关关系。

脂肪归一化后的浓度不同组织仍然存在明显的差异,说明 OPEs 在组织中的分布并不仅仅取决于被动扩散,其他主动吸收与运输过程可能也在 OPEs 的组织分布中起到重要作用,如 Mingishi 等(1988)发现,磷酸三(2,3-二溴丙基)酯在老鼠的肝脏和肾脏 S9 蛋白中存在主动键合作用。OPEs 代谢产物在两种鱼体内的组织分布基本上相同,表现为肝脏>肾>肠>肌肉>卵。代谢产物的总含量与组织间的相关性与母体化合物类似。泥鳅除了卵组织外,其他 4 个组织 OPEs 含量与脂肪含量之间显著正相关;而鲫鱼样品随化合物不同而不同,无统一规律。肝、肾中较高的代谢产物可能与这两个组织参与化合物的代谢和排泄有关。代谢

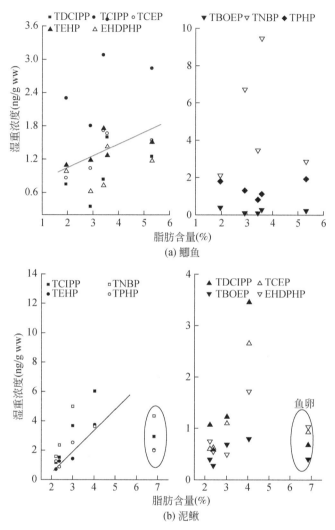

图 5-4　北京水体鲫鱼与泥鳅中有机磷系阻燃剂的组织分布

产物与母体化合物的比值在各个组织中并无显著性的差异，其中在肾脏中的比值最高。肾脏中较高的代谢产物可能与代谢产物通过肾脏从体内清除有关。

利用鱼体（湿重浓度）与水体中 OPEs 的浓度水平计算发现，三种鱼的 BCF 值并无显著性的差异。TCEP、TCIPP、TDCIPP、TBOEP、TNBP、EHDPHP、TPHP 和 TEPH 的平均 BCF 值分别为 34.7、250、27.8、38.5、173、163、1008 和 1983。TPHP 和 TEHP 的 BCF 最大，其中 TEHP 的 BCF 值已经接近欧盟生物可富集物质的标准（BCF>2000）。与三个室内暴露实验相比，野外监测的 BCF 值明显要高于室内实验监测的值，有的达到 2 个数量级。不过与室内实验相同的是，化合物的 logBCF 值与化合物的 $logK_{OW}$ 之间仍然满足线性正相关关系，表明 OPEs 的生物可富集潜力仍然可以利用其化学性质进行预测。

5.2　有机磷酸酯的皮肤吸收实验

Hughes 等 (2001) 利用成年无毛雌鼠的皮肤，以放射性同位素标定的 ^{14}C-十溴联苯醚（^{14}C-DBDPO）和 ^{14}C-TDCIPP 为目标化合物，测定了通过皮肤吸收富集的此二类化合物的量。^{14}C-DBDPO 的剂量为 6nmol、30nmol 和 60nmol，^{14}C-TDCIPP 的剂量为 20 pmol、100 pmol、200 pmol。皮肤接触含有目标化合物的溶液 24 h 后，对皮肤上未吸收的 ^{14}C-DBDPO 和 ^{14}C-TDCIPP 进行洗涤，并对皮肤下的接受液、皮肤洗涤液和皮肤中的目标化合物进行测量。结果发现，对于 DBDPO，皮下接受液占总 DBDPO 的 0.07% ~ 0.34%，皮肤中 DBDPO 占总量的 2% ~ 20%，其中最低剂量下皮肤中的占比最高。77% ~ 92% 的 DBDPO 在皮肤洗涤液中。而对 TDCIPP 而言，39% ~ 57% 的 TDCIPP 出现在皮下接受液中，皮肤中累积有 28% ~ 35% 的 TDCIPP，而洗涤液中的 TDCIPP 只占 11% ~ 25%。最低剂量时接受液中的占比要高于中、高剂量。显然，与 DBDPO 相比，TDCIPP 更易透过皮肤，被生物所吸收。因此，皮肤吸收可能也是 TDCIPP 富集的一条重要途径。

5.3　有机磷酸酯的食物链传递行为研究

迄今为止，还未见在室内开展 OPEs 的生物放大与食物链放大的研究。野外涉及 OPEs 的生物放大及食物链放大的研究也仅有几篇文献。下面简要地对这几篇文献的结果进行总结。

2011 年，Kim 等 (2011) 发表了菲律宾马尼拉海湾鱼体中 OPEs 的赋存水平及分布的文章。该研究在马尼拉海湾附近的鱼市采集了 13 个科 20 个种属中的共 58 种鱼类样品，分析测定了鱼体中 TBOEP、EHDPHP、TNBP、TCP、TEP、TPEP、TPHP、TPRP 和 TEHP 共 9 种 OPEs 的含量，并利用稳定 N 同位素对鱼的营养级进行了确定。

研究发现，TEHP (4600 ng/g lw)、TEP (3600 ng/g lw)、TNBP (2700 ng/g lw) 和 EHDPHP (2100 ng/g lw) 的浓度比 TPRP (110 ng/g lw)、TCP (110 ng/g lw)、TBEP (120 ng/g lw) 和 TPEP (610 ng/g lw) 的浓度高 1 个数量级。除了受化合

物的性质影响外（如 TEHP 有最高的 $\log K_{OW}$，其浓度也最高），化合物的使用量也明显影响鱼体中 OPEs 的浓度（如 TEP 的 $\log K_{OW}$ 只有 0.8，但其在所有样品中都有检出）。对不同鱼种类中 OPEs 的浓度分析发现，底栖鱼类比中上层鱼类具有更高的浓度，从底层沉积物中获得 OPEs 可能是底栖鱼类比中上层鱼类更易富集 OPEs 的主要原因。该研究同时发现，即使在同一种鱼体内，OPEs 的组成模式也存在很大的差别。比如在成年蓝尾乌鱼中只检测到了 EHDPHP、TEP 和 TPHP 3 种 OPEs，但在幼年蓝尾乌鱼中 9 种 OPEs 均有检出。同样的，成年东星斑鱼中只检测到 TNBP、TCP、TPEP 和 TEHP，但在幼年东星斑中，所有 9 种 OPEs 均有检出。在对 OPEs 与鱼的体长、体重及脂肪含量的相关性分析中发现，OPEs 的浓度与体长、体重之间没有相关性。OPEs 的浓度与鱼的脂肪含量之间也不存在相关关系。

所有鱼的稳定碳同位素与稳定氮同位素比值之间存在显著的正相关性表明，这些鱼处在同一个食物链中。其稳定氮同位素比值为 9.1‰~15.2‰，即跨 2~3 个营养级。对鱼的稳定氮同位素组成与 OPEs 的浓度之间的相关性分析表明，除了 TPHP 外，其他目标化合物在鱼体中的浓度与其稳定氮同位素组成间并无相关性，说明 OPEs 可能不是通过食物链累积到鱼体中的。但在底层鱼中，TPHP 的浓度表现出随营养级增加浓度增加的现象，因此可能存在食物链放大过程。

Hallanger 等 2015 年发表了挪威斯瓦尔巴群岛生物体中 OPEs 的研究结果。该研究采集了斯瓦尔巴群岛海洋及陆地环境中的 8 种生物样品，包括多春鱼、北极鸥及海鸠蛋、三趾鸥的肝、环斑海豹、海狮和北极熊的血样及北极狐样品。共分析了 14 种（TiBP、TNBP、TCEP、TCIPP、TDCIPP、TBOEP、TEHP、TPHP、EHDPP、TOCRP、TCrP、DBPHP、DPHBP 和 V6）OPEs。

14 个目标合物中，TNBP、DBPHP、TOCRP 和 V6 在所有 8 类样品中均未检出，其他 10 个化合物在 8 类样品中有检出。检出频率最高的化合物是 TCEP（17%），其次是 EHDPP（14.9%），TEHP 在 6 种生物中被检出，其他化合物只在 2 或 3 种生物中被检出。在多春鱼中，TCIPP、TPHP、EHDPP 的检出率为 100%，TCEP 为 70%，TCrP 为 60%，TEHP 为 20%，TDICPP 和 DPHP 为 10%。在一个鱼样中检出 TBOEP 的浓度为 537.2 ng/g lw，是所有化合物的最高浓度值。其他有较高的中值浓度的化合物为 TCIPP（52.4 ng/g lw）、EHDPP（33.97 ng/g lw）、TPHP（30.27 ng/g lw）和 TEHP（20.72 ng/g lw）。

三趾鸥和海鸠是中上层食鱼鸟，主要捕食鱼类和浮游动物。北极鸥是营养级较高的鸟，主要捕食鱼类及其他海鸟的蛋或幼鸟。在这 3 种鸟的蛋或肝中检出 4 种

OPEs。海鸠蛋中只有 TEHP（20%）被检出，在三趾鸥肝中只有 TCEP、TEHP 和 EHDPP 被检出，检出频率均低于 50%，在北极鸥蛋中只有 TCEP、TDCIPP 和 TEHP 被检出，最高检出频率低于 20%。所检出的化合物都具有相似的浓度。

在哺乳动物中，总共有 10 个化合物被检出。每一个物种有 2~5 个化合物被检出，检出频率最高不超过 60%。北极狐中被检出的 3 个化合物是 TBOEP、TEHP 和 DPHBP，其检出频率分别为 50%、30% 和 10%。最高浓度出现在北极狐中，TBOEP 最高浓度达到 2197 ng/g lw，中值浓度为 955 ng/g，是所有被检出化合物中浓度最高的化合物。在海狮和北极熊的血液样品中，TiBP、TCEP 和 TPHP 有大致相同的浓度，但检出频率都比较低（小于 20%）。

在所有鸟类和哺乳动物样品中，OPEs 的浓度水平一般要低于或类似于多春鱼中 OPEs 的浓度水平。由于多春鱼是该地食物链中的主要被捕食者，这一结果表明 OPEs 很可能不存在生物放大效应。但是由于不同的生物样品所取的组织不一样，样品的采集年份也不同，因此，这一研究实际上对 OPEs 的食物链放大行为并不能给出任何有意义的结论。

Greaves 等 2016 年发表了关于北美五大湖银鸥（Herring Gull）蛋及水生食物网中 OPEs 浓度的研究。该研究采集了北美五大湖的银鸥蛋，还从安大略湖和伊利湖采集了浮游生物、糠虾及多种鱼类，共分析了 14 种（TCEP、TPP、TCIPP、TDCIPP、TPHP、TNBP、TMPP、EHDPP、TBOEP、TEHP、TDBPP、T2B4MP、T4B3MPP 和 T3B4MPP）OPEs。并利用稳定 C、N 同位素对不同物种的营养级进行了确定。

TBOEP 在大多数鱼类样品中均有检出（浓度范围：Nd~17.52 ng/g ww），TPHP 和 TDCIPP 只在糠虾和浮游生物中有检出，并且 4 个糠虾和浮游生物样品中仅有两个检出 TNBP。浮游生物和糠虾中检出的 TPHP、TDCIPP 和 TNBP 在作为被捕食者的鱼类及捕食者（银鸥）中均未有检出，这可能是两组样品所采用的不同的采集方法所导致的。浮游生物和糠虾通常比鱼样含有更多的水分，这可能无意中增加了更多的水溶性污染物，如 OPEs 的浓度。另一可能的原因是，OPEs 具有相对较低的生物富集或生物放大潜力，而水生生物群具有快速代谢 OPEs 的能力。在该研究所采集于安大略湖的物种中，TCIPP、TPHP、TDCIPP 和 TNBP 的含量都与稳定 N 同位素水平呈显著负相关关系（$P \leqslant 0.009$）；而这种负相关性几乎完全是由糠虾和浮游生物驱动的。在采自伊利湖的各物种间，OPEs 浓度与生物样品的稳定 N 同位素均不存在相关性，表明 OPEs 在该食物网不存在营养级放大。

Greaves 等（2016）还对采自安大略湖和伊利湖的生物样品中检出率大于 40% 的所有 OPEs 的 TMF 值进行了初步计算以确定在银鸥蛋中所检测到的低浓度的 OPEs 是否是由于其在食物网中生物放大所导致的。结果表明，TBOEP 在安大略湖食物网中表现为弱生物放大，TMF 值为 1.6，而在伊利湖食物网中则表现为弱生物稀释，TMF 值为 0.59。不同的数据结果与其在食物网中广泛的代谢、低水平的 OPEs 含量，以及有限的无脊椎动物和其他低营养物种的取样都有关系。

Brandsma 等 2015 年发表了一项真正意义上的 OPEs 的食物链放大行为的研究成果。该项研究揭示了 OPEs 和溴代阻燃剂在一个河口食物链中的食物链传递行为。该研究中的样品采集自荷兰南部的西谢尔特河口（Western Scheldt Estuary）。食物链包含了底层和中上层的水生生物样品。底层无脊椎动物包括沙蹋、沙蚕、鸟蛤、岸蟹和沙虾。底层鱼类包括锯鲉、鲽鱼、虾虎鱼、鳕鱼。中上层鱼类包括悬浮颗粒物/海藻、水母及植食性鱼类（欧洲鲱鱼、鲱鱼和玉筋鱼），此外，对陆地的食鱼鸟燕鸥及悬浮动物也同时进行了采集。除了检测 10 个 OPEs 化合物（TCEP、TCIPP、TDCIPP、TiBP、TBOEP、TEHP、TPHP、TMPP 和 EHDPP）外，还检测了 HBCD 和 PBDE 等化合物。各个生物的营养级也通过稳定氮同位素数据进行了测定。

有 9 个 OPEs 在生物样品中被检出。OPEs 的浓度与样品的脂肪含量之间没有相关性。TBOEP 和 TCIPP 是检出频率最高的两个化合物，其次为 TCEP 和 TPHP，其检测频率分别为 56%、50%、32% 和 32%。TMPP 是检测频率最低的化合物，只在 2 个样品中被检出。TBOEP、TCIPP、TCEP 和 TPHP 在底栖生物中的检出频率要高于中上层的生物样品（64%∶26%）。检出浓度较高的几个化合物主要是 TBOEP、TCIPP、TiBP、TCEP 和 TPHP。底栖食物链中，TBOEP、TCIPP 和 TCEP 在较高营养级的鱼类（鲽鱼、虾虎鱼和锯鲉）表现出生物富集。而 TPHP 和 TiBP 的浓度在高营养级生物中呈下降趋势。底栖生物中，鲽鱼、虾虎鱼和沙蹋具有较高的 OPEs 浓度，TBOEP、TiBP、TCIPP 和 TPHP 的中值浓度分别达到17 ng/g ww、7.4 ng/g ww、4.6 ng/g ww 和 2.0 ng/g ww。在中上层食物链中，OPEs 浓度呈现出随营养级增加而下降的现象。上层食物链中，最高浓度主要出现在浮游植物和鲱鱼，TBOEP、TiBP、TCIPP 和 TPHP 的中值浓度分别为9.9 ng/g ww、2.2 ng/g ww、4.0 ng/g ww 和 0.85 ng/g ww。

对 OPEs 的浓度与生物体的营养级间的关系进行分析发现，如果将上层和底层合并作为一个食物链整体而言，OPEs 不存在食物链放大而是食物链稀释。如果将上层和底层食物链分开考虑，则出现不同的情形。对于上层食物链，所有的

OPEs 都表现为食物链稀释而不是食物链放大。但对下层食物链，发现 TCEP、TCIPP 和 TBOEP 存在食物链放大现象，其 TMF 值分别为 2.6、2.2 和 3.5。暴露于底层沉积物造成体内相关污染物的富集被认为是底层食物链相关化合物出现食物链放大的主要原因。

最近，Liu 等（2019）对一个受电子垃圾污染池塘中的水生生物中 OPEs 的污染及其食物链传递行为进行了研究。该池塘是一个封闭的水体，所采集的样品包括鲮鱼、鲫鱼、乌鳢、鲶鱼和河虾。对个体较大的鲮鱼和乌鳢样品还进行了 OPEs 的组织分布研究。采集的组织样品包括肌肉、脑、肝脏、肾脏、皮、腮和鳔。分析的 OPEs 包括 TNBP、TCIPP、TPHP、TEHP、EHDPP、TCrP、TCEP 和 TDCPP。同时也利用稳定 N 同位素对生物所处的营养级进行了表征。

研究发现，TCIPP、TNBP、TCEP 及 TPHP 在不同的物种中是主要检出的 OPEs。不同物种 OPEs 的组成也存在一定差别，如虾中主要的污染物是 TCIPP、TPHP、TNBP 和 TDCIPP，在鲮鱼和鲫鱼中主要是 TNBP、TCIPP 和 TPHP；在乌鳢和鲶鱼中主要是 TNBP、TCIPP 和 TCEP。OPEs 在各物种肌肉中的总浓度范围为 2.0 ~ 32.2 ng/g ww。

乌鳢与鲮鱼中 OPEs 的组织分配研究结果显示，在乌鳢体内，OPEs 在各组织中的分布按如下顺序：肝脏>肾>腮>肉>皮和鳔。在鲮鱼中的顺序为肝和腮>肾和皮>肉>鳔。对组织中总 OPEs 含量与各组织间的脂肪含量进行相关性分析发现乌鳢和鲮鱼组织中总 OPEs 的含量与组织脂肪含量之间存在显著的正相关关系（图 5-5），表明脂肪含量仍然是决定有机磷系阻燃剂在组织中分布的重要因素。而对不同物种肌肉组织中 OPEs 的含量与脂肪含量进行相关性分析发现，两者也存在显著的正相关关系。对每一个化合物进行分析发现，只有 TNBP、TCIPP 这两类化合物与脂肪含量存在非常显著的正相关性（图 5-5），其他化合物则不存在明显的或具有统计意义的相关性。前述的研究结果均发现，OPEs 的含量与组织的脂肪含量间都不存在显著正相关性。在 Liu 等（2019）的研究中，所有样品都采自于一个封闭的小池塘，水生生物的活动范围很小，污染源相对固定。而前述研究中，生物样品的采集范围较大，鱼体采自不同的河流或者采自鱼市场及河口等开放的水域环境，鱼体的活动范围大，污染来源并不固定，这可能是造成前述研究中未发现 OPEs 与脂肪含量间存在正相关关系的主要原因。此外，本研究中总 OPEs 与脂肪含量之间显著的正相关关系主要来源于 TNBP 和 TCIPP 两个化合物浓度与脂肪含量间的显著正相关。除 TNBP 和 TCIPP 以外的其他 OPEs 则并不存在这种显著的相关性。因此，对于以其他 OPEs 为主要化合物的其他鱼类而言，则很难观察到化合物含量与脂肪含量间的相关性。

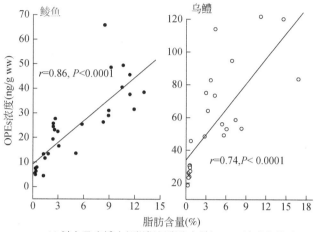

(a) 鲮鱼及乌鳢内部组织间脂肪含量与OPEs浓度的关系

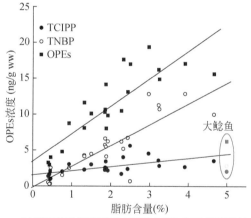

(b) 不同物种肌肉组织中脂肪含量与OPEs浓度的关系

图 5-5　OPEs 含量与组织脂肪含量间的关系

    本项研究中所有样品取自一个封闭的小池塘。乌鳢和鲶鱼是两类以水生鱼、虾类为食物的捕食者。并且在解剖过程中在其肠胃中经常发现小鲮鱼、小鲫鱼等样品。因此本研究中的生物可以组成一个存在确定取食关系的食物链，可用于调查 OPEs 的食物链传递行为。由于缺乏基线生物（初级生产物或初级消费者），我们以每个生物的稳定氮同位素值表示其所处的营养级大小，对 OPEs 的浓度与生物营养等级间进行相关性分析。由于发现 OPEs 含量及部分化合物与脂肪含量存在正相关性，我们采用湿重归一化浓度及脂重归一化浓度两种方式进行分析

（图 5-6）。结果发现，以湿重浓度表示时，TNBP、TPHP 和总 OPEs 与稳定氮同位素间存在显著负相关性（$P<0.05$），其 TMF 值分别为 0.57、0.62 和 0.72。而以脂重浓度表示时，三者均与稳定 N 同位素含量不存在显著相关性，而化合物 TNBP 和 TPHP 也还呈微弱的负相关趋势。这种负的相关性主要是由于乌鳢具有较低的脂肪含量、但 OPEs 含量具有较高的营养级所致。

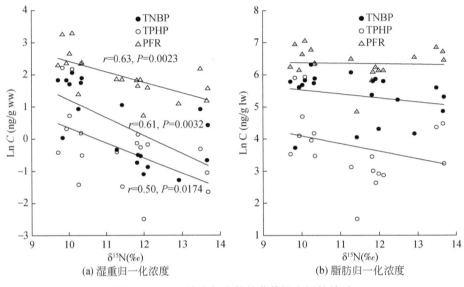

(a) 湿重归一化浓度   (b) 脂肪归一化浓度

图 5-6　OPEs 浓度与生物的营养级之间的关系

5.4　结　　语

尽管有关 OPEs 的生物富集与食物链传递研究还较少。但从现有数据可以得出如下几个基本的结论。

由于生物转化作用，OPEs 很容易在生物体内发生代谢，因此其生物浓缩因子或生物富集因子往往较小，达不到目前有关生物可富集物质的定义标准（>2000 或 >5000），可以认为不满足 PBT 物质中关于"B"的要求。由于 OPEs 在生物体内具有非常短的半衰期，并且 OPEs 很容易在鱼体内和水生环境中达到平衡状态，因此，生物体内检测出 OPEs 能即时地反映出环境中的污染状况。

尽管 OPEs 很容易在生物体内发生转化，但 OPEs 的生物浓缩或生物富集因子仍然与化合物的辛醇–水分配系数间存在显著的正相关性，这表明 OPEs 类的化合物的生物浓缩或富集因子仍然可以按照常规的疏水性有机污染物生物浓缩或生物富集因子通过经验公式或根据相关结构进行预测。

关于 OPEs 的组织分布目前结果还不一致。是否存在组织特异性地富集某一类化合物还没有定论。但肝脏中较容易富集更多的 OPEs 这一结果目前所有的实验都是一致的。除了与脂肪含量有关外，与肝脏的特殊功能也紧密相关。肌肉组织往往是富集 OPEs 浓度最低的组织。

目前大量研究表明，OPEs 的浓度与生物的脂肪含量并无显著相关性，但还无法排除脂肪在 OPEs 于生物体内沉积中所起的重要作用。有少量研究证实，至少在生物个体的各组织间的分布上，脂肪起到了重要作用。OPEs 在组织上的沉积仍然由其亲脂性的大小决定。

关于 OPEs 的食物链传递行为目前的数据极其有限，还缺乏真正意义上存在捕食/被捕食关系的明确的食物链上 OPEs 食物链传递的研究。有部分食物链上部分化合物被发现存在生物放大作用，但是否真是生物放大起作用目前还不能下明确的结论。考虑到 OPEs 的生物可转化性，预期其食物链放大作用要低于像卤代阻燃剂类的疏水性有机化合物。

| 第6章 | 室内灰尘与人群呼吸接触暴露

6.1 室内灰尘人体暴露

有机磷酸酯已广泛用在消费品中作为阻燃剂和增塑剂，如纺织品、泡沫、塑料和电子产品。近几十年来，多溴联苯醚已成为最广泛使用的阻燃剂之一。然而，PBDEs 具有环境和生物群中的持久性，生物累积性和毒性，因此已在全球范围内逐步淘汰（UNEP，2009）。一些 OPEs 在许多产品中与多溴联苯醚同时使用（Van der Veen and de Boer，2012），如磷酸三苯酯（TPHP）通常与聚氨酯泡沫中的五溴二苯醚共同施用（Stapleton et al.，2009）等。此后，OPEs 已被广泛用作禁用配方的替代品（Van der Veen and de Boer，2012）。

由于含 OPEs 产品的挥发和磨损可以将 OPEs 释放到环境中，所以在室内环境中经常检测到高浓度的 OPEs（Stapleton et al.，2009）。因为人们大部分时间在室内度过，所以 OPEs 在室内环境中的潜在的健康风险令人担忧，室内灰尘表现为阻燃剂的储存，并且作为室内环境中阻燃剂的总体污染的指标（Ali et al.，2012）。室内灰尘是一种复杂的混合物，粒度分布差异很大，范围从纳米到毫米。室内灰尘的粒径被认为是决定阻燃剂水平和分布的重要因素，其分布受到阻燃剂来源（Wei et al.，2015）和尘埃的性质的影响，它影响室内阻燃剂污染和人体暴露风险的估计。室内灰尘已被认为是人类暴露于溴系阻燃剂（BFRs）的主要途径（Abdallah et al.，2012）。

室内灰尘中 OPE 的出现表明，通过吸入粉尘摄入 OPEs 是一个与其他 OPEs 暴露途径同样重要的问题，如食物摄入、空气吸入和皮肤接触。传统上认为，室内灰尘中阻燃剂的生物利用度在人体暴露评估中为 100%，这可能会高估通过粉尘消化的风险。因此，已经提出了许多体外实验来通过模拟人胃肠消化来评估 OPEs 的口服生物可接受性（Dean and Ma，2007；Tang et al.，2006）。据报道，BFRs 和 OPEs 在尘埃中的生物可接受性与 BFRs 和 OPEs 的 $\log K_{ow}$ 和尘埃样品的性质有关。电子废物回收活动可能涉及许多环境污染物，例如重金属、阻燃剂和增塑剂。来自电子废物回收区的室内灰尘中 BFRs 和 OPEs 的浓度是文献中最高的值。电子产品和家具一直被认为是室内环境中 OPEs 的主要来源（Zheng et al.，2017）。在废物回收站点，在室外进一步处理之前，电子废物总是在室内被拆卸成小块。因此，我们怀疑来自电子废物场所的室内灰尘会含有大量的电子废物碎片或"微电子废物"，这可能成为电子废物粉尘中的重要来源。来自电子废物场所的灰尘中存在电子废物碎片，可能导致电子废物场所和大城市房屋中的 OPEs 的尺寸分布和生物可接受性不同。在大多数情况下，当电子废物场所和大城市（Ali et al.，2016）的居民通过粉尘摄入暴露于 OPEs 时，OPEs 的生物可接受性被认为是 100%。室内粉尘废物场所和肥料中 OPEs 的生物可接受性差异尚不清楚，确定这些差异将进一步影响口服摄入粉尘中 OPEs 的估计值。

有机污染物可以被吸收到难消化的膳食纤维上，如纤维素、油剂和壳聚糖，以及人胃肠道中的其他食品添加剂，如蒙脱石，这将进一步降低污染物的生物可接受性并增强它们的粪便消除效果。广东的一项研究调查了来自大城市（广州）和电子废物回收站点的不同大小室内灰尘的 OPEs 水平和组成。还评估了室内灰尘中 OPEs 的生物可接受性（Guo et al.，2019）。研究了三种难消化膳食纤维（纤维素、olestra 和壳聚糖）和另一种添加剂（蒙脱石）对 OPEs 生物可接受性的影响。该研究确定来自大城市和电子废物回收站点的不同大小的室内灰尘的 OPEs 分布，并且比较 OPEs 在尘埃中的生物可接受性，以及对 OPEs 的人体暴露风险，同时发现选择难以消化的膳食纤维或其他添加剂，可以有效降低室内灰尘中 OPEs 的生物可及性。

该部分 OPEs 暴露主要来源于职业暴露人群，研究从广州市和位于农村地区的电子废物回收站的车间收集了在 2015 年 6 月室内的灰尘样本。两个地点大约相距 70 km，在研究区域使用原始技术在家庭作坊中回收电子废物。自 20 世纪 80 年代初以来，该区域就开展了电子废物回收活动（Li et al.，2006）。在室外酸浸和阴燃之前，电子废物总是在室内手工压碎，分类和保存。还有一些办公室是在广州市中心的几所大学中随机选出的。办公室 20 ~ 30 m²，通常有 3 ~ 5 台电脑，一台空调和一台打印机。办公室都有瓷砖地板，没有地毯覆盖。使用清洁刷子从地板、AC 过滤器和家具表面收集室内灰尘样品，所述清洁刷子用乙醇预清洁。

分类：F1（1000 ~ 2000 μm），F2（500 ~ 1000 μm），F3（250 ~ 500 μm），F4（100 ~ 250 μm），F5（50 ~ 100 μm）。样品用铝箔包裹并储存在–20℃直至使用。黏附在手上的大多数可摄取颗粒的直径为 250 μm，因此采用这一粒径作为

生物可利用性的分析。

各种尺寸的总OPEs浓度为5360~6830 ng/g和560~20 500 ng/g，分别来自广州和电子垃圾场的灰尘。OPEs的水平和成分在广州室内灰尘的不同分数大小上基本一致。TCEP、TCIPP和TDCIPP是广州尘埃中的主要OPEs。

粒径小于43 μm的粉尘的OPEs水平远高于粉尘200~2000 μm的粉尘，与43~63 μm、63~100 μm、100~150 μm和150~200 μm的粉尘相当。在不同的颗粒尺寸中观察到最高浓度的单个FR不同，这归因于灰尘中FR的复杂来源，例如，含阻燃剂产品的挥发和磨损。值得注意的是，来自广州的粉尘中OM含量为47.2%~65.2%，而来自电子废物场所的粉尘中OM含量为3.61%~15.5%（表6-1）。电子垃圾车间的室内灰尘比广州的灰尘少得多。来自电子垃圾场的粉尘中N、C和H元素的含量也远高于广州的粉尘。例如，来自电子废物场地的粉尘的F1~F5中的N%为1%，而广州的粉尘的N%的为7.26%~9.10%。来自广州等大城市房屋的室内灰尘由植物花粉、人类和动物毛、纺织纤维、纸纤维、室外土壤中的矿物质和人体皮肤细胞组成（室内灰尘–废物工厂的重要贡献者，仍需要进一步验证）。污染尘埃中的OPEs分布可能受到不同大小灰尘的电子废物碎片的分布和电子废物碎片中OPEs的分布的影响。

6.1.1　OPEs的生物可利用性

随着$\log K_{ow}$的增加，SRM2585中的OPEs和来自广州的粉尘的生物可接受性降低，使用Stapleton（2014）中的CE-PBET方法评估SRM2585中OPEs的生物可接受性。TCIPP和TCEP的生物可接受性高于80%，并且SRM2585中TCIPP和TCEP的生物可接受性高于60%，与本研究中的结果相当。

尘埃中的电子废物碎片或微电子废物可能会成为室内环境中有机污染物（如过氧化物酶）的来源和汇。灰尘中电子废物碎片的存在也可能影响电子废物回收站点灰尘中OPEs的生物可接受性。

6.1.2　灰尘摄入对暴露风险的比较

使用粉尘F5中的OPEs浓度估算通过室内灰尘摄入的人体暴露。通过粉尘摄入每日摄入的OPEs估计为

$$E_{\text{ingestion}} = (C \times \text{Bio}\% \times \text{DI})/\text{BM} \tag{6-1}$$

式中，$E_{ingestion}$是通过吸尘摄入的 OPEs 的暴露值［ng/(kg bw·d)］；C 是粉尘中 OPEs 的平均浓度（ng/g）；Bio% 是个体 OPEs 的生物可接受性；DI 是尘埃摄取率（g/d）；BM 是平均体重（kg）。

灰尘中的 OPEs 在人体暴露途径中被认为是完全生物可利用的。因此 Bio% = 100%。

当生物可接受性设定为 100% 时，TCEP、TCIPP 和 TDCIPP 的暴露风险在广州居民的所有 OPEs 中最高，而 TCEP 和 TCIPP 在使用测量生物可接受性时具有比其他 OPEs 更高的暴露值。

在电子废物回收站点，当生物可接受性设定为 100% 时，TCIPP 具有最高的暴露值。电子垃圾场的粉尘中 TCEP 和 TCIPP 的生物可接触性分别为 100% 和 8.00%。另外，该研究最后得出结论，广州居民的 OPEs 暴露风险普遍高于电子垃圾场居民。例如，浓度来自电子废弃物（13 600 ng/g）的粉尘中的 TCIPP 在广州粉尘的 F5（1550 ng/g）中高出约 9 倍。相比之下，广州成年人 TCIPP 在粉尘 F5 中的暴露量［0.40 ng/(kg bw·d)］高于电子废物场所的成人［0.31 ng/(kg bw·d)］。我们的研究结果表明，对于电子废物回收区域的居民，必须更准确地估算出通过粉尘摄入的 OPEs 和其他污染物的人体暴露风险，因为尘埃中污染物的生物可获取性可能被高估。

OPEs 的水平和特征在广州的五种粉尘中是一致的，但在电子废物场所的粉尘中却没有。电子垃圾场粉尘中 OPEs 的生物可接受性远低于广州粉尘，并且不受 OPEs 的 $\log K_{OW}$ 的影响。OPEs 的不均匀分布以及来自电子废弃物的尘埃中 OPEs 的低生物可接受性可归因于在尘埃中含有 OPEs 的电子废物碎屑。

另外，收集了来自加拿大、捷克和美国在 2013 年春季和夏季 63 个家庭的空气，灰尘和窗膜，测量了 13 种 OPEs 的浓度，以了解 OPEs 的丰富程度、区域间差异和分区行为。一般而言，观察到卤化过的 OPEs，特别是 TCEP、TCIPP 和 TDCIPP 及非卤化 TPHP 的最高浓度。区域之间的差异强烈依赖于基质。在美国，尘埃中的 OPEs 浓度明显高于加拿大和捷克。捷克在窗膜中具有最高浓度，在空气中具有加拿大。ΣOPEs 浓度分别比 ΣBFRs 在空气中和尘埃和窗膜分别高 2~3 个数量级和 1~2 个数量级。发现天然气和空气浓度之间以及窗口薄膜和空气中的浓度之间存在显著的关系，对于具有 $\log K_{OA}$ 值小于 12 的 OPEs，表明这些化合物达到了平衡，但对于那些 $\log K_{OA}$ 大于 12 的那些化合物没有达到平衡。这一假设得到了证实。使用分区模型预测的值与具有 $\log K_{OA}$ 值大于 12 的 OPEs 的主题值之间的大差异。

有研究测量了 13 种 OPEs 的浓度，包括 OPEs 的 4 种卤化物（TCEP、TCIPP、TDCIPP 和 TDBPP）和 9 种非卤化物（TPHP、EHDPP、TEHP、TNBP、o-TMPP、p-TMPP、TIPPP、TDMPP 和 TBPP）在 3 个家庭的空气、灰尘和窗膜中不同的国家（捷克、加拿大和美国）在 2013 年春季和夏季的浓度。该项目的目标是评估 OPEs 在室内环境中的分区行为，比较内部差异，并研究中欧和北美之间的区域差异。

在基质暴露方面，粉尘样品在美国（US）以 TDBPP 为主（中位数为 4530 ng/g），在加拿大（CAN）为 TPHP（中位数 2350 ng/g，范围为 377～31 900 ng/g）和捷克（CZ）主要为 TCIPP（中位数为 1860 ng/g，范围为 163～26 700 ng/g）。

在这三个国家，空气浓度以 TCIPP 为主，在 CAN 中发现的水平最高（中位数 73.6 ng/m^3，范围为 7.68～4190 ng/m^3），其次是 US（中位数 26.3 ng/m^3，范围为 0.280～226 ng/m^3）和 CZ（中位数为 16.4 ng/m^3，范围为 3.62～139 ng/m^3）。

在 US 的尘埃中发现浓度最高的是卤化 OPEs，中位数从 1440 ng/g（TCEP）到 4530 ng/g（TDBPP）不等，其次是 CAN 和 CZ。除 TCIPP 外，US 与其他两个国家之间的差异显著（$P<0.05$）。CZ 中的 TDCIPP 明显低于 CAN 和 US，而 CZ 中根本没有检测到 TDBPP。在非卤化的 OPEs 中，TPHP 通常最丰富。TPH（中位数 811 ng/g）显著低于 US（中位数 3040 ng/g）和 CAN（中位数 2350 ng/g）。相比之下，EHDPP 没有遵循这一趋势，在所有国家都有类似的浓度。对于 TNBP、TBPP 和 TIPPP，US 的水平显著高于其他两个国家。TZP 的两种异构体在 CZ 中均显著高于 CAN。在 US，p-TMPP 显示出与 CZ 相似的浓度，而在 US 未检测到 o-TMPP。TDMPP 仅在单个 US 粉尘样品中检测到。此处测量的尘埃样品中的 OPEs 浓度与文献中报道的相当，只有少数例外（已获得全面的文献数据列表）。在瑞典发现了显著更高水平的 TCEP 和 TDCIPP。西班牙的 TCEP 浓度高于此处报道的 CZ 家庭的浓度，但在实施任何限制之前，抽样发生在一个多年的时间跨度内。Dodson 等（2012）在加利福尼亚测量的粉尘高于印第安纳州的数据，可能反映了加利福尼亚更严格的可燃性标准的遗留问题。

在 CZ 窗膜样品中发现卤化过程中最高的中值浓度（566 ng/m^2，TCIPP）。TDBPP 仅在单个 CAN 样本中检测到。虽然发现 US 和 CAN 的 TDCIPP 值明显高于 CZ，但对 TCIPP 来说却恰好相反。最后，发现 TCEP 在 CAN 中显著低于 US 和 CZ。对于非卤化 OPEs，在 CAN 和 CZ（分别为 29.6 和 72.6 ng/m^2）和 EHDPP 中测量窗口膜样品中的最高中值浓度。除了 TNBP 之外，北美洲窗膜中大多数非卤化的 OPEs 显著高于 CZ，其中 CAN 和 CZ 的浓度显著较高。

测量空气中卤化的 OPEs 中最高的中值浓度发现，TCIPP 浓度最高，CAN 值（73.6 ng/m³）显著高于 US（26.3 ng/m³）和 CZ（16.4 ng/m³）。CAN 和 US 的 TCEP 浓度显著高于 CZ，这与欧洲和 CAN 对 TCEP 的监管行动一致。没有发现国家之间 TDCIPP 的显著差异。虽然在 CAN 或 CZ 中未检测到 TDBPP，但 US 检测频率高达 90%，中值浓度为 23.6 ng/m³。我们观察到 US 和 CAN 的浓度高于 CZ 的 TNBP（CAN 中为 6.20 ng/m³）和 EHDPP（CAN 中为 1.71 ng/m³），而 TEHP 仅在 US 有检出（0.376 ng/m³）。TPHP 没有观察到显著的国家趋势，中位浓度范围从 CZ 的 0.592 ng/m³ 到 US 的 0.799 ng/m³。与窗膜样品类似，很少或在浓度高于定量限的情况下检测到剩余的非卤代的 OPEs。唯一的例外是，在 US 经常检测到的 TBPP，其中位浓度为 0.439 ng/m³。与之前的研究相似，TCEP 空气浓度显著低于 TCIPP 浓度，这可能是由于最近对 TCEP 使用的限制及相关的 TCIPP 使用率增加。仅在瑞典和 US（Dodson et al., 2012）报道了 TCIPP 比 TCEP 浓度低。

为了评估一个房屋内房间之间 FR 浓度的变化，从主卧室和起居室区域收集的样本对的结果比较了每个国家至少 9 个房屋。使用 Mann-Whitney U 检验（rpooled samples）和 Wilcoxon 配对检验（对于房间对）分别测试每个基质和国家之间的差异。Mann-Whitney U 检验结果显示两者之间没有显著差异（P>0.05）CZ 粉尘样品中的个别 OPEs［TDCIPP 除外（P=0.014）］，其中卧室的浓度系统性较高。Wilcoxon 配对测试，在评估单个家庭内部的差异时更强大，显示另外 6 个重要案例：US 尘埃样本中的 TCIPP、TDBPP 和 TBPP，CAN 空气样本中的 TDCIPP 和 TIPPP，以及 CZ 空气样本中的 TCIPP（P<0.05）。虽然 US 粉尘样品中的 TCIPP、TDBPP 和 TBPP 浓度及 CAN 空气样品中的 TDCIPP 浓度在卧室中较高，但 CAN 空气样品中的 TIPPP 浓度和 CZ 空气样品中的 TCIPP 浓度在起居室中较高。

总体而言，这些结果表明，个别房间之间的差异可以忽略不计。关于这一主题的唯一其他研究（Muenhor and Harrad, 2012）报告了房屋到房层的差异，尽管没有统计学意义。他们建议粉尘浓度与每个房间的特定物品（如电子产品）的数量有关。据我们所知，没有其他研究对相对大量的样本（n=30）进行系统的房层到房层比较。

6.2　室内灰尘有机磷酸酯的研究现状

6.2.1　室内灰尘中有机磷酸酯的来源

人类生活工作的重要场所在室内，据估算，人类大概有 70%～90% 的时间是在室内度过的，室内污染正日益受到关注。OPEs 是作为溴代阻燃剂的替代品进入日常生活中，有研究表明室内灰尘中多溴联苯醚主要来源于室内产品释放。目前研究发现，室内环境中 OPEs 的浓度水平是室外环境的几百倍，各种装潢材料与塑料制品是室内 OPEs 的主要来源，造成室内灰尘中含高浓度的 OPEs，其中磷酸三氯乙酯（TCEP）的浓度最高可达 6000 ng/g。材料和制品中 OPEs 的释放首先影响室内环境进而扩散到室外环境，不同建筑物内的 OPEs 的类别与浓度分布差别较大，主要是由于不同材料中添加的 OPEs 类别与浓度由较大差异（European Chemicals，2015）。

6.2.2　室内灰尘中有机磷酸酯的分析方法

大多数的有机磷酸酯在室内灰尘中的检出率很高。建立灰尘中多种有机磷阻燃剂和增塑剂的快速测定方法具有重要意义。目前，灰尘中有机磷酸酯的提取方法主要包括索氏提取、超声辅助萃取、加速溶剂萃取和微波辅助萃取等。索氏提取法需要消耗较多有机溶剂，且耗时较长；加速溶剂萃取法萃取效率高，但其设备成本较高；超声提取法由于其具有操作简便、成本低廉、可批量处理样品等优点被广泛使用。灰尘样品基质相对较复杂，通常超声萃取液需经固相萃取净化。相较于样品前处理，针对该类物质的仪器检测方法研究较少，有机磷酸酯的检测方法通常有气相色谱法、气相色谱–质谱法、液相色谱–质谱法等，三重四极杆气相色谱–质谱联用仪的多反应监测模式（MRM）可以减少基体杂质的干扰和假阳性现象。

6.2.3　有机磷阻燃剂在产品源与粉尘直接接触时的传质

众所周知，有机污染物进入环境的方式是影响其环境归宿的一个重要因素。

到目前为止，实验排放室和室内归趋建模研究主要将室内源向大气的扩散气相排放（挥发）作为主要的排放机制。然而，也有人提出了另一种可能导致化学物质直接迁移到尘埃的途径。这些包括：①化学处理产品的磨损/物理风化；②从经化学处理的产品向与材料表面直接接触的粉尘的化学转移。这些迁移路径可以为室内观察到的半挥发性有机物高灰尘浓度（通常是在接近或来源于表面收集的灰尘中）提供一个合理的解释（Harrad et al.，2009）。不能用挥发和后续沉积灰尘有力地解释，特别是对于低挥发性 SVOCs（即十溴二苯醚醚（BDE-209）。然而，对于相对不稳定的 OPEs 它还证明了潜在的排尘机制对室内灰尘水平的影响（$\log K_{OA} < 9$）。

从产品到灰尘的化学迁移（上述途径①理论上可以在通过气相或在液相或固相中进行；直接从产品中的含 FRs 聚合物到灰尘中的有机物。如果房间内的空气与靠近产品表面的空气混合不充分，与产品直接接触的灰尘可能会达到高于房间其他部分的空气和灰尘的逸度。这种现象已经通过实验证实，虽然增强的迁移可能是迁移路径①和②的综合影响，但仍然存在关于这些在室内环境中如何发生的不确定性。研究旨在进一步阐明一条建议的迁移至灰尘途径，即源与源接触的灰尘之间的化学传递。利用 OPEs 三（2-氯异丙基）磷酸酯（TCIPP）这种充分表征的灰尘处理的商业建筑材料来获得的排放微室中实验确定该源–灰尘化学转移的大小和时间尺度。与六溴环十二烷（HBCDD）相比，邻苯二甲酸二乙基己酯（DEHP）和之前研究过的 BDE-209（$\log K_{OA} = 11$、12.6、16.5），TCIPP（$\log K_{OA} = 9$）是相对易挥发的 SVOC。这使我们不仅能够检查是否为直接源–尘接触导致更易挥发的 SVOC 的显著化学转移，而且还能够研究这种转移的潜在机制。

研究表明，TCIPP 通过气相扩散有效地转移到 TCIPP 处理过的建筑材料表面和周围空气中。由于 μ 室的尺寸非常小并且气流较高（与室内产品表面上相对停滞的空气相比），似乎是充分混合的，并且空气和灰尘中的 TCIPP 看起来接近平衡。然而，在真实房间中，在产品表面上方的空气中可能存在 TCIPP 浓度梯度。产品上的灰尘被房间内空气浓度最高的气体包围，因此应该比房间中其他灰尘浓度更高，从而导致室内污染热点。在 Schripp 等的实验中观察到 DEHP，与我们的研究相比存在更大的空间（3L）和 7 倍的空气交换率，这显然允许在源上方的空气中建立浓度梯度。这与通过磨损的化学转移一起，可以解释为什么即使对于相对易挥发的 OPEs（$\log K_{OA} < 9$）也观察到高（非平衡）K_{da} 值。从产品中的聚合物相到灰尘中的有机物的固相或液相扩散不是实验中观察到的主要转移机制，虽然这并不排除其对不易挥发或半挥发性有机化合物的重要性。

尽管发现了 TCIPP 与灰尘的快速平衡，室内灰尘监测表明：①同一房间内的灰尘在化学污染方面可能是不均匀的，这取决于灰尘是否与源接触；②对于挥发性不同的 SVOC，灰尘中的化学物质通常与房间内的空气不平衡。

6.3　室内灰尘中 OPEs 的分布

6.3.1　室内灰尘中有机磷酸酯的污染水平

室内灰尘中 OPEs 的单体浓度水平普遍在几百 ng/g 到几千 ng/g 的水平，有研究表明，欧美国家和日本的室内灰尘中 OPEs 的总浓度水平可以达到几十 ug/g 到几百 ug/g。对瑞典的室内空气样品测定发现，磷酸三（2-氯乙基）酯（TCEP）是检出率与浓度最高的物质。在东京的室内环境中，磷酸三（1-氯-2丙基）酯（TCPP）浓度高达 1260 ng/m^3，高于同时测定的室内环境中多溴联苯醚阻燃剂的浓度。虽然有研究表明目前室内环境中 OPEs 浓度仍处在安全水平范围，但已广泛存在于各类室内环境中。Stapleton 等（2009）检测了 2003~2009 年在 US 销售的多种家具、家装物品中 OPEs 的种类与含量，在被检的 26 个样品中有 19 个含有 TCPP 和磷酸二氯丙酯（TDCIPP）。研究者还检测了 2002~2007 年从 US 不同地区获得的 50 个室内灰尘样品中的磷酸三苯酯（TPHP）、TCPP 和 TDCIPP 的含量，三者的最高浓度分别达 1 798 000 ng/g、5490 ng/g 和 56 080 ng/g，平均浓度分别为 7360 ng/g、570 ng/g 和 1890 ng/g。在我国上海对住宅、汽车和大学计算机实验室等多种环境中室内灰尘调查研究发现，无论哪种微环境，有机磷阻燃剂的含量均高于多溴联苯醚和其他替代阻燃剂。

不同的研究报告了传统有机磷酸酯在室内环境中出现的情况。来自不同国家的室内灰尘中总 OPEs 的平均浓度与中值浓度的报道范围为 0.2~1610 μg/g，这也说明了区域和国别的污染概况差别大。与灰尘有关的 OPEs 对人类来说具有相当大的风险，因为它们可以通过皮肤吸收进入人体，因手口接触而误食，或者吸入重新悬浮的灰尘颗粒。据报道，磷酸三（1, 3-二氯异丙基）酯（TDCIPP）和磷酸三苯脂（TPHP）的灰尘浓度与尿液或血清中的代谢物的关联暗示了人体暴露于这两种 OPEs 的灰尘摄入量的贡献。有研究也报道了室内灰尘中 TDCIPP、TPHP 浓度与激素水平改变或男性精子浓度减少有关。然而，许多其他有机磷酸酯并没有显示出这种相关性，这表明除了灰尘浓度以外的其他指标可能是更有力的内部暴露指示物。室内环境中新型有机磷酸酯的发生及与之相关的人类暴露风险的研究还不够。在同时估计儿童和成人因吸入灰尘和手口接触而暴露于有机磷酸酯的风险方面，数据也受到限制。儿童在室内的接触可能比成人多，因为他们在家庭环境中停留的时间更长，而且在室内进行手对口接触的频率高于在室外。

大量研究指出，灰尘可能是对人体产生有机污染物暴露的主要途径，尤其是对于婴幼儿，因此，研究室内环境灰尘中吸附的有机磷阻燃剂和增塑剂的含量水平和分布特征具有实际意义。

6.3.2 室内灰尘中有机磷酸酯的分布特征

在 2017 年沙特阿拉伯清真寺和酒店的室内灰尘 OPEs 的分布研究中，TCPP（中位数为 3315 ng/g）是酒店灰尘中的主要有机磷阻燃剂，其次是 TDCPP、TPHP 和 TCEP，而在清真寺灰尘中，TDCPP（中位数为 2490 ng/g）是主要的有机磷阻燃剂，其次是 TCPP、TPHP 和 TCEP。与清真寺灰尘样本相比，酒店灰尘中的 TCPP 水平显著提高（$P = 0.007$），这表明在酒店室内环境中 TCPP 使用的产品中使用率很高。在大多数分析的灰尘样本中，TDCPP 和 TCPP 是主要的有机磷阻燃剂。一直高水平出现的 TDCPP 和 TCPP 表明它们在各种室内材料中被用作阻燃剂和增塑剂，例如，用于建筑保温的刚性和柔性聚氨酯泡沫、树脂、塑料、软垫家具和丙烯酸乳胶可能用于背面涂层和非织造织物的黏合。据报道，卤化有机磷阻燃剂具有高持久性，并且已知对降解具有相对稳定性，这可能表明它们在一段时间内在室内环境中积聚。TCEP 作为另一种氯代有机磷阻燃剂，检测浓度低于其他有机磷阻燃剂。TCEP 具有延缓和增塑剂性能，可用于不饱和聚酯树脂、丙烯酸树脂、黏合剂、家具、防油漆和清漆等。TCEP 在消费材料中具有与 TCPP 和 TDCPP 相似的性能和应用。这些结果也可能表明，与 TCEP 相比，研究区域中使用 TCPP 和 TDCPP 作为阻燃剂是优选的。非卤化有机磷阻燃剂，TPHP 是来自清真寺和酒店的研究样品中分析的第三种丰富的阻燃剂。TPHP 主要用作清漆，清漆和液压油中的增塑剂，但其作为阻燃剂的应用也在商业混合物 Firemaster® 550 和双（2-乙基己基）四溴邻苯二甲酸酯（TBPH）（8%）中报道，2-乙基己基-2,3,4,5-四溴苯甲酸酯（TBB）（30%），TPHP（17%）和异丙基化三苯基磷酸酯（IPTP）（45%）。Firemaster® 550 用于替代聚氨酯泡沫中的五溴二苯醚。

世界各地最近的研究报告了不同室内微环境中的有机磷酸酯，如家庭、车辆、办公室和公共场所，据报道它们的水平高于溴代阻燃剂，这可能反映出它们作为阻燃剂和增塑剂的用途越来越多。与大多数发展中国家相比,发达国家室内灰尘中有机磷酸酯水平通常较高。这可能表明发达国家遵循的安全法规比发展中国家更严格,小型紧凑型住房也可能导致这些国家室内灰尘中有机磷酸酯含量高。值得注意的是,有机磷酸酯构成在不同国家和不同的室内微环境中是异质的。研究中测定的有机磷酸酯构成类似于沙特家庭、汽车和交流滤波器灰尘OPEs 的构成,其主要贡献来自 TCPP 和 TDCPP。从比较结果可以看出,室内灰尘中有机磷酸酯的构成表现出显著的差异,例如,中国家庭、托儿所、办公室中与瑞典托儿所灰尘中的有机磷酸酯的构成主要由 TCEP 组成,而在巴基斯坦的家庭灰尘中,TPHP 是主要的有机磷酸酯。在瑞典办公室和家庭灰尘中,TCPP 和TDCPP 分别是主要的有机磷酸酯。这可能表明,由于室内消费品中有机磷酸酯的使用不同,来自同一地区的不同室内环境可能具有不同的有机磷酸酯构成。美国室内灰尘显示出与其他 4 个有机磷酸酯的构成几乎相似的国家具有明显不同的有机磷酸酯构成。不同国家室内环境中有机磷酸酯产品的异质性是由于许多不同因素造成的,因为它们同时被用作增塑剂和阻燃剂。因此,由于室内样品(家庭、办公室、公共场所等)的类型,消费品中使用的不同阻燃剂的应用时间和应用类型(阻燃剂/增塑剂),有机磷酸酯构成难以解释。

吸入/摄入悬浮的灰尘颗粒是人类暴露于室内环境中有机污染物的途径(Dodson et al., 2012)。据估计,在汽车上花费的平均时间是人类在室内度过的时间的 5.5%。然而,尽管在汽车上花费的时间有限,但在汽车内饰中检测到的OPEs 浓度比其他室内环境(例如家庭和办公室)高 10 倍。这可能是由于汽车内饰中使用的不同聚合物的应用水平较高:聚氨酯泡沫(PUF)用于汽车座椅,丙烯腈丁二烯苯乙烯(ABS)和丙烯、塑料聚合物材料广泛应用于仪表板的部件、汽车内饰中的电子设备和纺织品(Wei et al., 2015)。此外,汽车内部产生的高温可能导致化合物从聚合物材料释放到气体/颗粒相中更高。在希腊这样的地中海国家,汽车在一年中的大部分时间会受到高温和极端的太阳辐射,因此预计OPEs 会大量释放。

总的来说,所有目标分析物都在汽车灰尘中被检测到样品中。OPEs 的浓度为 2000 ~ 190 000 ng/g,平均浓度和中值浓度分别为 20 000ng/g 和 11 500 ng/g。检测到的最高浓度的 OPEs 化合物是 TCIPP,在 2006 年生产的欧洲汽车中为102 000 ng/g;OPEs 的浓度为 44 ~ 8700 ng/g,平均值和中值为分别为 1100 ng/g和 190 ng/g。在相同的汽车样品中,具有最高浓度的 OPEs 为 8500 ng/g 的 V6。从 2009 年开始,亚洲汽车的浓度最低。使用年限、设备、发动机功率,燃料类型和通风风格（空调/自然）等汽车参数与浓度未证明有任何显著的相关性（$P>0.05$）。本研究中目标 OPEs 的平均值，中位数和范围值高于同一车用测得的 ΣPBDEs 和 NBFRs，OPEs 平均浓度估计为高于 2 倍的 PBDEs，比新型溴系阻燃剂（NBFRs）高 13 倍，比 HBCDDs 水平高 127 倍。此外，TDCIPP 和 TCIPP 的浓度是主要的传统溴代阻燃剂 BDE-209 的两倍。这篇文章研究的 OPEs 浓度与全球其他研究中测量的 PFR 浓度之间的比较看出，我们研究中总 OPEs 的中位数水平（11 500 ng/g）低于日本，德国和科威特灰尘（37 000 ng/g 和 63 600 ng/g），类似于沙特阿拉伯报告的水平（10 500 ng/g）（Ali et al., 2016），高于巴基斯坦和埃及报告的汽车灰尘值（2300 ng/g 和 550 ng/g）。根据目前的研究，TCIPP 和 TDCIPP 是汽车灰尘的主要 OPEs 贡献者。然而，TBOEP 和 TPHP 是在某些研究中被认为占优势的两种化合物，但在希腊的汽车灰尘样品中没有。在美国车尘中检测到 V6 在中位数水平（100 ng/g）低于研究报告的水平（190 ng/g）。有研究首次在室内环境检测到 iDDPHP，这项研究首次报道了车内灰尘。在该研究中，iDDPHP 的检出浓度较高（4600 ng/g），而不是室内粉尘（美国室内1700 ng/g，挪威室内 260 ng/g）。iDDPHP 可能是另一种在汽车制造中具有广泛应用的增塑剂。来自荷兰家庭和办公室的灰尘中检测到 RDP 的浓度高于分析中检测到的汽车灰尘的浓度，虽然 BDP 是在塑料和电子灰尘中检测到了，但在汽车内饰中没有检测出来（Christia et al., 2018）。

2015 年 1～3 月，在澳大利亚布里斯班和堪培拉采集了样本。这项研究调查了阻燃剂的水平、来源和人体暴露，包括 9 种高产 OPEs（磷酸三丁酯 [TNBP]，磷酸三（2-氯乙基）酯 [TCEP]，三（2-氯异丙基）磷酸酯 [TCIPP]，三（1,3-二氯异丙基）磷酸酯 [TDCIPP]，三（2-丁氧基乙基）磷酸酯 [TBOEP]，磷酸三苯酯 [TPHP]，2-乙基己基磷酸二苯酯 [EHDPP]，磷酸三（2-乙基己基）酯 [TEHP] 和磷酸三（甲基苯基）酯 [TMPP]）和 8 种多溴二苯醚同源物。灰尘样品中 Σ9OPEs 浓度为 7.4 ～ 880 μg/g（中位数为 40 μg/g），TCEP、TCIPP、TBOEP、TPHP、EHDPP、TMPP 的检出频率高于其他 OPEs（TNBP、TDCIPP、TEHP）。所有微环境粉尘中浓度最高的化合物为 TBOEP 和 TCIPP，平均分别占 Σ9OPEs 的 37% 和 18%。TBOEP 和 TCIPP 的优势表明，这些化学品在澳大利亚的消费品中得到了更多的使用。在澳大利亚的灰尘样品中发现，TBOEP 的中位浓度为 15 μg/g，与文献报道的自荷兰和瑞典的研究相似。TBOEP 被用作橡胶和塑料的增塑剂和地板整理产品的抛光剂（高达 0.5% ～8%），这可能是室内环境的一个重要来源。室内环境中 TCIPP 的中位浓度在 0.57 ～ 26 μg/g，超过了美国报道的浓度（Stapleton et al., 2009），但与亚洲的数据和欧洲国家相当（Dirtu et al., 2012）。总的来说，烷基OPEs（TNBP、TBOEP、TEHP）在澳洲灰尘中占主导地位，占Σ9OPEs的不到50%，其次是氯代OPEs（TCIPP、TDCIPP、TCEP，占36%）和芳基OPEs（TPHP、TMPP、EHDPP，占15%）。这种污染构成与罗马尼亚（Dirtu et al., 2012）和西班牙室内灰尘的污染构成相似，也与澳大利亚废水的污染构成一致。相比之下，氯代OPEs在从沙特阿拉伯采集的灰尘样本中占主导地位。室内微环境中特定国家OPEs构成模式可以用阻燃剂和/或增塑剂不同使用模式，使用时间（最近/过去的应用），以及采样方法来解释。

在15个运输灰尘样本中，其中5个收集于飞机客舱中，5个从火车上收集，另外5个来自于公共汽车。对于Σ9OPEs和Σ8OPEs在飞机和火车中的浓度相似，而公共汽车的浓度较低。然而，在飞机灰尘中发现浓度显著升高（$P<0.001$）的TNBP和TMPP。TMPP和TNBP都用于用于飞机的塑料和橡胶（Wei et al., 2015）。还应注意的是，TMPP是最常用的飞机涡轮发动机油之一，TNBP也用作飞机中的液压油。因此需要更多的研究来评估TMPP和TNBP从石油中的潜在释放水平。

为了直观地显示不同微环境下阻燃剂的不同来源，研究评估了这些环境之间阻燃剂的组成。虽然烷基磷酸酯（包括TBOEP）在所有室内环境中占主导地位，但芳基磷酸酯在运输中的贡献率（36%）明显高于办公室（12%），房屋（15%）和酒店（5.6%）。添加到PVC（聚氯乙烯）中的磷酸芳基酯EHDPP似乎推动了这一趋势，它分别占交通、住宅、办公室和酒店Σ9OPEs的27%、2.1%、9.7%和4.3%。

为了研究OPEs和PBDEs的可能共同来源，使用等级相关分析进行评估每个化学品/组之间的关系。由于收集的样本数量有限，因此未在酒店尘埃中调查相关性。运输粉尘中Σ9OPEs和Σ8OPEs之间存在强烈且显著的相关性（$r=0.721$，$P<0.01$）在BDE 47、BDE 99、BDE 100、BDE 153和BDE 154中发现了强相关性（$r>0.79$，$P<0.001$），它们都存在于五溴二苯醚商业产品中。此外，所有这些五溴二苯醚均与TCEP（$r>0.45$，$P<0.001$）呈中度，TPHP、TBOEP、EHDPP和BDE 209呈弱相关（$0.232<r<0.435$，$P=0.032$）。一些OPEs，如TPHP和TDCIPP已报告几十年间用于替代五溴二苯醚。在室内灰尘中，五溴二苯醚和这些OPEs的相似分布可能是由于这种使用阻燃剂的趋势。灰尘中Σ8OPEs/Σ9OPEs浓度的比例也可用于评估多溴联苯醚的替代品。在美国，这个值从2006年的0.26变为2011年的0.19，表明环境水平逐渐下降。而在欧洲，在家中和在办公室的值在2012年分别为0.017和0.011，在五溴二苯醚和八溴二苯醚被禁用十多年时，

在这项研究中，家庭的值为 0.064，办公室的值为 0.066。这些比率表明，澳大利亚的 OPEs 浓度相对较高且使用率很高。由于澳大利亚缺乏先前的数据，研究无法描述多溴二苯醚的淘汰过程，但如果继续研究空气中的阻燃剂浓度，这些数值可用于追踪空气中 FR 组成的变化。

研究是在尼泊尔进行的，尼泊尔是一个内陆国家，位于世界上人口最多的两个国家之间，即印度和中国。在这项研究中，研究了 8 种 OPEs 在室内空气和室内灰尘中的发生、分布、空间分布和归趋。该研究 2014 年 8 ~ 10 月从不同的环境收集了灰尘样本（$N = 28$）。

室内灰尘中 8 种 OPEs 的浓度表明，OPEs 的检测频率高且范围从 98% 到 100% 表明无处不在的污染。早前也报道过粉尘样品中类似的检测频率（>70%）（Stapleton et al.，2009）。ΣOPEs 的浓度为 153 ~ 12 100 ng/g（中值为 732 ng/g）。研究中观察到的 OPEs 水平与世界各地以往类似的研究进行了比较。通常，OPEs 的浓度低于日本、比利时、瑞典和西班牙的报告。例如，日本室内灰尘中 ΣOPEs 为 33 900 ~ 5 980 000 ng/g，比该研究高出 200 ~ 500 倍。虽然，OPEs 在尼泊尔的生产和使用尚不清楚，家居灰尘浓度高可能是由于它们在消费品（椅子、床垫、枕头、电视机、电脑、窗帘、插座和塑料材料）和建筑材料（泡沫、油漆、墙纸、绝缘材料、天花板涂料和地毯）中使用的不同。有研究者测量了来自比利时佛兰德地区的 33 个室内灰尘样品中的 OPEs 高浓度，其浓度为 1920 ~ 94 700 ng/g。与其他研究不同，在尼泊尔的研究中，室内灰尘中 TNBP（0.04 ~ 3.46 ng/g）和 TPHP（0.11 ~ 1.15 ng/g）的浓度非常低。例如，日本和罗马尼亚的 TNBP 和 TPHP 水平比现有研究高出数倍，分别为 730 ~ 24 000 ng/g 和 1600 ~ 245 000 ng/g，20 ~ 380 ng/g 和 20 ~ 22 600 ng/g（Dirtu et al.，2012）。但是，在尼泊尔的研究中检测到的 TDCIPP 水平超过了罗马尼亚（Dirtu et al.，2012），德国和埃及，但远低于美国（Dodson et al.，2012），瑞典和日本的测量值。

研究认为，室内灰尘的 TDCIPP 水平可能是由于尼泊尔室内的软垫家具释放 TDCIPP 所致。研究中检测到的 EHDPHP 浓度（26 ~ 531 ng/g）略高于埃及和巴基斯坦，但远低于美国的室内灰尘（180 ~ 3000 ng/g）和菲律宾（8 ~ 770 ng/g）（Dodson et al.，2012）。EHDPHP 已被批准用于食品包装（USFDA，2006）。像室内空气样本一样，非氯代 OPEs 在室内灰尘中也很高，占 ΣOPEs 的 86%。在非氯代 OPEs 中，TMPP 和 TPHP 在灰尘样品中占主导地位，浓度分别为 51 ~ 4740 ng/g（中位数为 420 ng/g）和 10 ~ 3670 ng/g（中位数为 71.3 ng/g）。比利时（Van de Eede et al.，2011）、美国（Dodson et al.，2012）和罗马尼亚（Dirtu et al.，2012）

的室内粉尘中TMPPs水平相似。据报道，TPHP和TMPP在塑料制品中的增塑剂、聚氯乙烯基产品、聚氨酯泡沫和地板和墙面覆盖物（Stapleton et al. ,2009）用作不易燃的增塑剂。此外，TMPP还用作润滑剂、液压油、涂料添加剂、油添加剂和抑尘剂。较高水平的TPHP也可能是由于颗粒的吸附，过去的使用以及持续释放到室内环境中所致。

氯代OPEs含量较少，仅占ΣOPEs的14%。通常，OPEs的组成主要是TMPP（57%）、EHDPHP（11%）和TPHP（10%）。研究中的灰尘中的OPEs构成与瑞典和埃及不同。这种差异可能是由于不同国家使用不同类型的消费品造成的。

研究区内灰尘样本中OPE的空间分布也进行了总结。除少数样本外，所有城市的室内灰尘样品均检出较高水平的ΣOPEs，灰尘样本中的OPEs在加德满都（尼泊尔首都）、博克拉和比拉特纳加尔加更为普遍。城市内部的OPEs分布差异较大，呈现出城市面积增多到城市面积减少的趋势（Yadav et al., 2017）。

有研究对不同地点室内灰尘中的阻燃剂进行了检测。分别收集空调过滤器、床上用品、地板、卧室窗户、空调滤清器、打印机台面、电脑台面、地板、办公室窗户的灰尘。2015年6月，研究在中国南方广州市收集了卧室和办公室的室内灰尘样本。

大多数阻燃剂，包括PBDEs、DPs、DBDPE和PFRs，都在超过50%的卧室灰尘样本检测到。交流过滤粉尘的中位浓度PBDEs（536 ng/g）和DBDPE（2720 ng/g）最高，而在卧室内所有类型的灰尘中床上灰尘中SPFRs的中位浓度最高（11种PFRs浓度之和为2750 ng/g）。在办公室的灰尘样本中，打印机桌上灰尘的PBDEs中位浓度最高（1335 ng/g），DBDPE为（8470 ng/g）和PFRs（11 000 ng/g）。在大多数情况下，主要的阻燃剂，包括BDE 209、DBDPE、TCIPP、TDCIPP和TPHP，与来自交流过滤器、打印机桌和个人电脑台的灰尘相比，地板灰尘中的浓度更低或相似。在地板灰尘中的PBDEs、DBDPE和ΣPFRs的结果与文献中的数据相似（Dirtu et al., 2012），与之前对电子垃圾回收站室内灰尘阻燃剂的测量结果相比，可以低两个数量级。华南地区交流过滤灰尘中多溴联苯醚的浓度（中位值为477 ng/g），菲律宾（平均值为2172 ng/g），希腊（中位值为1092 ng/g）及沙特阿拉伯（平均值为350 ng/g）（Ali et al., 2016）与我们的结果（来自卧室和办公室的交流过滤器中分别为536 ng/g和812 ng/g）在同一范围内。沙特阿拉伯（Ali et al., 2016）的交流过滤器中ΣPFRs中位值（15 400 ng/g）高于目前（来自卧室和办公室的空调过滤器灰尘中分别1440 ng/g和4020 ng/g）。有研究发现，交流过滤器粉尘中的ΣPFRs浓度按从小到大排列顺序为：宿舍（300 ng/g）<室内（3120 ng/g）<办公室（5940 ng/g）<公共环境（11 600 ng/g）。宿舍的 ΣPFRs 浓度较低是因为与办公室和公共环境相比电子设备更少。大多数 FRs 在交流过滤器灰尘、地板灰尘和窗户灰尘中的含量高于卧室。

TCIPP 和 TDCIPP 是卧室中主要的 OPEs。TEP、TiPP、TNBP、TPP 和 TBOEP 的发现率低于 50%。在办公室，OPEs 占主导地位的是 TCIPP 和 TPHP。TCIPP 广泛应用于聚氨酯泡沫，TPHP 用于液压油、聚乙烯醇、氯化物和电子设备（Van der Veen and de Boer, 2012），这可能会导致 TCIPP 和 TPHP 在办公室中相对较高的浓度。

6.4　室内灰尘中 OPEs 的暴露风险

6.4.1　通过灰尘摄入计算 OPEs 的日摄入量

用式（6-2）来估算幼儿和成人通过灰尘摄入的 OPEs。

$$EDI_i = \frac{C \times I_{dust} \times \alpha_i}{1000 \times bw} \tag{6-2}$$

式中，EDI_i 是目标 OPEs 每千克体重的预期每日摄入量 [ng/（kg bw·d）]；C 是室内灰尘中测得 OPEs 的浓度（ng/g）；I_{dust} 是灰尘摄入率（mg/d）；α_i 是目标 OPEs 的吸收效率（无量纲）。采用平均和高的灰尘摄取率对于幼儿（分别为 41 mg/d 和 183 mg/d）和成人（分别为 32 mg/d 和 150 mg/d）。在计算中选用合适的成人平均体重 70kg 和幼儿 15.2kg。在研究中，假设所有 OPEs（100%）的完全吸收是由于缺乏单个 OPE 的特定吸收率。基于 EDI 的灰尘摄取考虑了两种情景。第一种情景使用灰尘样本中 OPEs 的中位浓度的和平均灰尘摄入率来代表大多数成人和幼儿人群的典型暴露水平。第二种情景是高暴露情景，OPEs 浓度的 95% 以上以及高灰尘尘摄入率用来表示可能适用于成人和幼儿人口的一小部分的高暴露率评价（Shoeib et al., 2019）。

6.4.2　通过灰尘摄入对人体暴露的影响评价

饮食摄入是许多有机污染物的主要暴露途径，最新研究表明，摄入室内灰尘也可能是阻燃剂的重要接触途径。例如，有研究发现，与 TBOEP、EHDPP、TDCIPP、TEHP 和 TPHP 的皮肤吸收和吸入相比，地板灰尘的摄入是最高暴露途径，而对于像 TCEP 和 TCPP 挥发性较大的 OPEs 则以吸入为主。

成年人平均和高暴露量下的 EDI_i 都比幼儿低很多。在温哥华和开罗两个城市中最高摄入贡献的 OPEs 是 TBOEP，幼儿平均和高暴露量下最高摄入量贡献率分别为 54% 和 41%，以及 93% 和 77%。温哥华、开罗、伊斯坦布尔 3 个城市的 OPEs 的 EDI_i 值与 PBDEs、BDE 209 和 NFRs 各自的 EDI_i 值都是对应的，有研究估计了对于 OPEs 的参考剂量值 [ng/(kg bw·d)]，这些值用于评估参考剂量的相对摄入量，这些 RfD 估计值更加谨慎。对于在温哥华和开罗平均和高暴露量幼儿的 TBOEP 的摄入量分别是该参考剂量的 4% 和 80%、2% 和 47%。然而，成年人的这些相应值显著降低，两个城市的参考剂量为 0~14%。TCPP 对于氯化物和伊斯坦布尔的氯化物摄入量贡献最高，然而，在开罗没有发现这种化合物（Shoeib et al., 2019）。

使用美国国家环保署风险评估指南和从文献中获得的所有参数可以估算通过吸入、灰尘摄入和皮肤吸收的暴露量。

$$Inhalation exposure = \frac{CA \times IR}{BW} \tag{6-3}$$

式中，CA 是 OPEs 的浓度（ng/m³）；IR 是平均每日吸入率（儿童和成人分别为 10.9 m³/d，13.3 m³/d）。BW 是体重（儿童为 15 kg，成人为 70 kg）。

$$Dust\ ingestion\ exposure = \frac{CD \times DI}{BW} \tag{6-4}$$

$$Dermal\ absorption\ via\ dust = \frac{CD \times DAS \times ESA \times AF}{BW} \tag{6-5}$$

式中，CD 为灰尘中 OPEs 的浓度（ng/g）；DI 为每日灰尘摄入量（儿童和成人分别为 60 mg/d 和 30 mg/d）；DAS 为灰尘附着于皮肤的速率（0.01 mg/cm²）；ESA 是皮肤暴露面积（儿童 4970 cm²/d，成人 8620 cm²/d）；AF 为吸收率（0.17%）（Yadav et al., 2017）。

虽然关于人类通过不同途径暴露于 OPEs 的信息有限，但通过不同暴露途径发现的人类暴露于 OPEs 的信息为来自受污染空气和粉尘的目标 OPEs 剂量提供了初步参考。在本研究中，为了评估 OPEs 摄入的风险，估计通过不同暴露途径给儿童和成年人群每日摄入 OPEs。由于缺乏关于接触 OPEs 的初步信息，我们假设摄入量为 100%。儿童和成人的平均灰尘摄入量分别为 60 mg/d 和 20 mg/d。我们还假设儿童和成年人的平均体重（bw）为 15 kg 和 70 kg。可以明显看出，儿童和成人

ΣOPEs 的主要接触途径是皮肤吸收 [中位值分别为 45.2 ng/(kg bw·d) 和 16.8 ng/(kg bw·d)],然后是灰尘吸入 [中位数分别为 3.73 ng/(kg bw·d) 和 0.97 ng/(kg bw·d)] 和粉尘吸入 [中位数分别为 3.21 ng/(kg bw·d) 和 0.34 ng/(kg bw·d)]。健康暴露估算显示,儿童比成人更容易受室内环境中的皮肤接触的灰尘中 ΣOPEs 暴露。这一研究与挪威先前的研究结果一致,其中 OPEs 对女性的高暴露量是通过灰尘皮肤吸收而不是摄入和吸入灰尘来估算的。美国也报道了成年人通过皮肤吸收的灰尘 TDCIPP 和 TPHP 更高。当将儿童和成人的个体 OPEs 的估计暴露与 Ali 等 (2012) 的相应参考剂量值进行比较时,它们比参考剂量值低 3~4 个数量级。这表明尼泊尔人口的风险微不足道。该估计与先前的研究一致。尽管 OPEs 的估计暴露低于参考剂量值,但由于最近对 PBDEs 的限制和监管,OPEs 的使用更可能显著增加,导致更高的人体暴露。在这项研究中,吸入接触 ΣOPEs 在儿童[3.73 ng/(kg bw·d)]和成人 [0.97 ng/(kg bw·d)] 中的暴露量比在挪威的儿童 [14 ng/(kg bw·d)] 和女性 [5.1 ng/(kg bw·d)] 中的暴露量低很多,通过灰尘摄入的儿童和成人 [分别为 3.21 ng/(kg bw·d) 和 0.34 ng/(kg bw·d)] 的人体暴露量也比挪威灰埃中低得更多。这一发现突出了室内灰尘作为人体暴露 OPEs 的主要途径在皮肤吸收的重要性。然而,其他 OPEs 摄入途径,如饮食在尼泊尔环境中仍然可能是显著的 (Yadav et al., 2017)。

假设公共交通与办公室具有相同的阻燃剂空气浓度,室外空气中的浓度被认为是 0;占室内总时间的比例为 88%±6%;参与者在家中花费了 54%±12% 的时间;参与者在工作场所呆了 29%±10% 的时间;总户外时间的比例为 4%±4%;交通时间占 7.1%±3.4%。澳大利亚成年人的睡眠时间为 7.3 h。对于幼儿,假设他们在私人住宅中花费了 90% 的时间。根据 2012 年澳大利亚健康调查,成年人 (18~64 岁) 的体重平均值为 78.5 kg,老年人 (≥65 岁) 的平均体重为 76.7 kg。儿童体重中位数为 12.5 kg。婴儿估计的灰尘摄取率为 41 mg/d,成人为 2.5 mg/d。成人体表面积 (BSA) 为 4615 cm²/d,幼儿为 2564 cm²/d,SAS 为 0.096 mg/cm²,皮肤吸收的化学物质的比例为 0.03。计算通过不同途径的 FR 的每日摄入量 (EDI)。

成人的 Σ9OPEs 和 Σ8PBDEs 的 EDI 分别为 14 000 pg/(kg bw·d) 和 330 pg/(kg bw·d)。人类通过室内灰尘 (摄入和皮肤接触) 的 Σ9OPEs 的 EDI 为 5900 pg/(kg bw·d),而对于吸入,其为 7900 pg/(kg bw·d)。吸入的更大贡献归因于 TCIPP,因为它高度集中在室内空气中。Σ8PBDEs 通过吸入、摄入粉尘和灰尘 EDI 分别为 10 pg/(kg bw·d)、64 pg/(kg bw·d),250 pg/(kg bw·d)。

估计幼儿的 EDI 较高，$\Sigma 9OPEs$ 为 84 000 pg/（kg bw·d），$\Sigma 8PBDEs$ 为 4300 pg/（kg bw·d）。对于幼儿来说，除了 TNBP 之外，对于大多数 FR，摄取粉尘对总 EDI 的贡献大于吸入。对于成人，吸入与摄取的相对贡献是不同的。对于诸如 TNBP、TCEP、TCIPP 和 BDE 28 的挥发性 FR，吸入是总 EDI 的最大贡献者。相比之下，摄入粉尘是低少挥发性 FRs 的一个更重要的途径。对于成人和幼儿，中位 EDI 远低于（至少小于参考剂量的 5%）参考剂量。然而，在 TBOEP 最坏暴露的情景（基于 95% 浓度）下，EDI 是幼儿参考剂量值的 26%。尽管该研究中研究的大部分阻燃剂的 EDI 都在其参考剂量之下，但风险仍然存在，特别是针对幼儿。

第7章 | 有机磷酸酯的人群膳食暴露

众多研究表明，进入水、土壤、空气等环境介质中的污染物，以及一些日用材料都可能污染人类饮食，进而通过膳食暴露于人群，因此，膳食暴露是污染物进入人体的重要途径之一。特别是对于具有持久性、疏水性的有机污染物如 PBDEs 等，能够在食物链中富集、放大，膳食摄入更是其最主要的人群暴露途径。

相对于 POPs 物质来说，有机磷酸酯的环境持留性较弱。可以预见，有机磷酸酯随食物链、食物网的生物放大效应不如 POPs 物质那样明显。然而，不同于被禁用的 POPs 物质，有机磷酸酯类物质仍在世界范围内被持续大量使用，使其在环境中呈现类持留性特征，可能持续地向人类膳食有机体内迁移；同时有机磷酸酯类物质结构多样，各类似物之间理化性质差异较大，部分物质具有类 POPs 物质特征，能够在生物体内富集。研究发现，有机磷酸酯的残留在人群膳食中普遍存在。

7.1 特定食品的人群暴露

鱼肉是人群膳食的重要组成部分，而且鱼类生活的水域环境通常是有机磷酸酯污染汇集的场所，因此有关鱼肉中有机磷酸酯残留及人群暴露的研究开展较早、较多。Sundkvist 等（2010）对瑞典湖泊及海岸带水域鱼类的研究发现，在无明显污染源的淡水背景水域中，鱼体内有机磷酸酯残留在 350～1000 ng/g lw（脂重），其中 TCPP、TPHP 是主要磷酸酯种类。而靠近污染源的则高达 1600～11 000 ng/g lw，主要污染物为 TPHP、TBOEP 和 TCPP。海鱼中总有机磷酸酯残留低于淡水鱼，主要也为 TCPP 和 TPHP。因此，通过人群摄入鱼肉暴露的有机磷酸酯主要为 TCPP 和 TPHP。研究认为，TCPP 和 TPHP 相对较长的半衰期，以及较高的水体污染水平是造成其在鱼体内较高残留的原因。根据瑞典食品部建议的每人每周摄入 125 g 鱼肉，以及鱼肉中有机磷酸酯平均浓度，研究估算了成人（70 kg）有机磷酸酯的暴露量为 20 ng/（kg bw·d），远低于风险指导值。

Kim 等（2011）在马尼拉地区鱼体内也检出了相当残留水平的有机磷酸酯，浓度为 110～1900 ng/g lw。但与 Sundkvist 等（2010）结果不同，其中主要污染物为 TEHP、TEP 和 TNBP。研究者认为，高浓度的 TEHP 主要是其强疏水性造成的生物富集效应的结果，然而有机磷酸酯的生物富集效应与脂肪含量并没有显著相关性。这显示了有机磷酸酯随膳食暴露于人群的行为与 POPs 物质有较大区别。按成人（60 kg）年均消费 30 kg 鱼估算，菲律宾地区人群的暴露量约为 5.9 ng/（kg bw·d）。

Malarvannan 等（2015）研究了比利时 Flanders 地区，人们食用鳗鱼摄入的主要有机磷酸酯 TCPP、TPHP、EHDPP 分别在 0.04~1.0 ng/(kg·d)，0.015~0.38 ng/(kg·d)，0.01~0.25 ng/(kg·d)。研究显示，我国珠江三角洲地区鲶鱼和草鱼中有机磷酸酯残留为 353~17 771 ng/g lw（Ma et al., 2013），而北京周边地区为 265~1973 ng/g lw（Hou et al., 2017），其中主要污染物为 TNBP 和含氯有机磷酸酯（TCEP、TCPP 和 TDCPP）。虽然上述研究中并未计算人群暴露量，比较可知亦在 ng/（kg bw·d）水平。

除鱼肉之外，研究人员还对其他曾被证明是 POPs 物质人群暴露重要来源的鸡蛋、母乳等食物中有机磷酸酯的残留水平进行了研究。Zheng 等（2015）分析了产自我国广东省电子垃圾拆解区的鸡蛋，其中总有机磷酸酯浓度在 1.62~2.59 ng/g ww（湿重），低于相同样品中 PBDEs 的浓度，显示了有机磷酸酯低于 PBDEs 的持久性和生物蓄积性。通过鸡蛋摄入的有机磷酸酯，成人为 0.32~0.52 ng/(kg bw·d)，儿童为 1.89~3.02 ng/(kg bw·d)。Sundkvist 等（2010）分析了瑞典母乳样品，有机磷酸酯浓度为 46~180 ng/g lw，低于同期鱼体内残留浓度，这也说明了有机磷酸酯通过食物链在人体内蓄积效应不明显。对于母乳喂养的婴儿来说，每日摄入 1 L 母乳，有机磷酸酯暴露量达 64 ng/(kg bw·d)，这一暴露水平高于成人通过摄入鱼类、鸡蛋等的暴露，显示了婴幼儿有机磷酸酯暴露的易感性，未来的研究中，应更加重视婴幼儿的膳食暴露评估。

7.2　其他膳食暴露

前述单一膳食种类的人群有机磷酸酯暴露，多为研究者在分析某一特定生物样品中有机磷酸酯的残留水平时，所做的附带评估，而并非针对人群日常膳食情境下的暴露研究。随着各类生物体内有机磷酸酯残留蓄积水平的检测进展，以及人群呼吸、灰尘等其他途径暴露评估的深入，特别是人体内暴露相关研究的需要，人群有机磷酸酯膳食综合暴露评估的重要性逐渐突显。人群通过不同膳食种类受到的有机磷酸酯暴露差异，以及膳食总暴露水平与呼吸、灰尘等其他暴露途径的贡献差异等，对于人群膳食策略、健康风险管理都具有重要意义。

丁锦建（2016）对采集自农贸市场的蔬菜、鱼、畜禽肉、豆制品、谷物、蛋奶等主要食品种类进行了分析，其中 10 种有机磷酸酯的总残留浓度为 1.1 ~ 9.6 ng/g fw（鲜重）。不同膳食类别中，谷物类的有机磷酸酯残留水平较高，为 4.9 ng/g fw，残留水平较低的蛋奶类中约为 2 ng/g fw。作者推测，有机磷酸酯在生物体内能够被快速代谢造成了其在不同种类食物间浓度相当，且其浓度与样品脂肪含量物明显相关。日常膳食样品中 TEHP、TBOEP 和 TCEP 是主要有机磷酸酯种类，TEHP 和 TBOEP 在食品中特异性的高检出率和检出浓度与其较高的生物富集因子一致。作者根据卫生统计年鉴中城乡人群的膳食结构统计结果，计算了城乡居民通过膳食摄入的总有机磷酸酯暴露量相近，约为 55 ng/（kg bw·d）。通过膳食暴露的有机磷酸酯中最主要的贡献者为 TEHP，占城乡人群总暴露的比例接近 50%。其次为 TCEP、TCPP 和 TBOEP。谷物类是城乡居民膳食有机磷酸酯暴露的主要来源，占总膳食暴露的 55.5% ~ 62.5%，其次为蔬菜类和畜禽肉类。作者还根据各有机磷酸酯的参考剂量，估算有机磷酸酯膳食暴露的人群健康风险处于较低水平。

Zhang 等（2016）对天津的研究也得到了相似的结果，他们发现食用大米是人群主要的有机磷酸酯暴露途径。Zhang 等分析，不同大米样品中 6 种有机磷酸酯总平均残留浓度约为 70 ng/g，蔬菜、水果次之，分别为 19.4 ng/g 和 9.7 ng/g。除水果外，不同膳食种类中主要有机磷酸酯均为 TCEP、TCPP 和 TEHP。谷物、蔬菜等植物性膳食中有机磷酸酯含量高于肉质膳食，这可能是因为它们直接从大气、土壤和灌溉水中富集有机磷酸酯，经历的生物降解过程较短。研究者还发现，不同包装对食物中有机磷酸酯残留水平影响并不明显。同样，研究者也根据膳食统计结果计算了成人有机磷酸酯膳食暴露量，女性为 601 ng/（kg bw·d），高于男性的 539 ng/（kg bw·d），其中大米摄入的贡献率接近 60%。这一结果是丁锦建的结果的 10 倍左右，也远高于其他暴露途径的评估结果。

Poma 等（2017，2018）研究了瑞典和比利时人群的有机磷酸酯膳食暴露。与我国膳食有机磷酸酯污染特征不同的是，欧洲两国膳食样品中 EHDPP 和 TPHP 残留水平较高，而 TEHP 检出率较低。研究者认为高残留的 EHDPP 可能来自食品包装材料添加的助剂，这与 Zhang 等（2016）的研究结果不同，但是 Zhang 等并未分析食物样品中的 EHDPP 残留，这可能是造成判断偏差的重要原因。对于瑞典人群，膳食摄入的不同有机磷酸酯为 6（TCEP）~ 49（EHDPP）ng/（kg bw·d），均远低于各自的参考剂量，总有机磷酸酯暴露量与灰尘摄入相当。比较不同膳食种类的暴露差异研究者发现，加工食品如谷物、糕点、糖等是主要的膳食暴露贡献者。研究者在比利时的研究同样得到类似结论，即膳食中有机磷酸酯的污染主要发生在工业加工过程，如包装、干燥等。比利时成人 14 种有机磷酸酯的膳食暴露量为（103±21）ng/(kg bw · d)，其中 TPHP 的暴露量最高为 47 ng/(kg bw · d)。谷物对膳食暴露的贡献率达到 39%，脂肪和食用油为 21%。

比较国内外同类研究，人群有机磷酸酯膳食暴露在几十 ng/(kg bw · d) 到几百 ng/(kg bw · d) 不等，差距甚至可达一个数量级，排除不同研究分析的有机磷酸酯种类差异，膳食样品中有机磷酸酯的残留水平的差异是主要原因，而膳食残留水平和特征与采样点环境污染程度及特征密切相关。不同膳食种类有机磷酸酯的残留与其脂肪含量、所处营养级等 POPs 残留的特征因素无关，谷物类的暴露贡献率最大。一方面，有机磷酸酯无明显生物蓄积效应，相反易于被生物代谢降解，因此低营养级的谷物中可能反而残留较高；另一方面，谷物从生产到消费，包含收割、脱壳、储存、包装等多道机器加工过程，增加了其被污染的可能。根据与其他暴露途径研究结果的比较，人群有机磷酸酯总膳食暴露超过或至少相当于灰尘等途径的暴露，膳食暴露是人群有机磷酸酯主要暴露途径之一，甚至有可能是最主要途径，今后的研究中，应引起更多研究者的关注。不同有机磷酸酯的膳食暴露量均低于各自参考剂量，说明膳食摄入有机磷酸酯的健康风险较低。

7.3 膳食暴露方法研究

膳食样品有机磷酸酯残留分析结合人群膳食统计或者家庭膳食习惯问卷调查数据，是有机磷酸酯人群膳食暴露评估的主要研究方法。群体膳食统计或问卷调查提供了的一般是一段指定时间内，人们饮食习惯的统计数据，其准确性取决于调查样本的大小以及数据收集人员的认知水平，特别是一些问卷调查形式的统计，一般仅能做到半定量。因此，在评估某一地区人群的膳食暴露时，为减少工作量，提高准确性，膳食数据一般取自大型统计机构（如国家统计局等）对该地的膳食结构调查数据，这就要求在进行有机磷酸酯残留分析时，食物样品采集要根据膳食统计结果的类别进行。然而，如此容易造成膳食样品的遗漏，低估总膳食暴露。

当目标群体比较聚焦，特别是在进行膳食与暴露结果的关联性研究时，大范围的膳食统计数据并不能准确反映特定群体或个人的真实暴露情境，采用他源膳食统计数据容易引入误差。另外，有机磷酸酯类物质在人体内较易被代谢降解，体内停留时间较短，膳食有机磷酸酯的暴露更多的可能是短期（几日）内消费的膳食组成的结果。此外，直接分析市场采集的膳食样品，无法反映食品在厨房内的污染，如烹调过程中有机磷酸酯类物质的残留变化。

Papadopoulou 等（2016）建议在采集膳食暴露样品时，采取复制餐加饮食日志的方式，力求更加接近研究群体真实的膳食暴露情境。具体实施方式为，实验参与人员按照日常每餐膳食准备方法，等量制作复制食物样品并收集，同时在饮食日志中记录各类膳食精确用量和烹饪方式。连续 24 h 收集膳食样品后，混合匀质，样品多次平行分析，测定其中待测暴露物含量，计算总膳食暴露量。这种采样方法收集了研究期内的所有膳食样品，有效避免了统计和问卷不够精确的缺陷，同时也避免了膳食烹饪过程暴露物变化对结果的影响。Xu 等（2017）在一项利用该方法的挪威队列研究中，评估 6 种有机磷酸酯的总膳食暴露为87 ng/（kg bw·d），同一队列的灰尘和呼吸总暴露量为 8.8 ng/（kg bw·d）和9.3 ng/（kg bw·d）。膳食暴露中主要贡献者为 EHDPP，达到 73 ng/（kg bw·d）。因此膳食可能是挪威人群 EHDPP 暴露的主要来源。Zhao 等（2016）在研究人血液有机磷酸酯时发现，EHDPP 是血液中主要有机磷酸酯，仅次于 TNBP，然而他们并未对实验者的膳食暴露进行研究，而仅进行了简易的饮食习惯问卷调查。我们注意到，Papadopoulou 等（2016）的研究中，研究者同时采集了人体负荷研究样品，如尿液、指甲、头发和血液。若能够在同一队列中，分析膳食暴露与人体负荷的关联性，将有助于理解不同有机磷酸酯人体负荷的暴露途径。

鉴于有机磷酸酯易于生物降解的性质，评估其膳食暴露时，膳食中有机磷酸酯代谢产物的存在可能是一个被忽略的重要暴露因子。有机磷酸酯代谢产物是常用的人体有机磷酸酯内暴露评估的生物标志物，忽略膳食直接暴露的代谢产物量，可能造成低估膳食暴露对体内负荷的贡献率。Hou 等（2016）同时分析了膳食样品中有机磷酸酯及其代谢产物含量，发现有机磷酸酯代谢产物的检出率和残留水平均高于各自的母体化合物，例如，蔬菜中有机磷酸酯残留为 2.6 ng/g ww，而代谢产物的浓度则高达 17 ng/g ww。通过膳食摄入的两种代谢产物 BDCIPP 和DPHP 显著地高于其母体化合物 TDCPP 和 TPHP（EHDPP）。人体尿液中 BDCIPP和 DPHP 更可能来自于膳食摄入，而不是通过各种暴露途径进入人体的母体化合物的代谢。Hou 等（2017）的研究显示，鱼体内有机磷酸酯代谢产物与其相应母体化合物浓度的比值为 0.1～1.12，其中 BBOEP/TBOEP 高达 1.6，代谢产物与母体化合物在鱼体内几乎相同数量级的残留也体现了暴露评估时代谢产物检测的重要性。利用代谢产物作为内暴露标志物，进行外暴露关联性分析时应更加谨慎。

　　总体上，有机磷酸酯人群膳食暴露的研究仍偏少，现有研究得到了一些有意义的推论，但仍需更多数据的支持。同时，研究者总结了一些开展有机磷酸酯膳食暴露研究的宝贵的经验方法，值得在今后的研究中推广应用，并不断完善有机磷酸酯人群暴露评估。

| 第 8 章 |　　有机磷酸酯对儿童的暴露评估

有机磷酸酯已经在环境中广泛检出，包括河水、地下水和废水等，其浓度范围从几 ng/L 到几十 μg/L 不等（Ali et al.，2017；Van den Eede et al.，2012；Wei et al.，2015）。在各种室内环境的地板和表面灰尘中有机磷酸酯也被普遍地检测到，包括住宅、车辆及各种公共和工作场所（如办公室、幼儿园、电子设备商店和回收工厂及医院）。多个研究结果表明，有机磷酸酯的室内污染尤其严重，室内地板和表面灰尘中的有机磷酸酯浓度在 0.02 ng/g 至数十 μg/g 的范围内，而在室内空气中测量的有机磷酸酯浓度通常为数十 ng/m³ 至数百 ng/m³，比室外空气中的浓度高 1~4 个数量级（Wei et al.，2015）。由于儿童在室内活动的时间较长，因此会长时间暴露于有机磷酸酯类化合物。相对于成人，儿童和婴儿被认为是弱势群体，因为他们比成年人具有更频繁的手口接触、更低的体重以及更多的室内接触时间。在多个研究报告中，儿童和幼儿对有机磷酸酯的摄入量比成人高几个数量级。除此之外，儿童正处于生长发育的关键时期，多种器官发育尚不完全，更容易受到有机磷酸酯的干扰作用。因此，儿童作为有机磷酸酯的易感人群，需要得到更多的关注。

8.1　有机磷酸酯的暴露途径

有机磷酸酯可以通过多种途径进入人体，最近的研究表明，皮肤吸收可能是有机磷酸酯暴露的最重要途径（Abdallah et al.，2016；Bello et al.，2018；Frederiksen et al.，2018；Liu et al.，2017；Mendelsohn et al.，2016）。摄入灰尘和皮肤暴露于灰尘（如衣服和家具）被认为是有机磷酸酯暴露的主要来源。对于具有挥发性或半挥发性性质有机磷酸酯（如 TCEP、TCIPP），吸入空气和悬浮颗粒可能是一个重要的摄入途径（Schreder et al.，2016；Xu et al.，2016）。摄入受污染的食物（如通过从塑料包装中有机磷酸酯的转移）可能也是有机磷酸酯的一个暴露途径，但这条途径的贡献似乎在化合物之间以及种群之间和种群内具有显著差异（Poma et al.，2017；Xu et al.，2016；Zhang et al.，2016；Zheng et al.，

2016)。对于幼儿来说，母乳的暴露也是一个重要的途径，来自瑞典和几个亚洲国家的母乳中总有机磷酸酯的中位浓度为 10 ~ 100 ng/g（Kim et al., 2014；Sundkvist et al., 2010）。

8.2　有机磷酸酯暴露的生物标志物

8.2.1　胆碱酯酶

部分有机磷酸酯的神经毒性主要归因于其代谢产物可以与血液中的丁酰胆碱酯酶的丝氨酸部分共价结合，例如，有机磷酸酯 ToCP 的代谢产物与丁酰胆碱酯酶的加合物可以通过质谱法测定，并且已经被提出作为用于测量 ToCP 暴露的生物标志物（Johnson et al., 2015；Schopfer et al., 2014；Tacal and Schopfer, 2014）。此外，美国政府工业卫生学家会议建议将红细胞胆碱酯酶活性作为 ToCP 的生物暴露指数。然而，该生物标志物不是特异性的，并且可以被其他有机磷类化合物抑制，如有机磷农药等。

8.2.2　尿中有机磷酸酯或其代谢物

目前用于定量监测人类暴露于有机磷酸酯的最常用的方法是监测尿中有机磷酸酯或其代谢物。这种方法可以提供所有暴露途径下（即吸入、皮肤吸收和口服摄取）人体对有机磷酸酯的负荷。关于人体中有机磷酸酯代谢的研究仍然十分有限，目前已经发现了 3 种有机磷酸酯代谢途径，即产生三烷基，三芳基和三卤代烷基/芳基磷酸酯。这些研究基于人肝细胞或部分肝脏组织的啮齿动物的体外研究的体内研究（Ballesteros-Gomez et al., 2015a；Ballesteros-Gomez et al., 2015b；Hou et al., 2016；Van den Eede et al., 2013a）。这些生物转化的第一步是通过磷酸基团和取代基之间的一个或两个醚键的水解以及各种羟基化代谢过程快速形成二酯或单酯。已有的文献中已经在人尿中检测到若干种二烷基或二芳基磷酸酯，包括双（2-氯乙基）磷酸酯（BCEP），双（1-氯-2-丙基）磷酸酯（BCIPP），双（1,3-二氯-2）磷酸二丁酯（DNBP）和磷酸二苯酯（DPHP），分别是 TCEP、TCIPP、TDCIPP、TNBP 和 TPHP 的重要且稳定的代谢物。因此，目前大多数生物监测研究集中在测定尿液中的二烷基或二芳基磷酸酯代谢产物，用来研究人类对有机磷酸酯的暴露水平（表8-1）。

表 8-1 有机磷酸酯的母体化合物及其代谢产物

OPEs 母体化合物		OPEs 代谢产物	
全称(CAS 登记号)	缩写	全称(CAS 登记号)	缩写
卤代 OPEs			
Tris(2-chloroethyl) phosphate(115-96-8)	TCEP	Bis(2-chloroethyl) phosphate	BCEP
Tris(1-chloro-2-propyl) phosphate(13674-84-5)	TCIPP	Bis(1-chloro-2-propyl) phosphate Bis(1-chloro-2-propyl) 1-hydroxy-2-propyl phosphate	BCIPP BCIPHPP
Tris(1,3-dichloro-2-propyl) phosphate (or isopropyl)(13674-87-8)	TDCIPP	Bis(1,3-dichloro-2-propyl) phosphate	BDCIPP
非卤代 OPEs			
Tri-n-butyl phosphate(126-73-8)	TNBP	Di-n-butyl phosphate	DNBP
Tris(2-ethylhexyl) phosphate(78-42-2)	TEHP	Bis(2-ethylhexyl) phosphate	BEHP
Mono-substituted isopropyltriphenyl phosphate (Isopropylphenyl diphenyl phosphate) (several isomers: 55864-04-5, 69515-46-4, 64532-94-1)	Mono-ITP	Isopropylphenyl phenyl phosphate	ip-PPP
Tris(2-butoxyethyl) phosphate(78-51-3)	TBOEP	Bis(2-butoxyethyl) phosphate Bis(2-butoxyethyl)-(2-hydroxyethyl) phosphate	BBOEP BBOEHEP
Triphenyl phosphate(115-86-6)	TPHP	Diphenyl phosphate	DPHP
Tricresyl phosphate(1330-78-5) Ortho,meta,andpara isomers (78-30-8, 563-04-2, 78-32-0, respectively)	TCP, ToCP, TmCP, TpCP	Dicresyl phosphate	DCP
2-ethylhexyl diphenyl phosphate(1241-94-7)	EHDPP	5-hydroxy-2-ethylhexyl diphenyl phosphate	5-OH-EHDPHP

然而，利用尿液中 DPHP 作为 TPHP 的生物标志物目前尚有争议，因为 DPHP 可能缺乏特异性，至少两个苯基取代基的其他芳基有机磷酸酯［如双酚 A 双（磷酸二苯酯）和间苯二酚双（二苯基）磷酸酯］能够在水解后形成 DPHP （Ballesteros-Gomez et al., 2015a；Ballesteros-Gomez et al., 2015b；Van den Eede et al., 2016）。另外，DPHP 本身也是商品化的产品（如作为树脂制造的催化剂）。因此，Van den Eede 等（2016）推荐使用 DPHP 作为芳基 OPEs 的生物标志物而不是仅针对 TPHP （Van den Eede et al., 2016）。

最近在儿童及成人的尿液样本中发现了一些有机磷酸酯的羟基化代谢物 （Bui et al., 2017；Dodson et al., 2014；Hammel et al., 2016；Kosarac et al., 2016；Phillips et al., 2018；Su et al., 2016；Voelkel et al., 2018）。尿液中的二 (2-丁氧基乙基)-(2-羟乙基) 磷酸盐（BBOEHEP）用于监测三（2-丁氧基乙基）磷酸盐（TBOEP）的暴露（Voelkel et al., 2018）。TPHP 的羟基化代谢物 （即 4-羟基苯基磷酸酯）被认为是 TPHP 暴露的潜在特异性尿生物标志物 （Dodson et al., 2014；Su et al., 2016）。在一些研究中，TCIPP、双（1-氯-2-丙基）1-羟基-2-丙基磷酸酯（BCIPHPP）的羟基化代谢物是主要的尿液代谢物，可以作为人类暴露于该有机磷酸酯的候选生物标志物（Bello et al., 2018；Butt et al., 2016；Hammel et al., 2016；Phillips et al., 2018）。

母体化合物也可以作为暴露于有机磷酸酯的潜在尿生物标志物，考虑到它们在尿液中也广泛存在，对于 TCPE 和 TEHP，综合检测它们的母体化合物及其相应的二酯类代谢物可以更好地估计这些化合物的实际人体暴露水平（Dodson et al., 2014；He et al., 2018b）。

8.2.3　其他生物基质中的有机磷酸酯

大多数人体生物监测研究使用尿液中代谢产物的浓度来评估有机磷酸酯的暴露，目前关于毛发或指甲中的有机磷酸酯人体生物标志物报道较少，在各个国家收集的大多数头发样品中检测到的物质主要为母体有机磷酸酯化合物（Liu et al., 2016）。

8.3　世界各地儿童有机磷酸酯的暴露

在儿童尿液中检测到的有机磷酸酯的代谢物主要为磷酸二酯，这些有机磷酸酯的代谢产物在从不同国家的儿童收集的尿样中广泛检出，并且儿童经常同时暴露于几种有机磷酸酯。在各个国家和地区，儿童尿液中检出的有机磷酸酯的代谢产物的种类和浓度差别比较大。

8.3.1　中国儿童有机磷酸酯的暴露

在中国儿童的尿液中检出的有机磷酸酯代谢产物的种类较多，除了 BCIPHPP 和 ip-PPP 之外，其余代谢产物均有检出。其中 DPHP、DNBP 和 BCEP 的检出浓度较高（Chen et al., 2018；Lu et al., 2017；Sun et al., 2018）。中国是有机磷酸酯的生产和使用大国，中国儿童暴露于有机磷酸酯的情况更为严峻（表 8-2）。

表 8-2　中国儿童有机磷酸酯的暴露

参考文献	时间	BCEP	BCIPP	BCIPHPP	BDCIPP	DNBP	ip-PPP	BBOEP	DPHP
（Chen et al., 2018）	2015	1.04	0.15	—	0.05	0.12	—	0.05	0.28
（Sun et al., 2018）	2016~2017	Nr	Nr	—	Nr	0.008	—	0.097	0.066
（Lu et al., 2017）	2014	1.1	0.097	—	0.11	0.15	—	0.071	0.53

注：Nr 代表数据未报道；"—" 代表未分析。

8.3.2　美国儿童有机磷酸酯的暴露

针对美国儿童的尿液中的有机磷酸酯代谢产物的研究较多，其中，DPHP 和 BDCIPP 的检出浓度较高（Butt et al., 2016；Ospina et al., 2018；Phillips et al., 2018；Thomas et al., 2017）。其他有机磷酸酯的代谢产物检出浓度和检出频率均比较低，代表了美国使用有机磷酸酯的特殊性（表 8-3）。

表 8-3　美国儿童有机磷酸酯的暴露

参考文献	时间	BCEP	BCIPP	BCIPHPP	BDCIPP	DNBP	ip-PPP	BBOEP	DPHP
（Ospina et al., 2018）	2013~2014	0.66	0.25	—	2.31	0.34	—	—	1.70
（Phillips et al., 2018）	2014~2016	—	Nr	Nr	Nr	—	Nr	—	Nr
（Thomas et al., 2018）	2012~2014	—	—	—	5.47	—	0.48	—	2.71
（Butt et al., 2016）	2015	—	Nr	2.0	7.4	—	2.1	—	2.5

注：Nr 代表数据未报道；"—" 代表未分析。

8.3.3　欧洲儿童有机磷酸酯的暴露

欧洲儿童的尿液中存在有机磷酸酯代谢产物的情况也有广泛的报道。与美国类似，DPHP 的检出浓度和检出频率较高（Cequier et al.，2015；Fromme et al.，2014；Lorenzo et al.，2019；Voelkel et al.，2018）（表8-4）。

表8-4　欧洲儿童有机磷酸酯的暴露

研究区域及参考文献	时间	BCEP	BCIPP	BCIPHPP	BDCIPP	DNBP	ip-PPP	BBOEP	DPHP
瑞典 （Larsson et al.，2019）	2015	—	—	—	—	—	—	—	1.8
德国 （Volkel et al.，2018）	2011 ~ 2012	—	—	—	—	—	—	0.16	—
挪威 （Cequier et al.，2015）	2012	—	—	—	0.08	<MDL	—	<MDL	0.63
德国 （Fromme et al.，2014）	2011 ~ 2012	0.2	< 0.2	—	—	0.2	—	2.0	0.8

注：Nr 代表数据未报道；"—"代表未分析（He et al.，2018b）。

8.3.4　澳大利亚儿童有机磷酸酯的暴露

澳大利亚儿童的尿液中的有机磷酸酯代谢产物的检出情况与中国类似，多种有机磷酸酯的代谢产物均有检出，其中 BDCIPP 和 DPHP 的检出浓度较高（He et al.，2018a；He et al.，2018b；Van den Eede et al.，2013b）（表8-5）。

表8-5　澳大利亚儿童有机磷酸酯的暴露

参考文献	时间	BCEP	BCIPP	BCIPHPP	BDCIPP	DNBP	ip-PPP	BBOEP	DPHP
（He et al.，2018a）	2014 ~ 2015	< 0.01	0.85	0.43	2.6	0.18	—	0.32	25
（He et al.，2018b）	2015 ~ 2016	< 0.01	< 0.68	0.93	3.3	—	—	0.10	1
（Van den Eede et al.，2013b）	2010 ~ 2011	—	—	Nr	Nr	Nr	—	Nr	Nr

注：Nr 代表数据未报道；"—"代表未分析。

8.3.5 各国儿童有机磷酸酯的暴露比较

多项研究均报道有机磷酸酯代谢产物 BDCIPP 和 DPHP 是儿童、母亲和一般人群尿液中最常检测到的二酯代谢物，也是最常被研究者分析的代谢物类型。在人群调查的结果中，BDCIPP 和 DPHP 这两种化合物的中位数水平通常在 μg/L（0.1～3 μg/L）的范围内，但在来自不同国家和地区的少数儿童的尿液样品中报告了数百 μg/L 的值。并且 BDCIPP 和 DPHP 个体之间的浓度变化很大，最高能够相差两个数量级。在欧洲、美国和中国的儿童中 DPHP 的检出频率较高，表明这些儿童经常接触 DPHP 或其母体化合物（如 TPHP 或其他芳基-有机磷酸酯）。

BCIPP、DNBP 和 BBOEP 在儿童尿液中经常被检出，它们的中值水平一般小于 0.3 μg/L。关于 BCEP 和异丙基苯基磷酸酯（ipPP）的检出浓度更低，但是在大多数针对儿童尿液的监测中，这些有机磷代谢产物在超过一半的尿液样本能够检测到，其中值浓度范围为 0.2～2 μg/L。在大多数研究中，邻甲酚磷酸酯（DoCP）和对甲酚磷酸酯（DpCP）检出频率和检出浓度均比较低，如在近期中国和美国的研究中，其检出浓度小于 0.02 μg/L（Chen et al., 2018；Fromme et al.,2014；Kosarac et al., 2016；Lu et al., 2017；Ospina et al., 2018；Romano et al., 2017；Schindler et al., 2013）。

对其他有机磷酸酯代谢物的分析较少。叔丁基苯基磷酸酯（tb-PPP）和双（2-乙基己基）磷酸酯（BEHP）很少被检测到（Butt et al., 2016；Su et al., 2015）。在美国收集的儿童尿液样本中未检测到磷酸二苄酯（DBzP）（Jayatilaka et al., 2017；Ospina et al., 2018；Romano et al., 2017）。

8.4 其他生物基质中的有机磷酸酯或其代谢物

大多数人体生物监测研究会使用尿液中代谢产物的浓度来评估有机磷酸酯的暴露，关于在毛发或指甲中的有机磷酸酯人体生物标志物报道较少。在各个国家收集的大多数头发样品中检出物主要为母体有机磷酸酯化合物（如 TCIPP、TDCIPP 和 TPHP）。头发中有机磷酸酯在儿童个体之间差别较大，在研究群体内浓度范围从 ng/g 水平到 μg/g 水平（Kucharska et al., 2015；Liu et al., 2016）。有人提出，头发中的有机磷酸酯来自空气和灰尘的外部暴露和内部暴露的组合。

头发中的有机磷酸酯可以反映出有机磷酸酯的长期暴露，而尿液中有机磷酸酯代谢物则反映近期的暴露（Alves et al., 2017）。许多研究报道了有机磷酸酯存在于其他人体组织和体液中，例如胎盘（Ding et al., 2016；Zhao et al., 2017）和母乳（Kim et al., 2014；Sundkvist et al., 2010）。有机磷酸酯的母体化合物（Liu et al., 2016；Ma et al., 2017；Qiao et al., 2016）及其代谢物（Bui et al., 2017）也在人血清中被检测到。

8.5　各地区儿童通过呼吸暴露 OPEs 评估量汇总

近期有大量研究关注了儿童的外暴露，主要是通过吸入和摄取进行暴露评估的研究（表 8-6）。大多数关于吸入有机磷酸酯人体暴露的评估是基于在世界各地室内环境中检测到的有机磷酸酯的浓度。在对瑞典儿童暴露的研究中，吸入的有机磷酸酯为 578.8 μg/（kg·d）（Marklund et al., 2005），明显高于其他国家，但是低于 Van den Eede 等（2011）计算的参考剂量（Van den Eede et al., 2011）。世界各地的暴露差异可能是由于消费品使用量、空气清洁的频率以及这些国家对室内材料的管理不同引起的。

表 8-6　各国儿童通过呼吸暴露 OPEs 评估量汇总 ［ng/（kg·d）］

研究区域	TCIPP	TCEP	TDCIPP	TBOEP	TBP	EHDPP	TEHP	TPHP	TCP	总检出量	参考文献
比利时	5.6	1.0	—	8.2	12.7	—	—	2.0	1.0	30.5	（Van den Eede et al., 2011）
日本	9.96	5.02	1.92	193.12	2.1	—	—	13.44	—	—	（Shuji Tajima et al., 2014）
瑞典	—	—	—	—	—	—	—	578.8	—	—	（Marklund et al., 2005）
挪威	10	0.91	0.02	1.6	1.57	—	—	0.06	0	—	（Cequier et al., 2014）
中国	17.3	3.6	1.49	0.87	1	2.1	—	15.5	3.02	80.2	（He et al., 2015）
埃及	3.0	1.9	4.0	5	2.6	2.1	—	4.8	—	13	（Abdallah and Covaci, 2014）
菲律宾	—	1.5	—	—	0.82	4.7	6	3.8	0.78	—	（Ma et al., 2016）
英国	43	1.7	4	—	0.08	14	—	7	—	70	（Van den Eede et al., 2011）

第9章 | 有机磷酸酯的计算毒理学 预测与评估

有机磷酸酯凭借其优良的阻燃和增塑特性，生产和使用量逐渐增加，成为新兴的环境污染物质（Moller et al., 2012；Van der Veen and de Boer, 2012）。OPEs 不与主体材料化学键合，从而更易通过挥发、浸出或磨损等方式扩散到环境介质中（Araki et al., 2014；Marklund et al., 2003；Marklund et al., 2005；Van den Eede et al., 2011），导致大量有机磷化合物在环境中普遍存在。OPEs 的环境行为会影响其暴露浓度，进而产生毒性效应。研究表明，OPEs 具有神经发育毒性（Dishaw et al., 2011）、细胞毒性（Chen et al., 2015；Ren et al., 2008）、内分泌干扰效应（Wang et al., 2013）和潜在的致癌效应（顾杰等，2018）等。OPEs 产生毒性效应的机制主要包括：激活或抑制激素介导的信号通路、抑制机体酶活性和干扰基因表达等。

新兴的计算毒理学技术为全面评估 OPEs 的环境转化行为和生态毒性效应提供了新的思路。计算毒理学借鉴计算化学、生物信息学、环境化学和系统信息学等理论，通过构建计算机模型的方式，在一定程度上快速测定化合物的物理化学特性，揭示污染物环境转化行为的分子机制，对污染物质进行风险预测和管理（Kavlock and Dix, 2010；陈景文，2015；王中钰等，2016）。计算毒理学不仅能对实验毒性结果进行补充，扩宽实验测试的范围、深度和广度，而且能在一定程度上降低实验测试生物的数量、减少检测周期和成本，增加对化学物质毒性效应机制的认识（Krewski et al., 2010）。通过将 OPEs 的致毒事件与在生物不同组织层次间［基因（Li et al., 2015）、酶活（Gu et al., 2018；Lee and Barron, 2016；Wang et al., 2014；Zhao et al., 2004）、激素受体（Cao et al., 2018；Ren et al., 2016；Wu et al., 2017；Zhang et al., 2014；Zhang et al., 2016）和生物个体（姜丹等，2014）］建立关联，构建 OPEs 暴露的相关有害结局路径（adverse outcome pathway，AOP）通路，有助于充分理解污染物作用于生物体后，引发微观分子起始事件进而对宏观个体乃至群体造成不利影响的机制，为污染物的毒性测试、评估和预测提供新的模式。

9.1　典型 OPEs 环境行为的计算毒理学预测与评估

OPEs 在环境介质中可能产生不同的环境分配行为。研究其环境行为参数［正辛醇-水分配系数（K_{OW}）、羟基自由基的反应速率常数（K_{OH}）、正辛醇-空气分配系数（K_{OA}）］，对于评估 OPEs 的环境归趋、生物效应和生态风险具有重要意义。已有研究基于部分 OPEs 的环境参数建立了 QSAR 模型，该模型不仅能够用于分析影响 OPEs 环境分配行为的一般规律，还能够推测出其他缺失相关实验数据的化学品的环境行为数据，对 OPEs 的 AOP 的研究以及污染的早期防控具有指导作用。

李富华（2011）在有机磷酸酯分子公共骨架叠合的基础上，采用了比较分子场分析（comparative molecular field analysis，CoMFA）和比较分子相似性指数分析（comparative molecular similarity index analysis，CoMSIA）法构建 QSAR 模型，用于研究影响 OPEs 的 logK_{OW} 的关键基团。研究发现了 CoMFA 模型比 CoMSIA 模型能够更好地解释酯基影响 logK_{OW} 的作用机理（图 9-1）。由于研究的大多数 OPEs 为烷基取代，所以由于酯基的电性不同导致的 OPEs 和溶剂间的极化作用以及偶极-偶极作用的差异不大，大多数烷基取代的 OPEs 的氢键供/受体场间也没有显著性差异，推测酯基通过影响 OPEs 在溶剂中分配所需的立体场大小进而影响 OPEs 的 logK_{OW}。

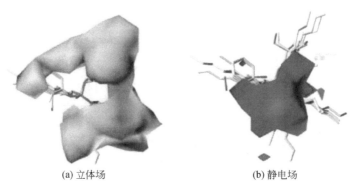

(a) 立体场　　　　　　　　　(b) 静电场

图 9-1　CoMFA 等值线图（李富华，2011）

棍状模型表征 OPEs，绿色和黄色色块分别代表立体场的正贡献和负贡献，
蓝色和红色色块分别代表静电场的正贡献和负贡献

Li 等（2018）以 UV / H_2O_2 竞争动力学方法测定的 18 种 OPEs 的 K_{OH} 作为因变量，量子化学描述符和 Dragon 描述符作为自变量，通过逐步回归建立 QSAR 模型预测 K_{OH}。

$$\log K_{OH} = 8.79 - 1.82 \times 10^{-1} n_{HM} + 5.73 \times 10^{-1} IC5 + 1.49 \times Q_C$$

$$n（训练集）= 14，R_{adj}^2 = 0.877，Q_{LOO}^2 = 0.842，$$

$$n_{EXT} = 4，RMSE_{EXT} = 0.175，Q_{EXT}^2 = 0.862，P < 1 \times 10^{-5}$$

式中，n_{HM} 表示重原子的数量；IC5 表示信息含量指数；Q_C 表示有机分子中碳原子的最负电荷数。QSAR 模型显示 OPEs 的 K_{OH} 值随着重原子数量（磷、硫和卤素原子）的增加而减少。通过计算氢原子填充分子中的成对等效原子得到描述符 IC5，用于测量每个顶点的结构复杂性，IC5 值越高，越容易和·OH 发生反应。Q_C 越大，碳原子的负电荷越多，越不容易和亲电性的·OH 发生反应。

Wang 等（2017）通过气相色谱保留时间（GC-RT）测得不同取代基的 OPEs（卤代烷基取代、芳环取代、烷基取代）的正辛醇–空气分配系数（$\log K_{OA}$），发现取代基类型和摩尔体积的大小影响了 OPEs 的 $\log K_{OA-GC}$ 值。卤代 OPEs 的 $\log K_{OA-GC}$ 值高于芳环取代和烷基取代的值，且 $\log K_{OA-GC}$ 值与摩尔体积成正比。通过偏最小二乘回归建立 $\log K_{OA-GC}$ 相对于不同保留时间（RRT）的预测模型，用于预测其他 OPEs 及其同系物的 $\log K_{OA-GC}$，利于更好地理解 OPEs 的环境归趋和生态风险。

$$\log K_{OA-GC} = 1.40 + 7.95 \times RRT_{(DB-1)} + 7.36 \times RRT_{(DB-5MS)}$$

式中，$n = 10$，$r_{xadj}^2 = 0.999$，$r_{yadj}^2 = 0.958$，$Q_{CUM}^2 = 0.951$，$r = 0.99$，$P < 0.01$，SE = 0.124。

除了 QSAR 模型之外，量子化学计算也被用于预测影响 OPEs 环境持久性的因素。Li 等（2018）根据适当的密度泛函理论（DFT）和溶剂化模型，结合过渡态理论预测了三种代表性 OPEs [磷酸三苯酯（TPHP）、磷酸三（2-氯丙基）酯（TCIPP）和磷酸三对甲苯酯（TpCP）] 的 K_{OH}，研究发现三种典型 OPEs 与·OH 的反应与温度有关（图 9-2），以 TPHP 为例，K_{OH} 随着温度的升高而增

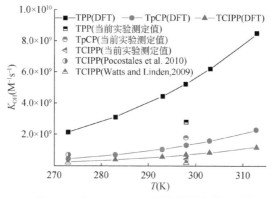

图 9-2　TPHP、TCIPP 和 TpCP 在 273 ~ 313K 温度范围内的 K_{OH} 值（Li et al.，2018）

加，这说明温度促进了·OH 和 TPHP 的反应。OPEs 与·OH 的反应不仅受温度条件影响，同时还受水分子的影响。Li 等（2017）的研究发现水分子能通过与磷酸三（1-氯-2-丙基）酯（TCPP）形成氢键进而改变体系的能量，减弱 TCPP 与·OH 的反应，从而影响其在大气中的去除。而 Yu 等（2016）通过动力力学分析发现水分子对 TPHP 和·OH 反应的影响较小。

9.2 典型 OPEs 毒性效应及机制的计算毒理学研究进展

9.2.1 典型 OPEs 基因干扰的效应及机制研究

Li 等（2014）通过实时定量 PCR 和 Western 印迹确定了 OPEs 对 ZF4 细胞中 *p53* 基因和蛋白质表达的影响。通过分子动力学模拟确定了 OPEs-*p53* 的稳定的结合构象，分子对接分析结合构象发现，氢键和疏水相互作用是 OPEs 和 *p53* 之间的主要相互作用。氢键的形成显著影响了 *p53* 结合口袋中 OPEs 的三维空间位置。基于对接结果，以典型的 OPEs［磷酸三（2-氯乙基）酯（TCEP）］为例（图9-3），分析氢键的形成位置：TCEP 的氧与丙氨酸残基 Ala129 和组氨酸残基

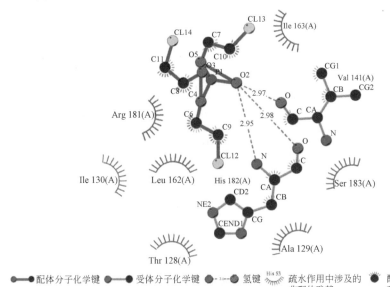

图 9-3　TCEP 与 *p53* 在结合位点的相互作用（Li et al.，2014）

His182 的氢、TCEP 的氢与缬氨酸残基 Val141 的羰基氧、TCEP 的氯与 His182 和亮氨酸残基 Leu162 的苯基氢之间形成氢键。

基于机理筛选分子描述符作为自变量，通过表面等离子体共振技术（SPR）测量了 10 种 OPEs 与重组斑马鱼 p53 蛋白的结合速率常数和解离速率常数，通过计算得到解离常数（K_D）作为模型因变量，通过 PLS 建立 QSAR 模型，预测了不同结构的 OPEs 与 p53 间的相互作用。

$$\log K_D = -4.76 + 5.67\times10^{-1}\,X_{5A} + 7.15\times10^{-1}\,MATS_{7v} + 1.67\,Mor_{17m}$$

n（训练集）$= 7$，$A = 2$，$r^2 = 0.892$，$Q^2_{CUM} = 0.743$，$Q^2_{EXT} = 0.238$（训练集）

n（验证集）$= 3$，$Q^2_{EXT} = 0.647$，$SE = 0.338$（验证集），$p < 0.001$

式中，X_{5A} 是表征建立 QSAR 模型中的拓扑特征的平均连通性指数。$MATS_{7v}$ 是由原子范德瓦尔斯体积加权的 2D 自相关描述符，表征 OPEs 和 p53 间的结合作用和分子效应。Mor_{17m} 是原子质量加权的 3D-MoRSE 描述符，用于表征复合物三维结构。

实时荧光定量 PCR 技术确定了两种典型 OPEs（TCPP 和 TPHP）能促进人胚胎肝 L02 细胞中 p53 基因的表达。为了更好地理解 OPEs 与肿瘤抑制基因 p53 间的相互作用，Li 等（2015）进一步通过 DNA 分子探针的荧光猝灭效率和荧光光谱滴定法研究了 9 种 OPEs 与 p53 基因间的结合亲和力和结合模式，通过分子对接解释了相互作用机理，部分 OPEs 和 p53 的结合构象如图 9-4 所示，发现氢键决定了 OPEs 在结合口袋中的空间位置、维持了 OPEs–p53 结构的稳定性、促进了 OPEs 与碱基间的疏水作用。

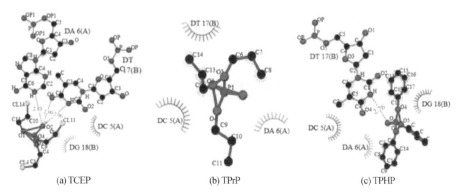

图 9-4　TCEP、TPrP 和 TPHP 与 p53 在结合位点的相互作用（Li et al., 2015）

基于机理筛选了影响 OPEs 与 p53 间的结合亲和力的主要描述符，通过偏最小二乘法建立了关于 OPEs–p53 的结合常数（K_b）的 QSAR 模型。

$$\log K_b = -1.79 \times 10^{-1} + 3.75 \ N + 4.38 \ \bar{V_s} + 2.70 \times 10^{-1} \ \text{MATS}_{7v}$$

$$n = 9, \quad A = 2, \quad r^2 = 0.924, \quad Q_{\text{CUM}}^2 = 0.890, \quad \text{SE} = 0.670, \quad P < 0.001$$

式中，N代表结合位点的个数；$\bar{V_s}$代表分子表面负电位的均值，$\bar{V_s}$的值越大，越有利于结合位点；MATS_{7v}是由原子桑德森电负性加权的 2D 自相关描述符，根据方程式分析发现结合位点的数量和静电势有关。

9.2.2 典型 OPEs 与受体蛋白结合的机制研究

内源激素在调节生物体正常的生理功能中发挥着不可或缺的作用。研究发现，OPEs 具有内分泌干扰功能，能对类固醇激素受体（Zhang et al., 2014）、非类固醇激素受体（Ren et al., 2016；Zhang et al., 2016）和孤儿核受体（Cao et al., 2018）等产生干扰效应，通过计算研究 OPEs 与受体间的结合作用，进而探索其产生内分泌干扰效应的分子机制。

Zhang 等（2014）通过荧光素酶标记基因分析、酵母双杂交技术等体外实验，研究了 9 种 OPEs 潜在的雌激素效应，发现 OPEs 与 ERα 间作用方式的不同影响其雌激素效应，其中 TPHP、TCrP 和磷酸三（1,3-二氯异丙基）酯（TDCPP）显著的诱导雌激素活性，而 TCEP 和 TEHP 则具有明显的雌激素拮抗效应。以 TPHP 分子为例（图 9-5），通过分子对接研究 hERα 和 TPHP 间的相互作用。

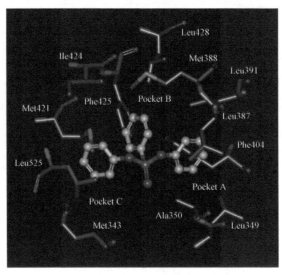

图 9-5　hERα 和 TPHP 之间的分子对接模型（Zhang et al., 2014）

含有三个苯环结构的 TPHP 优先与 hERα 结合，苯环通过疏水相互作用插入 hERα 的 3 个疏水口袋（口袋 A：Leu349、Ala350、Leu387、Met388 和 Phe404；口袋 B：Ile424、Phe425、Leu428 和 MET388；口袋 C：Met343、Met421 和 Leu525），通过比较打分函数和均方差误差（RMSE）发现，TPHP 能够和口袋紧密结合，进而诱导雌激素活性。此外，还发现除苯环取代外，短链烷基、卤素取代的 OPEs 也倾向于诱导雌激素活性。

Ren 等（2016）通过体外细胞增殖实验和荧光素酶报告基因实验，评估了 4 种 OPEs（TMP、TEP、TCEP 和 TDCPP）对甲状腺激素受体（TR）活性的影响，发现 TDCPP 会导致细胞增殖并对 TRβ 产生明显的拮抗活性。通过分子对接研究了甲状腺激素 T3 和 4 个 OPEs 与 TRβ-LBD 的结合情况（图 9-6），结果表明，TMP、TEP、TCEP 和 TDCPP 都能够与 TRβ-LBD 结合，但是结合能力不同，TDCPP 能够比 TMP、TEP、TCEP 更有效地结合 TRβ-LBD，TDCPP 对 TR 具有最大的甲状腺激素拮抗活性潜力。

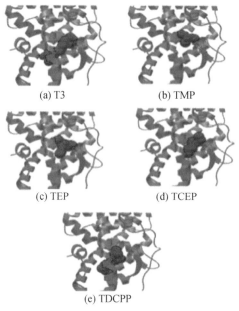

(a) T3　　　　　　(b) TMP

(c) TEP　　　　　　(d) TCEP

(e) TDCPP

图 9-6　T3 和 4 个 OPEs 与 TRβ-LBD 的分子对接结果（Ren et al.，2016）

Zhang 等（2016）通过荧光素酶报告基因分析，发现典型的 OPEs（磷酸三甲苯酯（TMPP）、TNBP、TCIPP 和三（2-氯-1-（氯甲基）乙基）磷酸酯（TDCIPP））对甲状腺受体 β（TRβ）的拮抗活性逐渐降低，通过分子对接模拟受体配体间的结合，结合打分函数发现，OPEs 对 TRβ 的拮抗活性与结合亲和力成正相关关系，结合常数越大，拮抗作用越明显。

Cao 等（2018）通过荧光竞争结合和荧光素酶报告基因实验，研究了 9 种具有不同取代基的 OPEs 与雌激素 γ 受体（ERRγ）的结合作用，以及其对 ERRγ 活性的影响。通过分子对接模拟了 OPEs 与 ERRγ 的结合（图 9-7），探索了影响受体活性的结构基础和分子机制。通过分子对接比较抑制剂 4-OHT 和 OPEs 与 ERRγ 受体结合构象，发现虽然 OPEs 与 ERRγ 受体间的结合位置和构型与抑制剂相近，但是，与抑制剂和受体间结合的作用方式不大相同的是，OPEs 与 ERRγ 间未形成氢键，进而推测 9 种 OPEs 与 ERRγ 受体间结合主要受疏水作用的影响。研究表明，9 种 OPEs 与 ERRγ 受体的结合潜力和相互作用，受取代基疏水性大小的影响，而 OPEs 对雌激素活性的抑制作用，主要是由于化合物取代基诱导了受体的活性位点中 2 号螺旋的偏移。

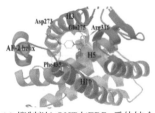

(a) 抑制剂4-OHT在ERRγ受体结合口袋中的分子对接的构型

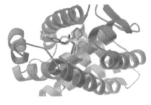

(b) TCrP，TDCP和TNBP分别在ERRγ受体结合口袋中的分子对接的构型

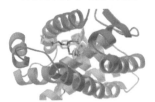

(c) TCrP，TDCP和TNBP分别在ERRγ受体结合口袋中的分子对接的构型

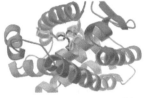

(d) TCrP，TDCP和TNBP分别在ERRγ受体结合口袋中的分子对接的构型

图 9-7　抑制剂 4-OHT 和 OPEs 在 ERRγ 受体结合口袋中的分子对接的构型（Cao et al.，2018）

蓝色条带形状表示 ERRγ 受体，彩色棒状结构表示 4-OHT，H3，H5，H10 和 AF-2 螺旋构成配体结合口袋；绿色棒表示抑制剂 4-OHT，灰色棒表示 OPEs

9.2.3　典型 OPEs 生物酶活性抑制效应的机制研究

有机磷化合物主要通过磷酸化共价结合乙酰胆碱酯酶（AChE）活性位点中

的丝氨酸残基来抑制 AChE 活性。Zhao 等（2004）以家蝇（*Musca nobulo L.*）为研究对象，采用 CoMFA 和 CoMSIA 方法，建立了 35 种二烷基芳基磷酸酯结构与家蝇急性毒性关系的 3D-QSAR 模型，用于分析二烷基芳基磷酸酯与 AChE 作用的分子机制。研究发现，烷基链的长度和芳基取代基的电负性是影响其与 AChE 结合的重要因素，而疏水性在其中所起的作用并不明显。而 Lee 和 Barron（2016）通过研究 89 种可能对 AChE 具有活性抑制的物质（有机磷化合物和氨基甲酸酯等），基于分子对接的构象图（图 9-8），对物质不同的抑制效应进行分类，建立 3D-QSAR 模型，用于分类和预测有机磷化合物和氨基甲酸酯对 AChE 的抑制效力。机理研究表明，在有机磷化合物共价结合氨基甲酸酯活性位点处的丝氨酸的过程中，疏水作用、π-π 相互作用、氢键发挥重要作用。

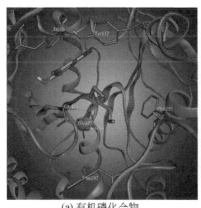 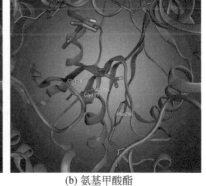

(a) 有机磷化合物 　　　　　　　　　　(b) 氨基甲酸酯

图 9-8　有机磷化合物、氨基甲酸酯与 AChE 的结合构象（Lee and Barron, 2016）

酰基袋处的疏水相互作用，氧阴离子孔处的氢键相互作用，

以及阴离子位点处的 π-π 和疏水相互作用

Wang 等（2014）通过荧光传感器和细胞测定法，评估了 12 种 OPEs（芳环取代、烷基取代、氯化烷基取代）对赖氨酸脱羧酶（LDC）活性的抑制作用。研究发现，不同取代基的 OPEs 对 LDC 活性的抑制能力不同。相较于烷基取代的 OPEs［磷酸三甲酯（TMP）、磷酸三乙酯（TEP）、磷酸三丙酯（TPrP）、磷酸三丁酯（TNBP）、三（2-丁氧基乙基）磷酸酯（TBEP）和磷酸三（2-乙基己基）酯（TEHP）］，芳香族取代的 OPEs［TPHP、三甲苯磷酸酯（TCrP）和 2-乙基己基二苯基磷酸酯（EHDPP）］和氯化烷基取代的 OPEs［TCEP、TCPP 和三（2-氯-1-（氯甲基）乙基）磷酸（TDCP）］对 LDC 的活性具有显著的抑制作用。通过分子对接研究，发现了不同取代基的 OPEs 与 LDC 的结合位点和相互作用方式不

同。氯化烷基/芳香族基团取代的 OPEs 的活性位点位于二聚体界面的狭窄间隙的右上方，而烷基链取代的 OPEs 的结合位点位于二聚体界面间隙的底部。烷基取代的 OPEs 与活性结合位点结合的几何构象不同于氯化烷基/芳香族取代，揭示了烷基取代的 OPEs 对 LDC 活性没有抑制作用的机制。此外，研究还发现，氯化烷基/芳香族取代的 OPEs 抑制强度取决于其与酶的结合亲和力（Wang et al.，2014）。

Gu 等（2018）通过电化学生物传感器技术评估了 OPEs 对氧连接的乙酰葡糖胺（O-GlcNAc）转移酶（OGT）活性的影响。烷基取代的 OPEs 对 OGT 活性没有抑制作用，而芳环取代或氯化烷基取代的 OPEs 显著抑制了活性，其中以 TCrP 的抑制活性最强。如图 9-9 所示，通过分子对接研究不同结构的 OGT/OPEs 复合物对酶活性抑制能力的差异发现，烷基取代的 OPEs 与 OGT 中 Lys842 残基

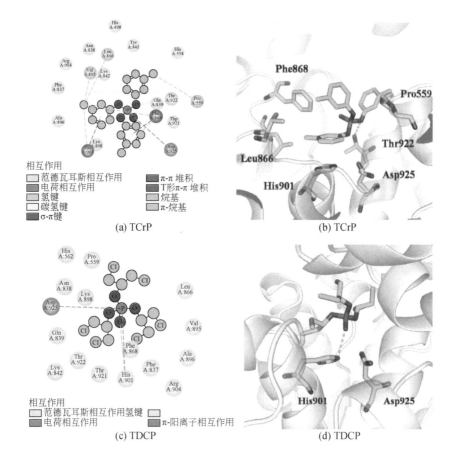

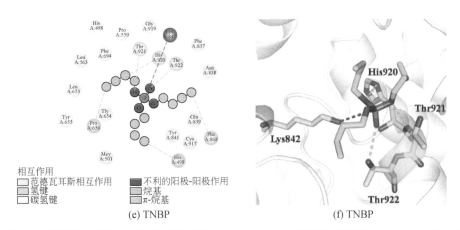

图 9-9　芳香族、氯化烷基和烷基取代的 OPEs 与 OGT 结合的分子模型（Gu et al., 2018）

OGT 和 TCrP、TDCP、TNBP 间分别形成非共价键，OGT 和 TCrP、TDCP、

TNBP 对接复合物的空间配置结合域

的氮原子之间存在的阳极–阳极相互作用，不利于复合物形成稳定的结合构象，对活性没有明显的抑制作用。而芳环/氯化烷基取代的 OPEs 与 OGT 以非共价方式结合，对活性造成抑制作用，其中氢键、π-阳离子相互作用、范德瓦耳斯、π-π 堆积和 π-烷基相互作用在其中发挥重要作用。

9.2.4　典型 OPEs 个体影响的效应及机制研究

OPEs 作用于生物体后，通过干扰基因的表达、结合相关激素受体、影响生物酶活性等微观层面的作用，进而对宏观个体乃至群体水平造成不利影响。姜丹等（2014）结合微孔板高通量检测技术，获得了 15 种 OPEs 对淡水发光菌 Q67 的急性毒性数据，通过 OriginPro 8 软件拟合剂量–效应关系曲线获得半数致死浓度 EC_{50}，以 $logEC_{50}$ 为因变量，采用偏最小二乘回归分析法建立 QSAR 模型。研究发现，Q67 发光菌的急性毒性效应与分子极化率（P）、脂溶性（$logD$）、分子表面积（TSA）和芳环个数（N_{Ar}）呈正相关关系。

$$logEC_{50} = 2.98 + 2.46 \times 10^{-1} P + 2.20 \times 10^{-1} logD + 2.04 \times 10^{-1} N_{Ar} + 1.86 \times 10^{-1} TSA$$
$$- 1.29 \times 10^{-1} LUMO - 8.40 \times 10^{-2} N_{A} + 8.00 \times 10^{-2} N_{D}$$

$$n = 12，n_{EXT} = 3，A = 1，r^2 = 0.71，Q^2_{EXT} = 0.808，Q^2_{CUM} = 0.544，$$

$$RMSE（训练集） = 0.552，RMSE（验证集） = 0.195$$

皮天星（2016）以具有内分泌干扰效应的 TCPP 对斑马鱼的毒性实验数据为

依据，归纳和推测 OPEs-AOP 可能的起始作用位点和作用机制（图 9-10），研究发现，生物体暴露于 OPEs 后，污染物可能在脑垂体中产生毒性作用，触发分子起始事件，导致脑垂体调控功能紊乱（无法识别信号甚至对信号做出错误响应），进而产生阻碍性腺细胞和胚胎发育、降低繁殖能力、雌化雄鱼等一系列分子事件，导致正常的内分泌功能受到干扰。建立的 OPEs-AOP 结合体外实验和计算模拟的方法能够对其他 OPEs 的生态风险进行评估和预测。

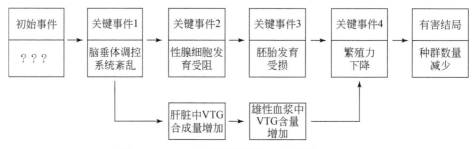

图 9-10　OPEs 有害结局通路（皮天星，2016）

|第 10 章| 有机磷酸酯的离体生物毒性效应

随着经济和工农业的发展，越来越多的化学物质被生产、使用，并最终通过不同途径排放到水环境中去，对生态系统及人类健康造成危害。控制或减少化学污染的前提之一是对这些物质依照常规指标进行化学分析，对超标污染物进行处理和控制。然而，尽管现代化学分析仪器已经发展到能够将极微量的物质进行检测，但面对数以万计的污染物，特别是新型污染物，以及这些污染物在环境中的转化产物，及大量未知污染物，逐一进行化学分析显然力不从心。而我们对这些化学污染物进行监测和控制的最终目的是减少它们对生态系统或人体健康造成的危害，而获知这些污染物产生的危害的重要手段就是采用毒性测试的方法进行毒性评估。

传统的毒性评估方法，无论是生态效应还是健康效应，大多是采用整体生物，特别是整体动物实验（whole animal experiment）来进行。据统计，全面完成一项化学物质的毒性评估大约需要经过多达几十项评估，牺牲实验动物 6000 余只，而且持续时间长，费用高。20 世纪 60 年代开始，西方国家出于动物保护的目的，提出了动物实验的"3R"原则，即：Reduction（减少），尽量减少实验动物的使用，就是使用较少量的动物获取同样多的试验数据，或使用一定数量的动物能获得更多实验数据的科学方法；Replacement（替代），尽量使用替代方法，指使用其他方法而不用动物所进行的试验或其他研究课题，以达到某一试验目的，或是使用没有知觉的试验材料代替以往使用神志清醒的活的脊椎动物进行试验的一种科学方法；Refinement（优化），尽量减少实验动物的痛苦，指在符合科学原则的基础上，通过改进条件，善待动物，提高动物福利，或完善实验程序和改进实验技术，避免或减轻给动物造成的与实验目的无关的疼痛和紧张不安的科学的方法。因此，采用替代方法进行化学污染物的毒性评估日益受到关注，它促进了动物实验替代方法的快速发展。

10.1　离体生物测试

10.1.1　离体生物测试的定义和优势

离体生物测试即采用生物体的一部分，如动物的器官，组织，或是细胞，而不是整体生物来进行毒性测试的方法。离体测试当今更多的是采用细胞或单细胞生物来进行，细胞可以来自于不同的生物种，可以是原代培养细胞，也可以是细胞系或经过重组构建的细胞。关于采用原代细胞还是细胞系来进行离体测试，一直以来都有争议。两者其实各有优缺点。构建的细胞的优点是，可以很容易地从细胞保存机构获得，且容易保存，容易生长，可以多次传代，而且它们的性状一般比较明确，因此由于暴露于有毒物质而发生的变化也更容易获知。但这类细胞毕竟经过改造，和真实细胞存在偏离，因此由这类细胞获得的数据不太适宜外推到整体生物。原代细胞是刚刚从动物体中分离出来进行培养的细胞，这种细胞无法自行传代，且培养方法比较复杂，而且一般性状不明确，但更代表生物体细胞的真实状况。3D 细胞培养或器官芯片等技术的发展，更有利于将离体测试和真实生物的实验建立密切的关联。

离体测试相比于活体测试，具有以下优势：①减少牺牲整个实验动物的使用数量；②快速简单，重复性好；③场地占用少，费用低，方法易于标准化；④体系相对简单，有利于开展化合物毒性作用机制的研究。

10.1.2　离体测试的作用及发展趋势

2008 年，Collins 等（2008）在 *Science* 上发表文章提出，未来毒理评估应该面向管理需求。该文对比了不同类型毒性评估方法的通量，研究显示，如果用啮齿类动物进行评估，每年仅能进行 10～100 例实验，如果采用替代动物模型来进行评估，每年可以进行 100～10 000 次实验，而采用离体测试，每天可以多于 10 000 次，因此提议未来毒性评估应由活体生物测试转向将离体测试结合计算毒理进行毒性快速筛查的方法。由此，美国联邦政府发起了旨在将毒性评估将由传统的动物实验转向基于毒性作用通路和靶点测定的离体生物测试的跨部门协作计划，并正式启动了 Tox21 计划（Toxicology in the 21st Century，Tox21），美国国家毒理学项目（National Toxicology Program，NTP）、美国国立卫生研究院（National Institute of Health，NIH）、美国食品药品监督管理局（US Food and Drug Administration，FDA）及美国国家环保署（US Environmental Protection Agency，USEPA）下属国家计算毒理学中心的科学家均参与了该计划。该计划目前已完成第一阶段，这一阶段的研究旨在为极其耗时且昂贵的化学品毒性动物实验找到替代方法。

10.1.3　离体测试替代活体测试存在的问题

尽管当前新的毒性测试策略大力倡导离体测试替代活体测试，但仍然有许多问题需要解决。例如，当从活体分离原代细胞培养时，会有上百个基因出现明显的上调和下调。此外，离体细胞很难完全模拟活体的代谢系统，离体到活体的剂量外推难以解决，由于细胞存活期有限，离体不利于模拟活体的低剂量、长周期的暴露，另外，毒性通路上，离体方法很难外推到活体。开展离体生物测试，在使用细胞系还是原代培养细胞方面始终存在争议，事实上，两者各具优缺点。细胞系（包括人工构建细胞）的优点是，背景清楚，容易重复实验，可以商品化，易于培养等，但因为多数是人为干预过的细胞，所以利用该细胞获得的研究结果外推到人或动物存在着较大的不确定性。采用原代培养的细胞培养方法烦琐，重复性差，不能商品化，但是因为是直接来自于动物（或人），所以实验结果外推更合理。

10.1.4　离体测试在化学品评估中的作用

当前各国的监管机构所进行的化学品评估都主要依赖活体测试，仅 USEPA 统计的每年用于相关毒理学研究的动物总数就在两万到十万之间，这些毒理学试验不但费用高而且周期长，而每年新登记的化学品数量仍在高速增长，因此传统的化学品评估策略已开始禁锢现今化学品的研发、生产与使用。如何在确保评估结果可靠有效的基础上，进一步保障动物福利，并减少化学品登记过程中测试费用和周期，成为目前化学品评估中亟待解决的问题。所以包括离体测试在内的替代方法，一直以来都是未来化学品评估技术中发展的重点。

早在 20 世纪 90 年代，细菌回复突变实验（Ames 实验）即开始作为各国一种标准的离体试验方法（如 OECD 471、OPPTS 870.5100、GB/T 21786—2008

等），被广泛地应用于评价化学品的致突变性。而在动物权益保护运动的压力下，国际上化妆品行业开始全面对眼刺激性/腐蚀性、皮肤变态反应、经皮吸收率、皮肤刺激性/腐蚀性等试验采用离体测试的方法。在相关化学品法规中，现已采纳应用替代方法来进行化学品评估的国家和地区包括了美国、欧盟、日本、韩国等。需要指出的是，包括离体测试在内的这些替代方法，在化学品评估中的作用不仅仅是单纯地减少活体测试，保障动物福利。实际上为了确保评估结果的可靠性与有效性，则应以明确作用机制为导向，进而阐明潜在毒性效应，再外推得到对人类健康或生物种群的危害性。基于这种整合性的思想，化学品评估领域在21世纪初逐渐发展出了有害结局路径（adverse outcome pathway，AOP）这一概念性框架，从而使得从毒性作用机制出发的化学品风险管理策略成为可能。

在AOP框架中，首要目的即要通过离体测试和计算化学的方法来阐明评估化学品的毒性作用机制。以欧盟在2018年对植物保护产品和消毒剂实施的内分泌干扰物评估为例（ECHA and EFSA，2018），依托于修订的OECD GD 150，采用一系列标准化的离体试验方法，来评估测试物是否具有潜在的内分泌干扰作用机制，再根据AOP的框架，并结合已有的毒理数据，仅需有目的地选择少量额外活体测试即能系统地阐明测试物对人类或生物种群是否具有内分泌干扰特性。得益于建立的AOP框架和实施多年的Tox21项目，在2019年9月USEPA正式发布了减少动物实验的阶段性目标，旨在化学品评估中，优先考虑减少动物测试。而离体测试方法则是该方案重点依赖的技术，并强调进一步整合多方面的毒理学数据，借助模型工具，来提高评估结果的可靠性与有效性。

10.1.5 应用离体测试对有机磷酸酯的毒理学研究

当前针对有机磷酸酯，已有众多基于不同的离体测试技术开展的OPEs的毒性作用机制及效应研究。一方面，由于OPEs作为溴代阻燃剂的主要替代品，在前期研究中已表明溴代阻燃剂具有内分泌干扰效应、氧化应激及免疫毒性等显著的毒性效应；另一方面，又因为OPEs与某些具有神经毒性的有机磷农药存在结构相似性，而这些毒性效应也是当前OPEs离体毒理学研究的主要关注点。因此本章重点综述了当前OPEs在离体毒理学方面的研究进展，主要包括了内分泌干扰、氧化应激及DNA损伤与细胞死亡、神经毒性与免疫毒性。

10.2　内分泌干扰

10.2.1　环境内分泌干扰物的危害

众所周知，内分泌干扰物质对人类的危害极大，主要是通过进入体内，与受体结合，扰乱正常的内分泌系统、神经系统、免疫系统等，从而导致各种病变。

1) 对人类生殖的影响。可引起男性精液质量下降，不育率增高，性腺发育不良，生殖器官肿瘤发病增加，女性月经紊乱，先天性畸形等；女性的视丘下部、垂体、卵巢等部位接触了环境激素后将危害她们的生殖能力，并最终导致不孕不育。数据表明，极其低浓度的多氯联苯（PCBs）就能通过不同的细胞和分子机制扰乱哺乳动物的卵母细胞成熟。在美国，怀孕率在 1996 年比 1990 年要低 9%。由于环境激素的影响，在美国纽约州，居住在重度污染地区的夫妇比居住在轻度污染地区夫妇的不孕率要高。在德国一项大规模的研究中，在不育妇女体内均检出了高浓度的多氯联苯、滴滴涕（DDT）、六六六（HCB）等有机氯化合物。环境激素能导致男性精子数量减少和质量降低。20 世纪 90 年代后，丹麦首先报道了男性精子数量减少，生殖功能异常。苏格兰研究表明，1970 年以后出生的男性精子数量（1.29×10^8 个/mL）比 1959 年以前出生的人（1.69×10^8 个/mL）显著降低。我国每 8 对夫妇中就有 1 对不育。目前西方发达国家约有 20% 的夫妇苦于没有孩子。

2) 对发育的影响。环境激素导致青少年提前出现第二性征。在波多黎各，5 年的时间里有数以千计的儿童出现青春期前乳房发育，青春期前阴毛发育或性早熟，体内激素水平升高。而在我国上海，儿童性早熟发病率已达 1%。

3) 对神经行为的影响。极低水平（低到通常不认为是有毒的水平）的多氯联苯或二噁英类化合物就可能改变母亲和胎儿的甲状腺功能，导致神经系统的发育障碍。在美国大约有 5%～10% 的学龄期儿童有好动症、注意力分散、记忆障碍和一些运动技能障碍。据测试，接触农药组的儿童的手和眼协调能力差，30 分钟记忆力差，而且画人形时多数画不像。魏泽兰认为，环境激素可导致神经系统的发育迟滞和行为改变，如阿尔茨海默病（魏泽兰，2000）。

4) 对免疫系统的影响。环境激素作用于人体激素，会使人体内分泌系统紊乱，引起免疫功能改变，表现在降低及抑制免疫能力，加速自身免疫性病变的发生和引起胸腺萎缩。

5）对肿瘤发生的影响。环境激素可引起癌症，如乳腺癌、前列腺癌、睾丸癌、卵巢癌、甲状腺癌、副睾丸囊肿、阴道癌等。美国 50 岁以下男人 1940 年以来前列腺癌增加达 3 倍之多。

6）对心血管系统。可引起慢性缺血性心脏病、高血压、慢性风湿性心脏病。

内分泌干扰物质同样会对动物产生危害。环境激素广泛存在于生物体内，其大部分通过水生食物链，部分通过陆生生态系统对野生动物产生不良影响。环境激素对动物造成的危害主要表现为生殖器官、生殖机能和生殖行为的异常。

在野生动物中，因为鱼类处于环境激素污染的始点，所以对鱼类的研究最多。在西班牙北部埃布罗河的鲤鱼群，英国河流的野生鱼群，易北河的野生鲤鱼，瑞典偏远河流中的河鲈，波河的刁子鱼群中都检出了环境激素。在意大利的墨西拿海峡捕获的旗鱼体内检测到了高浓度的多卤芳烃和有毒金属，在它们肝脏中检测到 1～22 mg/L Hg；1～28 mg/L Cd；0～1.6 mg/L Pb。环境激素能导致水生生物生殖能力降低、甲状腺增大、雌雄同体化等。

对爬虫类的危害的研究有：美国佛罗里达州湖泊里的雌性鳄鱼卵的孵化率降低。对鸟类的危害的研究有：美国五大湖的海鸥雌性化，患甲状腺瘤，美国密歇根湖的美国燕鸥的孵化率降低。对哺乳类的危害研究始于 20 世纪 60 年代，有 5 种有机氯农药在 81 种海洋哺乳动物体内被检出，但是到了 20 世纪 90 年代，265 种有机污染物在全世界超过 5000 种海洋哺乳动物体内被检出。哺乳动物在胎儿和刚出生时期比成年后更容易受环境激素的感染。荷兰的海豹和加拿大的白海豚免疫功能下降，数量减少，美国的美洲狮睾丸缩小、精子数量减少。研究表明，出生前和/或出生后接触辛基酚、壬基酚、双酚 A、甲氧 DDT、DDT 同系物、狄氏剂、艾氏剂和 PCBs 等环境激素能提前老鼠的青春期。

环境内分泌干扰物在很低浓度时就可以与生物体内的核受体靶器官结合，从而干扰生物体内正常的内分泌功能，因此这类物质在不明显损害组织和器官的情况下就可以对生物的健康产生危害。环境内分泌的生物学效应包括对生殖与发育的影响、致癌作用、内分泌系统的影响、神经系统毒效应和对免疫系统的影响等。

环境内分泌干扰物还能够引起肿瘤的发生。研究表明，类雌激素能够显著促进组织培养中的乳腺癌细胞生长。在 1992～1993 年，来自康涅狄克和纽约的两个研究组在乳腺癌患者的体内发现了很高浓度的 PCBs 和 DDE。另外环境内分泌干扰物能影响神经系统。辛基酚能够在大鼠的脑部富集，从而干扰其中枢神经系统，影响其生物行为。内分泌干扰物对免疫系统的影响途径先通过引起动物体内分泌系统紊乱，进而使免疫系统受到伤害。目前，鱼类和小鼠已成为研究环境内分泌干扰物对免疫系统影响的模式生物。

10.2.2　内分泌干扰物的核受体作用

内分泌干扰物还可以按核受体类型划分。环境激素在生物体内发挥作用存在两种途径，一种是通过核受体发挥作用，另一种则是非核受体作用途径。其中核受体作用途径发挥着极其重要的作用。核受体是极其重要的转录调节因子，可分为三个亚类：即类固醇激素受体类、甲状腺素受体和维甲酸受体类和孤儿核受体类。类固醇激素受体主要包括雌激素受体（ER）、雄激素受体（AR）、孕激素受体（PR）、盐皮质激素受体（MR）等，与该类受体特异性结合的配体主要为类固醇激素。第二类是甲状腺素受体和维甲酸受体类包括甲状腺素受体（TR）、维甲酸受体（RAR）、维甲酸 X 受体（RXR）、过氧化物酶激活受体（PPAR）和芳烃受体（AhR）。第三类是孤儿核受体，是指那些至今尚未发现其特异性配体的核受体，例如雌激素受体相关受体（ERR）。核受体共分 29 个亚家族 200 余个成员，它们参与生长、发育、代谢、分化、死亡和免疫等几乎所有的生理过程的调节。根据环境内分泌干扰物对内分泌腺及其激素的影响，可分为雌激素干扰物，雄激素干扰物，甲状腺激素干扰物，孕激素干扰物、糖皮质激素干扰物、胰岛素干扰物、肾上腺皮质激素干扰物、生长激素干扰物、维甲酸受体干扰物等。

针对 OPEs 内分泌干扰效应的离体研究，当前主要关注的重点是 OPEs 对核受体的激动/拮抗作用而介导产生的内分泌干扰效应。许多内分泌干扰物（包括有机磷酸酯）对核受体的激动/拮抗作用，均为内分泌干扰效应相关的 AOP 的分子起始事件（molecular initiating event，MIE）。例如，已有大量研究表明，内分泌干扰物主要的 MIE 是雌激素受体（estrogen receptor，ER）和雄激素受体（androgen receptor，AR）的激动或拮抗作用，并通过一系列中间关键事件（key events，KEs），如影响下丘脑-垂体-性腺轴（HPG axis）而产生与内分泌干扰相关的有害损伤。

当前的研究也表明，众多内分泌干扰物能够模拟不同的内源性甾体激素，还能作用于除激动/拮抗 ER 和 AR 之外的其他核受体超家族成员，而产生不同的内分泌干扰效应，这些核受体包括甲状腺受体（thyroid receptor，ThR）、孕酮受体

（progesterone receptor）、维甲酸受体（retinoic acid receptor，RAR）、维甲酸 X 受体（retinoid X receptor，RXR）、糖皮质激素受体（glucocorticoid receptor，GR）、盐皮质激素受体（mineralocorticoid receptor，MR）、过氧化物酶增殖受体（peroxisome proliferators-activated receptor，PPAR）等。

10.2.3 基于离体生物测试的有机磷酸酯的内分泌干扰物效应研究

OPEs 对核受体介导产生内分泌干扰效应的离体研究，始于由 Föllmann 和 Wober（2006）对 TCEP 和 TCIPP 开展的类雌激素效应研究。尽管在此之前已有活体研究表明，TCEP 具有潜在的生殖毒性，但在他们的研究中，既没有发现 TCEP 和 TCIPP 能够在 Ishikawa 细胞试验中引起与雌激素效应相关的碱性磷酸酶活性的变化，也没有发现这两种氯代 OPEs 能够在重组基因酵母实验中激动或拮抗 ERα。ToxCast/Tox21 高通量离体毒性数据库和最近几年研究中的实验结果，也证实了 TCEP 与 TCIPP 并不是 ER 和 AR 潜在的激动剂或拮抗剂，如在多种基于不同原理检测化合物对这两种核受体激活或拮抗的实验中，并没有发现 TCEP 和 TCIPP 具较强的活性。但具有苯环结构的 TPHP 和 TCP 等 OPEs 在这些研究中表明了其对 ER 和 AR 存在较强激活和拮抗能力，分子对接实验也进一步证实了 TPHP 与 hERα 是通过疏水作用相互结合的。ToxCast/Tox21 数据库中采用相同实验方法的离体数据结果显示，与先前被广泛使用的溴代阻燃剂十溴联苯醚（BDE209）和四溴双酚 A（TBBPA）相比，这些具有苯环结构或较长支链的 OPEs，特别是 TPHP，具有一致甚至更强的对 ER 和 AR 的激动或拮抗作用。更值得注意的是在 Kojima 等（2016）的研究中，发现了 OPEs 的羟基化代谢产物相比于母体对于 ER 激动作用近一个数量级的增强。

近 5 年的研究表明，特别是具有苯环和较长支链的 OPEs 同样能够对除 ER 和 AR 之外的众多核受体（ThR、PR、GR、MR、PAPRγ）产生激动或拮抗作用。如对 ThR 具有拮抗作用的 TCIPP、TDCIPP、TNBP 和 TCP，对 GR 具有拮抗作用的 TNBP、TDCIPP、TDBIPP、TPHP 和 TCP，对 PR 具有激动作用的 TNBP、TCIPP、TEHP、TBOEP、TDCIPP、TPHP 和 TCP，对 MR 具有拮抗作用的 TNBP、TCP、TPHP、TDCIPP、TDBPP，对 PPARγ 具有激动作用 EHDPHP、TCP 和 TPHP。而越来越多 OPEs 内分泌干扰效应的研究则在针对核受体激活与拮抗检测的离体实验的基础上，采用分子对接、关键蛋白在转录水平的表达、活体实验验证等方法，研究 OPEs 内分泌干扰效应中相关分子机制和潜在有害损伤之间的关联性。研究结果进一步表明了 OPEs 对核受体的激动和拮抗是与内分泌干扰相关 AOP 中潜在的 MIE。如 TNBP、TCIPP、TDCIPP 和 TCP 不仅对 ThRβ 具有显著的拮抗作用和分子水平的结合能力，而且在活体实验中，也发现了这些 OPEs 能够不同程度地造成非洲爪蟾胚胎畸形。

通过干扰甾体激素合成（steroidogenesis）也是内分泌干扰效应产生的关键途径，尽管当前针对干扰甾体激素合成这一关键事件，并没有针对其 MIE 和随后的有害结局（adverse outcome，AO）建立广泛认可的 AOP，但对 GR 和 MR 的拮抗作用在当前已被认为是潜在的 MIE。而 OPEs，如 TCP 和 TPHP 等也的确能够不同程度（RIC20：1～10 µmol/L）地拮抗 GR 和 MR，并造成甾体激素合成相关蛋白基因表达水平的改变（Zhang et al.，2017）。除此之外，OPEs 被发现能够在较低浓度下激活 PPAPγ，如 EHDPHP 对 PPAPγ 的 REC20 为 2.46 µmol/L，仅略大于 TBBPA（REC20=0.41 µmol/L），但接近甚至小于多种 PBDE 及其代谢产物（Hu et al.，2017）。而针对 PPAPγ 的激活被认为是已建立 AOP 18：芳香酶（CYP19A1）下调导致成年女性生育能力受损中的 MIE。因此基于当前核受体激动/拮抗相关的离体研究结果已能基本明确 OPEs 内分泌干扰效应产生的分子机制。

但当前内分泌干扰效应的研究中，由环境污染物所引起的内分泌干扰效应并不能完全归因于核受体途径的激活与抑制，近年来发现的由七次跨膜 G 蛋白偶联雌激素受体（G protein-coupled estrogen receptor，GPER）介导的内分泌干扰效应已成为研究者关注的重点，也进一步解释了 BPA 等非典型内分泌干扰物的低剂量效应。与核受体不同的是，激活 GPER 可以在几分钟甚至几秒内导致细胞内第二信使 cAMP、cGMP 和离子浓度的快速变化，通过 MAPK、PI3K/Akt、cAMP/PKA、Ca^{2+} 通道不仅可以诱导乳腺癌细胞系或卵巢癌细胞增殖，还可以促进细胞迁移。针对溴代阻燃剂，以往的研究发现 PBDEs 的代谢产物 OH-PBDEs 对 ER 的结合能力比雌二醇低了多个数量级，但仍能在极低的暴露浓度下显著诱导细胞增殖，进一步研究表明，OH-PBDEs 能够在最低 100 nmol/L 的暴露浓度下与 GPER 结合后通过下游的信号途径促进乳腺癌细胞 SKBR3 细胞迁移而产生内分泌干扰效应。对于 OPEs 来说，这种膜受体途径的内分泌干扰效应也可能同时存在，如根据先前的研究结果，多种 OPEs 在哺乳动物细胞增殖实验中相比于雌激素受体介导的报告基因的测试具有更为显著的内分泌干扰效应，其中 MCF7 细胞增殖不仅涉及雌激素核受体，还与 GPER 相关。研究表明 TCP、TPHP、TDCIPP 对

MCF7 细胞已能导致明显的细胞增殖效应，但在转染 ERE 报告基因的 MCF7 细胞和重组受体酵母中没有表现出类雌激素效应，说明它们可能通过其他雌激素效应机制，如 GPER 非基因组途径发挥雌激素效应，GPER 下游具有多种快速激酶级联反应和离子通道，其中内分泌干扰物引起的钙离子流和 cAMP 激酶的变化是研究的热点。有研究进一步表明，TCP、TPHP、TDCIPP 等 OPEs 可以激活 GPER 快速引发钙离子和 cAMP 快速信号通路，最终导致 MCF7 细胞增殖。因此，根据以上的研究结论初步表明了除典型核受体之外，与内分泌干扰相关的膜受体，如 GPER 等，也可能是多种 OPEs 产生内分泌干扰效应潜在的 MIE，膜受体的激活进而能通过钙信号、cAMP 信号等一系列与膜受体作用机制相关的 KO，同样能够导致内分泌干扰效应的产生。

动物实验表明，OPEs 与有害健康影响相关，可以升高体内内源激素的水平，影响下丘脑–垂体–性腺轴和下丘脑–垂体–甲状腺轴（HPT axis）产生内分泌干扰效应。目前我们在离体测试研究过程中已对 OPEs 内分泌干扰相关的 MIE 已有了初步的认识，OPEs 对核受体家族 ER、AR、ThRβ、PPARγ 等表现为激动或拮抗作用，值得注意的是，OPEs 不仅可以通过雌激素核受体，还可以激活膜受体 GPER 发挥雌激素效应。但是与 OPEs 潜在 MIE 相关联的一系列 KEs 还尚未清楚，需要进一步研究将 OPEs 直接的 MIE 通过多个 KEs 与有害结局连接起来以建立完整的 OPEs 内分泌干扰效应相关的 AOP 框架。

10.3 氧化损伤

氧化损伤是环境污染物对人类及其他生物体造成伤害的一个具体表现。正常情况下，机体内的氧化系统和抗氧化系统处于平衡状态。但当机体或细胞发生病变或者受到外源刺激时，机体内的以氧自由基为代表的活性氧物质（reactive oxygen species，ROS）及衍生的含氧自由基的产生与消除失衡，或外源性氧化物质的过量摄入，超出了抗氧化系统的还原能力，导致氧自由基在细胞内过量蓄积，便会引起氧化应激。总之，氧化损伤是体内的氧化物质与抗氧化系统失衡，产生过量 ROS，引起的分子、细胞和机体的损伤效应。近年来，氧化应激对生物体内脂类、蛋白质、DNA 和线粒体的损伤及抗氧化物防御系统的变化均被作为生物标志物，广泛地应用到环境污染物的监测中（袁圣武等，2017）。

10.3.1 氧化应激的关键信号通路及检测方法

正常的生理条件下，生物体内存在着氧化活性物质和抗氧化防御体系的动态平衡。但在外源性物质刺激下，机体内会持续产生 ROS，打破这一动态平衡系统。当环境污染物进入机体后，会通过各种信号途径或者酶联反应使机体内环境改变，产生含氧自由基。体内的含氧自由基主要有 ROS 和 RNS（reactive nitric species）两大类。ROS 包括超氧阴离子（$\cdot O_2-$）、羟自由基（$\cdot OH$）和过氧化氢（H_2O_2）等；RNS 包括一氧化氮（$\cdot NO$）、二氧化氮（$\cdot NO_2$）和过氧化亚硝酸盐（$\cdot ONOO-$）等。氧自由基和氮自由基对维持细胞功能是必不可少的，它们在活细胞中持续产生。需氧生物细胞的基本代谢就会产生 ROS 和 RNS。含氧自由基能够使具抗氧化能力的维生素（维生素 E 和抗坏血酸盐）、儿茶酚胺和硫醇以及各种具一定惰性的酶（过氧化氢酶和过氧化物酶）发生氧化。除了正常的生理代谢产生的氧自由基外，生物体内的另外一些内源性自由基，如某些生物体内的黄嘌呤氧化酶、细胞色素 P450 降解酶等氧化酶能够产生 O_2，鸟苷酸环化酶、葡萄糖氧化酶等也能产生 H_2O_2。除了生物体内自身产生的 ROS 之外，大量体外和体内实验的研究均表明，外源性污染物如重金属镉、铜、汞等，除草剂、染料等多环芳烃类化合物，多氯联苯类化合物，有机磷和有机氯农药等有毒污染物等是 ROS 介导的细胞、组织损伤的主要诱导因子，是对生命有机体产生氧化损伤的主要因素。此外，电离辐射也能够氧化 H_2O 产生 $HO\cdot$，人的皮肤收到紫外照射（290~400 nm）也会产生大量的 ROS，影响细胞的正常生理功能。

在生物体中，只有维持氧自由基产生及清除作用间的动态平衡才能维持机体的生理健康。但是在正常代谢过程中仍会有 2%~3% 的自由基未被机体利用或代谢，因此生物体在长期进化过程中发育了抗氧化防御系统，以维持体内氧自由基的动态平衡。机体有两类抗氧化系统，一类是酶抗氧化系统，主要由各种抗氧化酶组成，包括超氧化物歧化酶（SOD）、过氧化氢酶（CAT）、谷胱甘肽过氧化物酶（GSH-Px）等；另一类是非酶抗氧化系统，是指不直接参与分解代谢 ROS 物质，却能起到维持体内氧化还原平衡作用的蛋白类化合物，主要包括血红蛋白、肌红蛋白等含有 Fe^{3+}/Fe^{2+} 的传输蛋白、各种金属硫蛋白及人绒毛膜促性腺激素（HCG）等可以抑制氧化应激过程中细胞凋亡等损伤的功能蛋白。此外，生物体内还存在多种抗氧化性物质，包括麦角硫因、谷胱甘肽、褪黑素、α-硫辛酸、类胡萝卜素、维生素 C、维生素 E、微量元素锌、铜、硒（Se）等。在正常情况下，细胞内的氧化还原平衡是主要由抗氧化防御系统维持，其中谷光氨肽、硫氧还原蛋白、过氧化物氧化还原酶循环的作用至关重要。抗氧化系统的失衡，导致 ROS、RNS 等含氧自由基的积累，是引起氧化损伤的直接因素。

正常条件下，生物体内都存在一定量的 ROS，作为体内代谢和信号通路的信使，用以激活和调控各种转录因子，诱导体内各种基因的转录及相关功能蛋白的表达，进而参与细胞的增殖、分化、迁移和维护，组织和机体的新陈代谢。但当 ROS 浓度升高时，因其含有未成对电子，极不稳定，易与邻近分子反应并诱导产生新的自由基，便会直接或间接对 DNA、蛋白质及细胞膜等脂类物质发生氧化损伤，诱发细胞凋亡、衰老和死亡。大量研究结果表明：过渡金属类污染物、多环芳烃、有机氯和有机磷农药、有机磷酸酯类化合物、多氯联苯等有机物类污染物及其他异型物质都能够对生物体产生氧化压力。这些环境污染物能够在生物体的各个分子水平上造成的危害，如对膜脂、DNA 和蛋白产生损伤，改变抗氧化酶的活性等，进而造成细胞内蛋白损伤和 DNA 损伤，最终导致细胞的衰老、凋亡或者坏死，引起各类疾病的发生。外源性氧化物质不仅增加了机体内的总氧化能力，还可能破坏机体内的抗氧化系统，引起氧化损伤。

研究表明，氧自由基对机体的损伤主要体现在四个方面：第一是对脂质的过氧化作用，直接造成细胞的萎缩，导致细胞衰老或死亡；第二是对蛋白质氨基酸的破坏或交联反应产生的损伤；第三是对高糖分子的氧化降解作用；第四是对 DNA、RNA 的交联反应或氧化作用产生的损伤。

氧化损伤的直观表现是细胞的衰老和死亡，近年来有研究证实，细胞内高水平 ROS 的会使细胞变形，酶系统损坏，进而导致细胞衰老和凋亡，持续性的细胞老化和坏死在组织中累积，造成机体组织坏死、出现黄斑之类的衰老迹象。有机磷酸酯类化合物可经呼吸道、消化道等途径被机体吸收和累积，使机体内对氧磷酶活性受到抑制，引起过氧化反应，造成细胞因子分泌增多，引起细胞死亡。此外，氧化应激还会损害视网膜色素上皮细胞，导致遗传性视网膜疾病的产生。

在环境污染物诱发的细胞氧化损伤过程中，细胞内的线粒体起着至关重要的调节作用。线粒体是细胞的能量工厂，在氧化代谢制造 ATP 过程中会伴随大量 ROS 的产生。正常生理条件下，线粒体 ROS 的生成速率与线粒体膜电位水平有直接关系。而线粒体膜电动势的降低会直接导致 ROS 的产生量增多；此外，线粒体内的抗氧化防御体系能够有效消除过量的 ROS，使自身免受氧化应激的伤害，继续发挥其重要生理功能。但是当细胞内 ROS 大量蓄积时，ROS 会氧化渗透性转运通道上的敏感位点，从而导致线粒体发生形态肿胀、膜电位降低等氧化损伤效应，产生严重的细胞毒性。

DNA 分子具还原性，较易与金属离子和其他通过膜的渗透物结合并形成羟基，同时 DNA 分子含有多种碱基和糖苷，很容易受到羟基的攻击，其中糖苷受到攻击后，会导致嘌呤位点上碱基易位、脱氧核糖链断裂和半糖氧化。有研究表明，ROS 与 DNA 分子反应能够产生 100 多种不同的产物，如有机磷酸酯类和叔丁基–氢过氧化物会引起细胞内乳酸脱氢酶（LDH）的泄露，增强脂质过氧化的速率，加速 DNA 的损伤，减少谷胱甘肽（GSH）的含量。重金属汞和铜会导致 DNA 单链断裂，镉则会引起 DNA 损伤。长期暴露于 $PM_{2.5}$ 中，会严重降低人体支气管上皮细胞（16HBE）的细胞活力，导致 ROS 的大量产生和累积，抑制线粒体内相关基因的表达（包括一些融合蛋白 Mfn1、OPA1、SIRT1 和 p53R2 的表达），对线粒体 DNA 造成伤害，破坏细胞的线粒体呼吸链。

氧化损伤的检测方法包括化学检测法、活体生物模型检测法和离体细胞模型法。化学检测法是通过检测机体内含氧自由基的氧化能力，这种方法简单直接，但不能真实的反映机体内部复杂的生理环境和代谢变化，更无法准确地定位氧化和抗氧化反应发生的具体部位（组织、器官）。活体生物模型检测法应用比较常见，常用水生生物类、小鼠等模型生物作为模型生物，用来研究环境污染物对生物体的氧化损伤。但活体生物实验的实验周期长，成本高，涉及生物体多种代谢途径，难以明确显示环境污染物对分子水平上的氧化应激效应。细胞模型法是以生物体细胞为模型，通过暴露化合物，使化合物与细胞内的载体或酶等生物大分子相互作用，环境化合物能够使细胞发生改变，通过监测细胞生理指标的变化，就能够反映环境污染物对细胞的氧化损伤程度，评价环境污染物的危害程度。细胞模型法在一定程度上能够模拟氧化应激发生的全过程，展示环境污染物导致氧化应激发生的机理，因此越来越多的检测方法也基于细胞模型得以建立。

细胞受 ROS 的损伤的机制比较复杂，迫使研究者们在不同角度、不同的分子水平上，构建适合于研究氧化应激效应的细胞模型，并建立和完善氧化损伤的检测指标与监测手段。自发现氧化应激是许多环境污染物的致毒机制以来，人们就开始着手将氧化压力作为生物标记物来探寻氧化损伤机制。起初，环境检测者通过分析生物体细胞内的抗氧化酶活性和抗氧化物质的含量就能够预测有机体的抗氧化状态，并将抗氧化酶（物质）作为判断机体受到氧化应激的生物标志物。但由于机体内抗氧化防御系统的变化情况与化学物质的种类、个体的敏感性及环境污染物等多种因素密切相关，因此需要建立一个完整的检测体系。

细胞模型的建立是氧化应激研究的关键所在。通常根据环境污染物的种类、具体研究的氧化应激通路及酶反应的不同，选择不同的细胞作为模型。模型细胞的选择要以合适的生物体细胞为靶点，以便更准确地反映环境污染物的危害性。细胞的结构、生长周期、生长条件、对化合物的敏感性等均是细胞实验的重要因素。选取的细胞必须具有结构的完整性和对氧化应激反应的敏感性。细胞株的选择还取决于化合物的作用机理及其作用靶位，通常根据化合物的作用部位，选择动、植物相应部位的组织或者胚胎细胞，以更准确地模拟化合物对机体靶位的效应。例如，大鼠嗜铬细胞瘤细胞系 PC12 等能够生长分化出类似神经元细胞的突触，具有神经元的基本生物学特性，而由含氧自由基引起的中枢神经退行性疾病（如帕金森病、阿尔茨默克病）正好需要这类细胞的生物学特性，故在评价潜在的具有神经毒性的环境污染物时，常选用类神经元的分化细胞来构建细胞氧化损伤模型。临床观察和动物实验中，含氧自由基的大量累积，会造成心肌细胞凋亡，因此，在很多污染物毒性试验中，常选用可传代培养的大鼠心肌细胞（H9c2）作为模型细胞株。

外源化合物进入生物体内后，其产生或消除含氧自由基的能力是评价环境污染物致氧化应激能力的重要指标。很多环境污染物对脂类、蛋白质、糖类等具有很强的氧化性，可以通过检测其代谢产物含量的变化及氧化能力评价环境污染物的氧化损伤作用。

由于氧化应激产生的原因比较复杂，可供检测的能够反映氧化应激的指标也比较多。氧化应激的监测方法包罗万象，如表 10-1 所述，检测氧化应激的方法集中在测试实验靶标因自由基引起的氧化损伤及各种氧化压力，除了用于测定因自由基损伤产生的初级和次级产物外，还扩展到细胞水平、蛋白质（酶）水平、转录水平及基因水平。

表 10-1　常见的氧化应激检测方法

检测方法	原理	检测指标	技术	特点
酶活性检测	氧化酶/抗氧化酶系统	SOD、CAT、GSH-Px、GR、GST	酶活性试剂盒	简单、直观
代谢产物检测	脂质、蛋白质等的氧化代谢产物	MDA、醛类、酮类等	比色法、质谱	传统、成本小
蛋白（酶）水平检测	氧化应激在蛋白水平的损伤、蛋白酶含量及活性	差异蛋白表达量、酶活性、酶含量	Western 免疫印迹法	灵敏度高，针对性强

续表

检测方法	原理	检测指标	技术	特点
转录水平检测	氧化应激的信号通路	转录因子、mRNA	RT－PCR 法、RNA 测序	高通量、灵敏
线粒体水平检测	线粒体是氧化还原的主要场所	线粒体形态、线粒体膜电位	高内涵	信息量大，高通量

氧化损伤的检测方法多种多样，从噻唑蓝（MTT）比色试验测定细胞活力，电子自旋共振法或化学发光法直接检测氧化受损细胞内含氧自由基，硫代巴比妥酸法（TBARS）对脂质过氧化物产物 MDA 的测定，到彗星试验检测受氧化损伤的细胞 DNA，RT-PCR 法检测模型细胞株相关基因及其表达蛋白受氧化损伤前后表达的差异。抗氧化酶类包括 SOD、细胞内锰超氧化物歧化酶（Mn-SOD），细胞外超氧化物歧化酶（EC-SOD）和总超氧化物歧化酶（T-SOD）、GSH 含量、GSH-Px 和 CAT 的活性检测，二氯荧光素二乙酸酯探针对细胞内总抗氧化能力水平的测定，细胞形态、数量、凋亡数、遗传能力及其他一系列对氧化应激导致细胞凋亡的观察和检测方法等。

10.3.2 基于离体生物测试的有机磷酸酯的氧化损伤研究

虽然在离体和活体实验中都发现了 OPEs 具有显著的 DNA 损伤，如在新近的研究中发现了 TNBP、TBOEP、TPHP 和 TDCIPP 在离体细胞中 TDCIPP 在斑马鱼中都能诱导氧化应激，并造成 DNA 损伤和细胞死亡。但是当前仍没有充足的证据表明 OPEs 的遗传毒性是通过直接的 DNA 损伤途径造成的。如仅有一例在高浓度下的 TCEP（2000 μg/plate）暴露能造成 AMES 实验的 TA 1535 菌株呈阳性，而 TCEP 和 TCIPP 在其他多个 AMES 实验的 5 种菌株中都为阴性结果，烷基、芳基与卤代取代基的多种 OPEs 在经 S9 代谢和未经 S9 代谢的 SOS/umu 实验中也都呈阴性结果（Föllmann and Wober，2006）。同时，虽然较早的研究中发现了 TDCIPP 在 AMES 实验中能够代谢活化为具有潜在遗传毒性的代谢产物（Gold et al.，1978），以及在最近的 QSAR 研究中发现了 OPEs 能通过静电势能直接与 DNA 相互结合（Li et al.，2015），但是这两个研究并不能直接证明 TDCIPP 的遗传毒性代谢产物或 OPEs 与 DNA 的结合作用是 OPEs 在已有的离体或活体实验中造成 DNA 损伤的根本原因。因此综合现有的研究结果，OPEs 的 DNA 损伤的产生可能是通过间接的，而非直接途径而引起的。

　　越来越多的研究显示了由 OPEs 所引起的氧化应激是普遍存在的，如烷烃类 OPEs 的 TBOEP 和 TNBP 能够影响河蚬 SOD 和 CAT 等抗氧化酶的活性和基因表达。多种 OPEs 对斑马鱼的暴露也能改变斑马鱼肝脏中编码抗氧化酶基因（Mn-SOD，CuZn-SOD，CAT 和 GPx）的表达水平。在离体实验中，TBOEP、TPHP 和 TCEP 都同时引起 Tm3 睾丸间质细胞中一系列抗氧化酶基因表达的上调。另一方面，基于代谢组学的数据，也进一步在离体和活体实验中验证了氧化应激是由 OPEs 导致的一个显著毒性效应。

　　氧化应激与神经毒性、肝毒性、心脏毒性等多种毒性作用的发生密切相关，大量研究已表明氧化应激能导致活性氧（reactive oxygen species，ROS）的过量生成，当体内的抗氧化系统，如超氧歧化酶（SOD）、过氧化氢酶（CAT）、谷胱甘肽过氧酶（GSH-PrX）等不能及时清除过量的 ROS，使蓄积的 ROS 对 DNA 造成氧化损伤，进而引起 DNA 损伤响应（DNA damage response，DDR），启动 DNA 修复机制或直接引导细胞程序性死亡。针对溴代阻燃剂 TBBPA 的研究，活体和离体实验都已证明了 TBBPA 能够引起氧化应激，生成的过量 ROS 既能导致氧化性 DNA 加合物 8-羟基脱氧鸟苷（8-OHdG）产生 DNA 损伤在 SD 大鼠中引起组织毒性，也能在离体细胞中造成脂质过氧化，诱导凋亡的生成。而当前针对 OPEs 的研究中，多个离体和活体实验也发现了 OPEs 在引起 DNA 损伤的同时都存在氧化应激，此外还能进一步引起与 DDR 相关的细胞周期阻滞和细胞凋亡。如 OPEs 在 HepG2 细胞中有氧化应激造成的凋亡过程包括了线粒体途径及与 DDR 相关的 $p53$ 途径。进一步的研究发现，通过采用 N-乙酰半胱氨酸（NAC）抑制 ROS 的生成后，OPEs 在 CHO-k1 细胞中所引起的细胞毒性和 Caspase 3 活性都能显著降低，表明 ROS 的生成与细胞程序性死亡的发生密切相关（Huang et al., 2017）。尽管仍然需要更充分的证据来支持 OPEs 所引起的氧化应激、DNA 损伤与细胞死亡三者之间的关联性，如通过检测 OPEs 造成的氧化应激是否能够生成 8-OHdG，或者通过基因敲除/沉默手段来阐明三者间发生的分子作用机制等，但是这些研究已基本表明了 OPEs 的氧化应激途径是造成 DNA 损伤或细胞死亡的重要途径。

　　当前针对 OPEs 氧化应激研究中仍然不明确的是 OPEs 通过何种分子机制来起始氧化应激的发生。可能的原因在于具有潜在效应的化合物能通过多种不同的作用机制诱导氧化应激的发生。已有的一些研究已针对 OPEs 诱导氧化应激产生的分子机制展开了部分探索性的研究，如在神经细胞 PC12 中，OPEs 被发现能引起钙过载与钙依赖蛋白激酶（Ca^{2+}/calmodulin-dependent protein kinase，CAMKII）的激活，CAMKII 的激活又能进一步的造成细胞内钙紊乱，从而诱发氧化应激

(Ta et al., 2014)。OPEs 也能造成线粒体损伤，引起线粒体膜电位下降并造成氧化应激，特别是亲脂性 OPEs，主要的原因在于 QSAR 分析的结果表明线粒体是亲脂性 OPEs 在细胞内潜在的高富集区域。而另一些组学数据也表明 OPEs 能够引起细胞色素 P450（Cytochrome P450，CYP）酶系在蛋白和基因水平表达的改变，因此 OPEs 诱导氧化应激的产生也可能是源于 CYP 对 OPEs 这种外源物质的代谢过程。

总体而言，当前的研究表明，不同结构的 OPEs 都能不同程度地引起氧化应激及 DNA 损伤和细胞死亡，如在原代培养的兔肾近曲小管细胞中，低分子量的 TCEP 在环境暴露浓度下就能影响与 DDR 相关的细胞周期调控蛋白的表达。而亲脂性 OPEs，如 TNBP、TPHP 和 TDCIPP 等都能显著的引起氧化应激、并造成 DNA 损伤或细胞死亡。值得注意的是，这些亲脂性 OPEs，虽然都能引起细胞死亡，但多个研究发现不同结构 OPEs 的细胞死亡类型并不相同，如芳基类 OPEs 的 ToCP 的细胞死亡方式显著不同于烷基类 OPEs 的 TNBP 和 THP 所诱导的经线粒体途径的凋亡类型。这些结果暗示了尽管不同的 OPEs 能够导致氧化应激，进而造成 DNA 损伤和细胞死亡，但是他们之间毒性作用的发生途径却可能存在较大的差异性。

10.4　神经毒性

由于 OPEs 与某些具有神经毒性效应的有机磷农药（organophosphorus pesiticide，OPs），如毒死蜱等，存在结构相似性，所以针对 OPEs 神经毒性的作用机制一直是相关研究的重点内容。OPs 与 OPEs 结构相似性主要体现于存在相同的磷酸酯结构，因此这两类化合物都被认为是一种具有潜在活性的磷酸化试剂。而 OPs 最显著的急性神经毒性产生途径是通过老化乙酰胆碱酯酶，使 AChE 丧失分解乙酰胆碱的能力，导致乙酰胆碱大量堆积，引起中枢和外周神经系统功能严重紊乱，进而导致呼吸系统等器官衰竭，直至个体死亡。进一步的研究表明，包括 CPF 在内的多种 OPs 对 AChE 老化的分子机制是通过磷酸化来对 AChE 催化结构域的改变，因为 OPs 中的磷原子能以共价键与 AChE 酯解部位的丝氨酸羟基（serine hydroyl group，Ser-HO）结合，生成难以水解的磷酰化胆碱酯酶，从而使 AChE 失去水解乙酰胆碱的能力。正由于 Ser-HO 这一结构是具有酯解活性的丝氨酸水解酶家族的特有结构，因此这一酶蛋白家族被认为是 OPs 的潜在毒性作用靶点，而众所周知，能被 OPs 抑制的丝氨酸水解酶包括了 AChE，丁酰胆碱酯酶（butyrylcholinesterase，BuChE），神经病靶酯酶（neuropathy target esterase，NTE）和羧酸酯酶（carboxylesterases）等一类酯酶（esterase）（Casida，2017）。

现有的研究已发现，某些 OPEs 的毒性作用与 OPs 类似，同样能对这些酯酶的活性产生显著的抑制作用。但与 OPs 不同的是，OPEs 对 AChE 的抑制能力相对较弱。活体实验的结果已表明，TPHP 仅能在高浓度下能抑制稀有鮈鲫（Gobiocypris rarus）脑组织的 AChE 活性。TDCIPP 不能显著地抑制大鼠和稀有鮈鲫脑组织的 AChE 活性。同时，离体实验中也发现，磷酸三（邻甲苯）酯（Tri-o-cresyl phosphate，ToCP）及其代谢活化产物苯甲基水杨甙磷酸酯（cresyl saligenin phosphate，CBDP）对 AChE 的抑制能力也相对较弱。但是包括以上三种在内的多种 OPEs 被发现在不同的活体和离体研究中都具有明显的神经毒性，综合这些结果，表明了 OPEs 诱导产生的神经毒性效应并不是通过类似于 CPF 等有机磷农药经典的 AChE 抑制途径来产生的。相对较早的研究已经发现了 ToCP 对其他酯酶表现出比 AChE 更强的抑制能力，特别是 ToCP 的代谢产物 CBDP 对 BuChE 的抑制常数要比 BuChE 高 1~2 个数量级（Carletti et al.，2011）。其他能被 ToCP 显著抑制的酯酶还包括神经病靶酯酶（NTE），而 ToCP 对 NTE 的老化被认为是该化合物导致迟发性神经病（Organophosphate-induced delayed neuropathy，OPIDN）发生的潜在原因。除此之外有研究发现，TPHP 对肝中的羧酸酯酶（carboxylesterases）在较低浓度下也具有显著的抑制能力，并在大鼠中表现为高甘油三酯症。这些研究综合的表明了 OPEs 同 OPs 类似，也是一种潜在的磷酸化试剂，能对多种酯酶的活性进行抑制。

新近的研究也发现，OPEs 在较低浓度下能够对多种与神经毒性相关的受体产生显著的抑制能力，如 ToCP 及其代谢产物 CBDP 能损害谷氨酸信号通路，其中，对谷氨酸受体的影响被认为是此过程中潜在毒性作用机制，并也可能与航空中毒候群症（aerotoxic syndrome，一种描述被吸入机舱空气后所引起的神经性中毒症状）的发生有关。而一系列 OPEs 被发现能够抑制 O-linked-乙酰葡糖胺（O-GlcNAc）转移酶（O-linked N-acetylglucosamine transferase，OGT）活性，OGT 在神经突触中大量表达，并在神经发育过程中发挥重要作用，分子对接实验表明不同结构 OPEs 对 OGT 具有相应的结合能力，并且 OPEs 能在 PC12 细胞中显著抑制 OGT 活性并降低蛋白的 O-GlcNAC 糖基化水平，OPEs 这种对 OGT 活性的抑制也被认为与多种细胞水平导致的 OPEs 毒性效应，如氧化应激、自噬等的发生密切相关（Gu et al.，2018）。

在较早的研究中，另一种与 ToCP 导致 OPIDN 发生密切相关的作用机制是对钙依赖性蛋白激酶 II（Ca²⁺/calmodulin-dependent protein kinase II，CAMKII）的激活作用。Abou-Donia 等（1983）最早发现 ToCP 能引起 CAMKII 这种激酶的磷酸化激活，并认为通过钙过载来产生神经毒性（Abou-Donia et al.，1983）。在最近的研究中，Ta 等（2014）也发现了 TDCIPP 和 TCEP 能够激活 CAMKII 和造成细胞内钙离子的上调，并在蛋白水平上验证了 OPEs 神经毒性的产生是通过 MAPK/ERK 途径。我们也发现，多种不同结构的 OPEs 能不同程度导致 CAMKII 基因表达的上调，这些结果表明了 OPEs 神经毒性效应中对 CAMKII 的激活是一个关键步骤。

线粒体损伤也与神经毒性的发生密切相关，而亲脂性 OPEs 同 CPF 都被发现能够造成显著的线粒体损伤效应，这种损伤效应既体现在对线粒体膜电位的下降，还体现在对线粒体含量的改变。进一步的研究发现了 OPEs 影响了线粒体融合与分裂等线粒体功能相关蛋白基因的表达。如亲脂性 OPEs 和 CPF 能显著的引起线粒体融合蛋白（MFN1）基因表达的下调。在 iPSC 分化的神经细胞中，Yamada 等（2017）已发现了 CPF 暴露导致了 MFN1 蛋白表达的下调，而低剂量下 CPF 神经毒性效应也被证明能够通过线粒体途径产生。因此，OPEs 对线粒体的损伤也是 OPEs 潜在的神经毒性作用机制。

总体而言，在离体水平，当前对于 OPEs 所引起的神经毒性作用的发生机制已有了相对较多的认识，基本表明了 OPEs 神经毒性的作用机制是多途径多靶点共同参与的。但相应的研究仍需要进一步展开，一方面需关注这些途径和靶点间的相互联系；另一方面，OPEs 作为一类具有活性的磷酸化试剂，其靶点除了 AChE、BuChE、NTE 等酯酶外，潜在被 OPEs 所抑制的其他众多类型的丝氨酸水解酶也值得进一步去发现。

10.5 免疫毒性

以 PBDEs 为典型代表的传统溴代阻燃剂的免疫毒性已经被广泛认可。其引起免疫毒性的机制包括：①引起免疫细胞的凋亡。以小鼠原代腹腔巨噬细胞和 T 淋巴细胞系 Jurkat 为细胞模型的实验中，将 BDE-47（>5 μM）和 BDE-209（>10 μM）暴露 24 h，均可导致细胞凋亡。PBDE 引起的细胞凋亡与细胞内活性氧（ROS）水平升高有关，在使用 ROS 阻断剂后可部分缓解 PBDE 的细胞毒性。②细胞因子分泌紊乱。有研究表明将 PBDE 暴露于小鼠 72 h，并检测小鼠血清内的细胞因子, 发现多种细胞因子/趋化性因子水平急速下降。这表明 PBDEs 会导致免疫信号传导受阻, 并造成潜在后果。而基于港湾鼠海豚免疫细胞的 PBDEs 暴露研究, 发现细胞因子 IL-10 水平持续上升, 抑制了 T 细胞的活化和功能, 最终导致免疫抑制和宿主抵抗力受损。③抑制免疫细胞的吞噬功能。有学者发现 BDE-47, BDE-99, BDE-153 暴露于海豹外周血单核细胞可导致细胞吞噬功能被抑制, 且吞噬功能与暴露浓度上升呈负相关。这种吞噬的抑制不依赖于 AhR 的作用机制, 可能是由氧化应激或抗氧化酶的干扰引起的。

OPEs 作为 BFRs 的替代产品, 目前对其毒性研究成为一个热点。对于 OPEs 的免疫毒性研究当前仍相对较少, 但有限的研究已表明 OPEs 可能具有潜在的免疫毒性。有报道称, TPHP 和 TDCPP 在引起细胞毒性浓度 (50 μM) 下, 对小鼠树突状细胞 (DC) 存在一定免疫毒性 (Canbaz et al., 2017)。其中 TPHP 能诱导稳态 DC 活化, 而 TDCPP 不会直接活化 DC, 但是对已经被屋内尘螨过敏源激活的 DC 细胞, TDCPP 抑制了细胞的 MHCII, 共刺激分子和 IL-6 的表达。

TPHP 在引起细胞毒性的浓度下 (>50 μM) 诱导 BMDC 细胞的活化, 增强了细胞表面 MHCII 和共刺激分子 CD80, CD86 和 CD40 的表达; 而 TDCPP 不能 (Canbaz et al., 2017)。对于已经活化的 DC 细胞, 受到 TPHP 和 TDCPP 有细胞毒性的浓度暴露后, 细胞表面几种共刺激分子的表达被抑制。树突细胞作为目前已知功能最强的抗原呈递细胞, 其活化后能有效激活初始 T 细胞, 并启动、调控后续的免疫应答。这两种 OPEs 的暴露, 干扰了 DC 的激活, 进而影响了以 CD8+T 细胞为主体的细胞免疫应答, 这对肿瘤的发生、发展都会产生不利影响。而在基于 HepG2 细胞转录测序的结果中发现, TCEP 和 TCIPP 这两种 OPEs 在亚细胞毒性下都能引起与免疫反应相关基因转录水平表达的改变, 如造成补体成分 C5A 受体 (complement component 5a receptor 1, C5AR1 或 CD88) 基因表达的上调, 并同时导致了与补体级联反应相关效应子及与炎症反应相关调控子的基因表达的改变 (Krivoshiev et al., 2018)。而 C5AR1 属于 G 蛋白偶联受体, 能通过补体成分 5a (Complement component 5a, C5a) 作为配体来调控相应的炎症反应, 是参与机体特异性和非特异性免疫反应的补体系统中的重要构成。在此研究中也发现这两种含氯 OPEs 在同等的亚细胞毒性下, 具有类似的基因表达谱, 表明了两者毒性作用的相似性。

OPEs 和 PBDE 比起来, 在引起免疫细胞凋亡方面, 毒性相对更弱。但值得注意的是 TCEP 和 TCIPP 会造成甾体激素合成相关蛋白基因表达水平的改变, 而在 OPEs 内分泌干扰的研究中也发现了类似效应, 并表明了某些 OPEs 是 GR 潜在的拮抗剂（Zhang et al., 2017），由于对 GR 的激活和抑制与炎症反应的发生密切的相关，因此基于这些现有的研究，可以得出的一个大胆的假设是：OPEs 对 GR 的结合作用可能是免疫毒性发生的一个潜在的 MIE。而 GR 的主要药理作用就是抗炎作用，对免疫系统的调节有非常重要的影响。具体的机制包括：GR 抑制炎症相关因子的基因转录；促进抗炎因子的基因转录；抑制炎症相关受体的基因表达；调节炎症细胞凋亡。一旦 OPEs 与 GR 结合，将导致炎症调节的紊乱，对机体造成严重的后果。

|第11章| 水生生物毒性效应

早在 1973 年，多氯联苯作为氯系阻燃剂，基于高毒性和持久性，在世界上被多个国家禁用。2004～2006 年，由于具有强持久性和较高的毒性效应，危害了人类和环境生物的健康，以多溴联苯醚为代表的溴系阻燃剂，先后在美国和欧盟被禁用（Van der Veen and de Boer，2012）。因此，磷系阻燃剂之一的有机磷酸酯成为溴系阻燃剂的主要替代品。近年来，OPEs 生产量和使用量大幅增长，我国也成为 OPEs 的主要生产国（Wei et al.，2015）。

随着 OPEs 大量生产和使用，OPEs 广泛存在于各种环境介质中，其对人和动物的潜在危害不容忽视。然而，OPEs 相关毒性的评估和研究目前明显不足（Van der Veen and de Boer，2012）。近年来，在 OPEs 的毒理学研究中，最常见的是 TDCIPP 的毒性效应。其次，TPHP、TCIPP、TCEP 和 TBOEP 的毒性效应也受到了广泛关注。研究者们利用各种模式生物和各种测试平台评估了 OPEs 引发的多种毒性效应，包括细胞毒性（Porter et al.，2014；Ren et al.，2008；Su et al.，2014）、遗传毒性（Li et al.，2014；Li et al.，2015）、氧化应激（Chen et al.，2015）、胚胎发育毒性（Du et al.，2015；Farhat et al.，2013；Fu et al.，2013；Giraudo et al.，2015；McGee et al.，2012）、内分泌干扰效应（Dishaw et al.，2014；Kim et al.，2015；Liu et al.，2013；Meeker and Stapleton，2010；Wang et al.，2013；Wang et al.，2015）、神经毒性效应（Dishaw et al.，2011；Ta et al.，2014；Wang et al.，2015）。此外，McGee 等观察了 TDCIPP 对斑马鱼胚胎的影响，认为 TDCIPP 能够诱导多种毒性效应，而不是针对某一个特定靶器官的毒性效应（McGee et al.，2012）。另外，不仅 OPEs 毒性效应的研究报道存在不足，这些毒性效应背后的作用机制也缺乏足够的解释，亟待研究和完善。

11.1　OPEs 对藻类生物的影响

OPEs 对藻类生物的毒性研究主要依赖于急性毒性下生长量和生长率的变化，而这些急性毒性数据常被用于化学品环境风险评估（表 11-1）。例如，采用九种 OPEs 对藻类的急性毒性评估北京城市地表水的环境风险时，获得的风险系数都低于 0.2885，即北京城市地表水对藻类生物的环境风险处于中低水平。OPEs 不仅影响藻类生长，而藻类本身也会影响 OPEs 在自然环境中的分布。虽然藻类生物对含卤阻燃剂的转化分解起到重要作用，但 OPEs 在藻类生物中代谢转化的相关研究却鲜有报道。值得注意的是，藻类中的 OPEs 能通过食物链传递到更高等的生物体内，从而通过食物链的延长和营养级的增加在生物体内逐级富集。

11.2　OPEs 对甲壳类动物的影响

大型溞作为水生态毒理学中常用的模式生物，OPEs 对大型溞的相关研究大部分依赖于急性致死效应（表 11-2）。另外，研究发现 OPEs 对大型溞的急性毒性的大小和辛醇–水分配系数呈正相关性。因此，与多种不含卤素的阻燃剂对大型溞的急性毒性时比较，基于 TPHP 的辛醇–水分配系数较大，其急性毒性也较大（$EC_{50} = 0.6$ mg/L，48 h），导致 TPHP 无法成为含卤阻燃剂优秀的替代品。此外，报道认为当大型溞暴露于多种 OPEs 的混合液时，其联合毒性显示为相加关系。同时，由于自然环境中的沉积物对 OPEs 具有吸附作用，这种吸附作用能降低 OPEs 对大型溞的急性毒性。例如，沉积物中的腐殖酸对 OPEs 的转运、降解及生物有效性都有影响。

也有部分研究报道了 OPEs 对大型溞的繁殖和发育的影响。采用转录组学的方法可以发现 TDCIPP 对大型溞发育抑制与多个信号通路有关，这些信号通路包括 DNA 复制、同源重组、细胞周期等（Li et al.，2017）。然而，研究认为 TBOEP 亚慢性暴露（21 天）虽然不会影响大型溞的生长与繁殖，但是 TBOEP 暴露会影响大型溞代谢相关的基因的表达水平，这意味着 TBOEP 可能影响了大型溞的蛋白质水解、氧运输、组织蛋白酶活性等生理过程（Giraudo et al.，2015）。

表 11-1　有机磷酸酯对藻类的急性毒性

有机磷酸酯	LC$_{50}$/EC$_{50}$（mg/L）	物种		暴露时间（h）	检测终点
TCEP	117	Pseudokirchneriella subcapitata	羊角月牙藻	96	生长率
TCEP	38	Pseudokirchneriella subcapitata	羊角月牙藻	96	生物量
TCEP	1.1	Scenedesmus subspicatus	近具刺栅藻	72	生物量
TCEP	3.6	Scenedesmus subspicatus	近具刺栅藻	72	生长率
TCEP	278	Scenedesmus subspicatus	近具刺栅藻	72	生物量
TCEP	522	Scenedesmus subspicatus	近具刺栅藻	72	生长率
TCEP	47	Pseudokirchneriella subcapitata	羊角月牙藻	96	生长率
TCIPP	73	Pseudokirchneriella subcapitata	羊角月牙藻	96	生物量
TCIPP	45	Scenedesmus subspicatus	近具刺栅藻	72	叶绿素含量
TDCP	10	Scenedesmus subspicatus	近具刺栅藻	72	生物量
TDCP	10	Scenedesmus subspicatus	近具刺栅藻	72	生长率
TDCP	12	Pseudokirchneriella subcapitata	羊角月牙藻	96	生物量
TDCP	39	Pseudokirchneriella subcapitata	羊角月牙藻	96	生长率
TiBP	10	Chlorella emersonii	浮水小球藻	48	生物量
TiBP	25	Chlorella emersonii	浮水小球藻	48	生长率
TiBP	58	Chlorella vulgaris	小球藻	168	生长抑制

续表

有机磷酸酯	LC$_{50}$/EC$_{50}$(mg/L)	物种		暴露时间(h)	检测终点
TiBP	4.4	Pseudokirchneriella subcapitata	羊角月牙藻	96	生长率
TiBP	1.1	Scenedesmus subspicatus	近具刺栅藻	72	曲线下面积
TiBP	2.8	Scenedesmus subspicatus	近具刺栅藻	72	生长率
TiBP	30	Scenedesmus subspicatus	近具刺栅藻	96	生物量
TiBP	18	Scenedesmus subspicatus	近具刺栅藻	96	生长率
TEP	900.8	Scenedesmus subspicatus	近具刺栅藻	72	生长率
TPHP	2	Pseudokirchneriella subcapitata	羊角月牙藻	96	细胞密度
TPHP	0.5	Scenedesmus quadricauda	四尾栅藻	28	碳吸收
TOCP	1.5	Scenedesmus pannonicus	栅藻属变种	96	生长

资料来源: Cristale et al., 2013; Shi et al., 2016; verbrugger et al., 2005。

表 11-2　有机磷酸酯对甲壳类的急性毒性

有机磷酸酯	LC$_{50}$/EC$_{50}$（mg/L）	物种		暴露时间（h）	检测终点
TCEP	451	Daphnia magna	大型溞	24	活动抑制
TCEP	340	Daphnia magna	大型溞	24	活动抑制
TCEP	235	Daphnia magna	大型溞	24	活动抑制
TCEP	7.1	Daphnia magna	大型溞	24	活动抑制
TCIPP	63	Daphnia magna	大型溞	48	活动抑制
TCIPP	131	Daphnia magna	大型溞	48	活动抑制
TDCP	3.8	Daphnia magna	大型溞	48	活动抑制
TDCP	4.6	Daphnia magna	大型溞	48	活动抑制
TiBP	33	Daphnia magna	大型溞	24	活动抑制
TiBP	30	Daphnia magna	大型溞	24	活动抑制
TiBP	35	Daphnia magna	大型溞	96	致死
TiBP	2.1	Daphnia magna	大型溞	72	致死
TiBP	35	Daphnia magna	大型溞	24	致死
TiBP	9.2	Daphnia magna	大型溞	24	活动抑制
TiBP	1.7	Gammarus pseudolimnaeus	钩虾	96	致死
TiBP	2.4	Hyalella azteca	端足虫	96	致死
TiBP	34.6	Streptocephalus proboscideus	仙女虾	24	致死
TiBP	32.8	Streptocephalus rubricaudatus	仙女虾	24	致死
TiBP	21.8	Streptocephalus texanus	仙女虾	24	致死
TiBP	11	Daphnia magna	大型溞	48	致死

续表

有机磷酸酯	LC$_{50}$/EC$_{50}$(mg/L)	物种		暴露时间(h)	检测终点
TEP	>100	Asellus intermedius	潮虫	96	活动抑制
TEP	900	Daphnia magna	大型溞	24	活动抑制
TEP	950	Daphnia magna	大型溞	24	活动抑制
TEP	2705	Daphnia magna	大型溞	24	活动抑制
TEP	350	Daphnia magna	大型溞	96	活动抑制
TEP	>100	Gammarus fasciatus	钩虾	96	活动抑制
TBOEP	75	Daphnia magna	大型溞	48	致死
TPHP	1.35	Daphnia magna	大型溞	48	致死
TPHP	1	Daphnia magna	大型溞	48	致死
TPHP	1	Daphnia magna	大型溞	48	致死
TPHP	0.25	Gammarus pseudolimnaeus	钩虾	96	致死
TOCP	5.6	Daphnia magna	大型溞	48	致死

资料来源: Cristale et al., 2013; Shi et al., 2016; verbrugger et al., 2005。

11.3 OPEs 对鱼类的影响

11.3.1 OPEs 的神经毒性效应

由于 OPEs 的分子结构与有机磷酸农药（organophosphate pesticides，OPs）非常相似，一些报道认为 OPEs 也可能导致类似于 OPs 的神经毒性效应（Oliveri et al.，2015；Sun et al.，2016）。例如，在 PC12 细胞（一种广泛使用的神经毒性的体外模型）的研究中，TDCIPP 暴露表现出与毒死蜱（CPF，一种有机磷酸酯农药）相似的神经毒性效应。斑马鱼作为常见的模式生物用来评估 OPEs 的神经毒性效应，尤其是利用与神经相关的运动和行为学来评估 OPEs 对斑马鱼的神经毒性效应（Noyes et al.，2015；Sun et al.，2016）。然而，许多基于斑马鱼的研究认为 OPEs 引发神经毒性的作用机制和有机磷农药不同：斑马鱼幼鱼暴露于 TNBP，TBOEP 和 TCEP 表现出与 CPF 类似的运动行为效应，包括游动活力及光刺激反应，但是在乙酰胆碱酯酶活性以及神经发育相关基因的表达上，这些 OPEs 与 CPF 却有显著差别，表明其潜在的神经毒性机制可能不同。斑马鱼胚胎神经相关的运动和行为还被作为高通量筛选和评估平台，Noyes 等利用这样的平台评估了 44 个卤代阻燃剂和 OPEs 相关毒性效应，结果发现斑马鱼神经发育过程对大多数阻燃剂非常敏感（Noyes et al.，2015）。利用一系列运动和认知相关的行为学，Oliveri 等研究发现早期生命阶段暴露于 TDCIPP 能够影响斑马鱼整个生命阶段的运动和行为，表明 TDCIPP 可能损伤斑马鱼神经发育过程；相似的研究表明，斑马鱼早期生命阶段短期的暴露于 TDCIPP 和 TPHP，能够影响其成年的一系列行为学反应（如对新环境的探索反应），类似于 OPs 所呈现的慢性神经毒性（Oliveri and Levin，2015）。尽管 TDCIPP 短期暴露对斑马鱼幼鱼的神经发育和 AChE 活性影响不大，但在 TDCIPP 的长期暴露实验（六个月）中，100 μg/L TDCIPP 对斑马鱼的行为学、5-羟色胺和多巴胺水平、神经发育程度均有抑制。同时，Wang 等还认为斑马鱼雌鱼比雄鱼对 TDCIPP 引发的神经毒性更为敏感（Wang et al.，2015）。

与 OPs（如 CPF）不同，很多 OPEs 对 AChE 并没有抑制效应（Dishaw et al.，2014；Wang et al.，2015）。一般认为 OPs 的急性毒性效应主要是通过抑制 AChE 从而造成的持续性胆碱能兴奋，但一些研究发现 OPs 低浓度慢性暴露能够诱导一系列慢性神经毒性效应，这些慢性神经毒性机制可能不仅依赖于 AChE 活性的抑制，在生物体内可能还有其他的不同于 AChE 和胆碱系统的神经毒性靶点（Slotkin et al.，2008）。Sun 等发现三种有机磷酸酯阻燃剂（TNBP、TBOEP 和 TCEP）和毒死蜱一样都能影响斑马鱼幼鱼行为，但不同于毒死蜱，这三种有机磷酸酯阻燃剂对 AchE 活性都没有影响。而且，近年来的研究发现了一系列 OPs 的慢性神经毒性靶点，如神经营养因子系统、轴突运输相关过程等。由于 OPEs 与 OPs 的结构相似，一些报道认为这些慢性神经毒性靶点也可能是 OPEs 神经毒性效应的潜在靶点（Terry et al.，2007）。

11.3.2 OPEs 的内分泌干扰效应和繁殖毒性

目前，尽管评估 OPEs 毒性的研究较少，逐渐增加的证据表明 OPEs 暴露对内分泌系统产生不利影响（Dishaw et al.，2014）。许多离体的研究，采用不同细胞系为实验对象筛选了 OPEs 的内分泌干扰效应。这些研究结果发现 OPEs 能激活雌激素受体，并且显示出抗雄激素效应（Schang et al.，2016）。以鱼类为研究对象的实验中，OPEs 也显示出了内分泌干扰效应（Arukwe et al.，2016）。在斑马鱼上的研究发现 TPHP 和 TDCIPP 暴露降低了繁殖力，同时伴随着显著升高的 E2、VTG 水平，以及 E2/睾酮和 E2/11-酮基睾酮比例，并能显著影响 HPG 轴相关基因的表达；ToCP、TDCIPP 和 TPHP 暴露能显著升高斑马鱼的睾酮和 11-酮基睾酮水平，且呈现出性别差异性（Liu et al.，2013）；TDCIPP 还能显著改变斑马鱼甲状腺激素水平及 HPT 轴相关基因的表达（Kim et al.，2015；Ma et al.，2016）；另外，TBOEP 暴露能够显著改变斑马鱼 HPT、HPA 和 HPG 轴相关基因的表达水平（Wang et al.，2013）（表 11-3）。

表 11-3 有机磷酸酯对鱼类的内分泌干扰效应

化合物	受试生物	检测指标及结果	文献来源
TBOEP、TCEP	鲑鱼幼鱼	没有改变激素水平，只改变了固醇合成相关基因表达	（Arukwe et al.，2016）
TBOEP	斑马鱼胚胎	影响性腺轴基因表达	（Ma et al.，2016）
TDCIPP、TPHP	斑马鱼胚胎	改变了核受体基因表达	（Liu et al.，2013）
TDCIPP、TPHP	斑马鱼成鱼	表现出雌激素效应；繁殖能力下降	（Liu et al.，2013）
TDCIPP	斑马鱼胚胎	甲状腺干扰效应	（Wang et al.，2013）
TPHP	斑马鱼胚胎	甲状腺干扰效应	（Kim et al.，2015）

11.3.2.1 OPEs 影响激素水平

早在离体实验中，OPEs 就发现能和雌激素/雄激素受体结合，引发内分泌干扰效应。在活体暴露实验中，OPEs 也能改变血浆中的雌激素/雄激素水平。OPEs 具有雌激素效应：TDCIPP、TPHP 和 ToCP 能够增加斑马鱼血浆中的雌激素水平、提高斑马鱼血浆中的卵黄蛋白原含量。OPEs 还具有微弱的抗雄激素效应：雄性斑马鱼在 TDCIPP、TPHP 和 ToCP 暴露后，其血浆中雄激素水平显著降低。此外，也有报道认为 OPEs 对鱼的内分泌干扰效应存在性别差异，低浓度 TDCIPP 对雄性斑马鱼的激素水平没有影响，但是反而提高了雄鱼血浆中的雄激素浓度。

卵泡刺激素和促黄体生成素是两种重要的促性腺激素，鱼体中的类固醇代谢、卵子形成和精子发生都与之密切相关。OPEs 能够改变鱼类卵泡刺激素和促黄体生成素的浓度，如 TDCIPP 能改变斑马鱼性腺中的卵泡刺激素受体和促黄体生成素受体相关基因的表达。

11.3.2.2 OPEs 影响固醇代谢与激素合成

尽管离体实验和计算机模拟的结果认为 OPEs 可以通过和雌激素/雄激素受体结合来产生内分泌干扰效应，但部分实验认为 OPEs 也能影响类固醇代谢和性激素合成。转录组和代谢组研究还证实了 OPEs 能够影响鱼体的脂质代谢和类固醇代谢的相关基因的表达。例如，1 mg/L 的 TPHP 能显著上调斑马鱼肝脏中 *cyp17* 和 *cyp19a* 的基因表达，4 μg/L 的 TDCIPP 则能上调斑马鱼性腺中 *3β-hsd* 和 *star* 的表达量。

11.3.2.3 OPEs 的甲状腺干扰效应

OPEs 对水生生物甲状腺干扰效应的相关报道较多，许多 OPEs 能和甲状腺受体结合，以甲状腺激素类似物的形式引发下游反应。40 μg/L TPHP 可以使斑马鱼幼鱼三碘甲状腺原氨酸（T3）和四碘甲状腺原氨酸（T4）含量显著上升；但是在斑马鱼幼鱼的 TDCIPP 暴露实验中，TDCIPP 却降低了 T4 浓度。OPEs 还影响甲状腺激素的合成和转运，TPHP 能够上调甲状腺素运载蛋白、甲状腺脱碘酶、尿苷二磷酸葡萄糖醛酸转移酶和甲状腺过氧化物酶的基因表达水平。甲状腺激素的合成受促甲状腺激素（TSH）的影响，而甲状腺激素自身能对促甲状腺激素形成负反馈。Wang 等认为 TDCIPP 暴露后促甲状腺激素相关基因（*tshβ*）显著上调，这个现象和 TDCIPP 暴露后 T4 浓度下降密切相关（Wang et al.，2013）。

11.3.2.4 OPEs 的繁殖毒性

OPEs 的繁殖毒性表现在成鱼繁殖能力下降、产卵量减少。据报道，20 μg/L TDCIPP 就可以使斑马鱼雌鱼的产卵量显著下降。尽管 TDCIPP 和 TPHP 暴露能增加雌鱼的雌激素水平和卵黄蛋白原含量，但雌鱼的产卵量却在暴露后显著下降，而且鱼卵的受精率和孵化率也显著降低。斑马鱼成鱼在 TDCIPP 暴露三个月后，其产卵量、卵的孵化率、存活率显著下降。同时，后代幼鱼的神经发育、甲状腺系统和行为学也受到了影响。此外，OPEs 还可以对鱼类的性腺造成损伤，引起性腺退化。例如，TDCIPP 能降低雌鱼性腺中闭锁卵泡的数量，增加皮质肺泡卵母细胞在雌性腺中的比例。

11.3.3 OPEs 对鱼胚胎发育的影响

大量研究表明，动物的早期生命发育阶段对环境污染物非常敏感，OPEs 对动物和人类的胚胎发育毒性不容忽视。一些研究报道了 OPEs 对斑马鱼的胚胎发育毒性（Dishaw et al.，2014；Du et al.，2015）。在几个常见的氯代 OPEs 中，TDCIPP 对斑马鱼胚胎的急性毒性最大，TCIPP 和 TCEP 的毒性相对较小；9 个常见的 OPEs（TEP、TCEP、TPrP、TCIPP、TDCIPP、TBOEP、TiBP、CDP 和 TPHP）中，TDCIPP，TPHP 和 CDP 对斑马鱼胚胎的急性毒性相对较大；另外，这 9 个 OPEs 的 96h-LC50 值与其对应的正辛醇–水分配系数的对数呈现出很好的线性相关关系，表明 OPEs 对斑马鱼胚胎的急性毒性很大程度上取决于其疏水性质（Dishaw et al.，2014）。在四种 OPEs（TDBPP、TDCIPP、TCEP 和 TCIPP）的暴露实验中，TDBPP 表现出最高的胚胎毒性，其毒性效应甚至要高于 TDCIPP 和毒死蜱。

除了急性毒性，一些研究报道了 OPEs 对胚胎的致畸效应。例如，TDCIPP（3 μM）暴露导致斑马鱼胚胎产生一系列畸形效应，包括短尾，体长减短等，其中 96 hpf 最显著的畸形特征是躯干弯曲，这可能与肌肉和软骨发育相关的基因和蛋白表达的改变有关（Fu et al.，2013）。卵裂期是 TDCIPP 对斑马鱼暴露最敏感的时期，该时期基因组甲基化的延迟可能与 TDCIPP 诱导的胚胎发育毒性相关（McGee et al.，2012）。另外，Isales 等的研究发现 TPHP 诱导的斑马鱼胚胎发育毒性可能与 RARs 有关，因为 RAR 的拮抗剂 BMS493 能够显著增强 TPHP 诱导的胚胎毒性（Isales et al., 2015）。TBOEP 暴露也能减低斑马鱼胚胎存活率及孵化率，并导致心率变缓，体长减短，并增强尾部区域的细胞凋亡（Han et al., 2014）。另外，OPEs 暴露也能导致日本青鳉产生胚胎发育毒性，包括孵化率降低、孵化时间延长、体长减短、心率变缓等（Sun et al., 2016）。

芳烃取代的 OPEs 暴露更容易导致斑马鱼胚胎产生一系列的心脏发育毒性，包括心包水肿，心率变缓等（Isales et al., 2015；McGee et al., 2013）；TPHP 和 CDP 暴露能够导致斑马鱼心率变缓、心包水肿、心脏循环受阻、心肌细胞减少以及增长的动脉球及静脉窦间距，而心脏发育相关基因（*bmp4*、*nkx2.5* 和 *tbx5*）表达的改变可能与 TPHP 和 CDP 产生的心脏毒性有关（Du et al., 2015）；McGee 等认为咽胚期是 TPHP 和 Mono-ITP 诱导的心脏毒性最敏感的时期，且 Mono-ITP 诱导的斑马鱼心脏毒性与芳烃受体有关，而 TPHP 虽然结构与 Mono-ITP 相似，但其心脏毒性与芳烃受体无关（McGee et al., 2012）。

11.3.4　OPEs 的其他毒性效应

OPEs 具有氧化应激效应。在离体实验中，OPEs 能抑制细胞活力、增加 ROS 水平、诱导 DNA 损伤和细胞膜损伤（An et al., 2016）。OPEs 对鱼的氧化应激效应也有少量研究：在大西洋鲑鱼的暴露实验中，两种 OPEs（TBOEP 和 TCEP）诱导了氧化应激和脂质过氧化，同时一些和氧化损伤相关的基因也受到了影响，这些基因涉及谷胱甘肽过氧化物酶、谷胱甘肽还原酶、谷胱甘肽转移酶、过氧化物酶体增殖物激活受体（PPAR）等。

一些 OPEs 的致癌效应也不容忽视，特别是氯代的 OPEs，被认为具有潜在的致癌效应（Van der Veen and de Boer, 2012）。美国国家科学研究委员会报道基于啮齿类研究结果显示 TDCIPP 暴露与癌症发生有关（Freudenthal and Henrich, 2000）。但在鱼类相关暴露实验中，还没有 OPEs 致癌效应的直接证据。斑马鱼在 TPHP 暴露 7 天后，其转录组表达显示大量参与 DNA 修复和 *p53* 信号通路的基因，其表达水平发生了改变。计算模拟与分子对接的研究显示，OPEs 与 *p53* 分子之间能够形成氢键，其很容易与 *p53* 基因 DNA 片段绑定结合，显示出较高的结合亲和性，这也表明 OPEs 能够干扰抑癌相关的信号通路（Li et al., 2014；Li et al., 2015）。

表 11-4 有机磷酸酯阻燃剂对鱼类的急性毒性

有机磷酸酯	LC$_{50}$/EC$_{50}$(mg/L)	物种		暴露时间(h)	检测终点
TCEP	90	*Carassius auratus*	鲫鱼	96	致死
TCEP	249	*Oncorhynchus mykiss*	虹鳟	96	致死
TCEP	210	*Oryzias latipes*	日本青鳉	96	致死
TCEP	170	*Oryzias latipes*	日本青鳉	96	致死
TCIPP	56	*Brachydanio rerio*	斑马鱼	96	致死
TCIPP	84	*Lepomis macrochirus*	蓝鳃太阳鱼	96	致死
TCIPP	54	*Oryzias latipes*	日本青鳉	48	致死
TCIPP	51	*Pimephales promelas*	黑头软口鲦	96	致死
TCIPP	30	*Poecilia reticulata*	孔雀鱼	96	致死
TDCP	5.1	*Carassius auratus*	鲫鱼	96	致死
TDCP	1.4	*Oncorhynchus mykiss*	虹鳟	96	致死
TDCP	1.1	*Oncorhynchus mykiss*	虹鳟	96	致死
TDCP	3.7	*Oryzias latipes*	日本青鳉	48	致死
TDCP	3.6	*Oryzias latipes*	日本青鳉	96	致死
TDCP	2	*Oryzias latipes*	日本青鳉	96	致死
TiBP	11.4	*Brachydanio rerio*	斑马鱼	96	致死
TiBP	8.8	*Carassius auratus*	鲫鱼	96	致死
TiBP	13	*Oncorhynchus mykiss*	虹鳟	96	致死

续表

有机磷酸酯	LC$_{50}$/EC$_{50}$(mg/L)	物种		暴露时间(h)	检测终点
TiBP	4.2	Oncorhynchus mykiss	虹鳟	96	致死
TiBP	9.6	Oryzias latipes	日本青鳉	96	致死
TiBP	17	Oryzias latipes	日本青鳉	96	致死
TiBP	8.18	Pimephales promelas	黑头软口鲦	96	致死
TiBP	17.8~21.5	Leuciscus idus	圆腹雅罗鱼	96	致死
TiBP	23	Oncorhynchus mykiss	虹鳟	96	致死
TEP	2140	Leuciscus idus	圆腹雅罗鱼	96	致死
TEP	>500	Oryzias latipes	日本青鳉	48	致死
TEP	>1070	Pimephales promelas	黑头软口鲦	96	致死
TBOEP	24	Oncorhynchus mykiss	虹鳟	96	致死
TBOEP	30	Oryzias latipes	日本青鳉	96	致死
TBOEP	11.2	Pimephales promelas	黑头软口鲦	96	致死
TBOEP	16	Pimephales promelas	黑头软口鲦	96	致死
TEHP	>500	Oryzias latipes	日本青鳉	96	致死
TPHP	0.7	Carassius auratus	鲫鱼	96	致死
TPHP	0.42	Ictalurus punctatus	斑点叉尾鲴	96	致死
TPHP	0.78	Lepomis macrochirus	蓝鳃太阳鱼	96	致死
TPHP	0.36	Oncorhynchus mykiss	虹鳟	96	致死

续表

有机磷酸酯	LC$_{50}$/EC$_{50}$(mg/L)	物种		暴露时间(h)	检测终点
TPHP	1.2	Oryzias latipes	日本青鳉	96	致死
TPHP	0.87	Pimephales promelas	黑头软口鲦	96	致死
TPHP	1	Pimephales promelas	黑头软口鲦	96	致死
TPHP	0.66	Pimephales promelas	黑头软口鲦	96	致死
TOCP	>1	Brachydanio rerio	斑马鱼	96	致死
TOCP	0.8	Ictalurus punctatus	斑点叉尾鮰	96	致死
TOCP	5	Jordanella floridae	旗鱼	96	致死
TOCP	0.44	Gasterosteus aculeatus	三刺鱼	96	致死
TOCP	0.15	Lepomis macrochirus	蓝鳃太阳鱼	96	致死
TOCP	0.4	Oncorhynchus mykiss	虹鳟	96	致死
TOCP	6.7	Oryzias latipes	日本青鳉	96	致死
TOCP	4.9	Oryzias latipes	日本青鳉	96	致死
TOCP	0.5	Perca flavescens	黄鲈	96	致死
TOCP	4	Poecilia reticulata	孔雀鱼	96	致死

资料来源：Cristale et al.，2013；Shi et al.，2016；verbrugger et al.，2005。

表 11-5　有机磷酸酯对鱼类的毒性效应

OPEs	毒性效应		生物模型	参考文献
TDCIPP	神经毒性	影响神经相关运动和行为；改变神经系统发育相关基因表达；改变神经递质的水平	斑马鱼胚胎及成鱼	（Oliveri et al., 2015; Wang et al., 2015）
	内分泌干扰	繁殖力下降；E2/VTG/睾酮水平升高；改变 HPG 轴上相关基因表达	斑马鱼	（Liu et al., 2013a）
		改变斑马鱼甲状腺激素水平及 HPT 轴相关基因表达	斑马鱼胚胎鱼	（Wang et al., 2013）
	胚胎发育	最显著畸形特征为躯干弯曲；卵裂期是最敏感时期	斑马鱼	（Fu et al., 2013b）
TPHP	神经毒性	影响神经相关行为	斑马鱼	（Oliveri and Levin, 2015）
	内分泌干扰	繁殖力下降；E2/VTG/睾酮水平升高；改变 HPG 轴上相关基因表达	斑马鱼	（Liu et al., 2013a）
	胚胎发育	心率变缓，心包水肿，心脏循环受阻，心肌细胞减少以及增长 SV-BA	斑马鱼	（Du et al., 2015b; Isales et al., 2015; McGee et al., 2013）
		孵化率降低，孵化时间延长，体长减短，心率变缓	日本青鳉	（Sun et al., 2016a）
TCEP	神经毒性	影响神经相关运动；改变发育神经毒性相关基因表达	斑马鱼胚胎	（Sun et al., 2016b）
	胚胎发育	导致体长减短	日本青鳉	（Sun et al., 2016a）
TBOEP	神经毒性	影响神经相关运动；改变发育神经毒性相关基因表达	斑马鱼胚胎	（Ma et al., 2016）
	内分泌干扰	改变 HPT、HPA 和 HPG 轴相关基因的表达水平	斑马鱼幼鱼	（Ma et al., 2016）
		改变 T3 和 T4 水平	美洲红隼	（Fernie et al., 2015; Oliveri et al., 2015）
	胚胎发育	孵化率降低，孵化时间延长，体长减短，心率变缓	日本青鳉	（Oliveri et al., 2015）
		转录组结果显示 101 个基因差异表达	大型溞	（Giraudo et al., 2015）

续表

OPEs		毒性效应	生物模型	参考文献
TBEP	胚胎发育	减低存活率及孵化率；心率变缓，体长减短；增强尾部的细胞凋亡水平	斑马鱼	（Han et al., 2014）

第12章 有机磷酸酯的健康危害与相关损伤机制

随着溴代阻燃剂在全球范围内的限制使用，新型替代产品的有机磷酸酯阻燃剂已被广泛用于化工、建材、电子、纺织、装饰以及塑料制品。由于 OPEs 阻燃剂通常是作为物理添加剂，以掺杂混合而非化学键合方式被加入各类材料或产品中，很容易通过挥发，产品磨损和渗漏等多种方式进入到不同环境介质中，从而造成环境污染。目前 OPEs 已经在水、大气、土壤、室内灰尘等各类环境介质中均被检出，甚至在野生动物乃至人类的组织中也发现其残留（Herbstman et al.，2010）。有关 OPEs 在中国主要海域分布的统计数据显示，在中国青岛、连云港、厦门附近的黄海、渤海及莱州湾的海水样本中 OPEs 阻燃剂的检出率高达 97.6%，其中磷酸三（2，3-二氯丙基）酯［Tri（dichoropropyl）phosphate，TDCIPP）和磷酸三（2-氯乙基）脂（Tri（2-chloroethyl）phosphate，TCEP］是目前水体环境中检出率较高的两种典型 OPEs。文献报道，在我国松花江水和太湖沉积物中 TDCIPP 检测出浓度分别为 2.5~40 ng/L 和 0.62~5.54 μg/kg。瑞典、德国、挪威和澳大利亚等多国污水处理厂进水和出水的水质分析结果显示，污水处理厂进水和出水中均可以检出多种 OPEs 污染物，且瑞典的污水处理厂出水中 TDCIPP 含量仍处于较高的污染水平（浓度约为1.5~24 μg/L）。已有研究证实 TDCIPP 和 TCEP 等含氯的有机磷系阻燃剂比多溴联苯醚具有更强的环境持久性，而且也容易进行长距离的迁移。例如，在珀尔湖环境研究发现，在该生态环境中的大型水蚤、贝类、淡水鱼、各种鸟类以及松针等样本中均检测出多种 OPEs 残留。2015 年国内相关调查显示，在珠江三角洲区域的淡水鱼肌肉样品中检测的 TDCIPP 含量已经超过 251 μg/kg，从这些研究中不难发现，人们可以通过摄食、皮肤吸收以及吸入等多种途径摄入和吸收 OPEs。而对 TDCIPP 暴露的生物监测显示，在人类的尿液、母乳及胎盘中检测到了不同浓度水平的 TDCIPP 主要代谢产物（Dishaw et al.，2014）。一项研究发现，婴儿体内 TDCIPP 的代谢产物的量大约是其母亲体内的 5 倍。以上监测结果均说明 TDCIPP 在环境中的持久性以及在生物体内的蓄积性，所以 TDCIPP 暴露所导致的环境健康效应以及其潜在的毒性引起了越来越多研究者的关注。

12.1　有机磷酸酯的毒性作用

不同种类、不同浓度的有机磷阻燃剂对动物的整体毒性不一，已有研究表明 OPEs 阻燃剂对动物具有明显的整体毒性作用，比如斑马鱼经过较低浓度 TDCIPP（如 0 ~ 100 ug/L）长期暴露 6 个月后，将会导致雌鱼脑部多巴胺神经递质水平降低，而且长期暴露会导致明显的神经毒性。可见，低浓度的 OPEs 会通过改变相关基因的表达，影响动物体内激素水平从而对机体各功能产生影响。目前对 OPEs 毒性机制的研究大致分为基因蛋白水平的改变、氧化应激的产生、胆碱酯酶系统的改变、对内分泌激素的影响等方面。现对其主要整体毒性阐述如下。

12.1.1　有机磷酸酯对陆生动物的毒性效应

12.1.1.1　有机磷酸酯对大鼠的神经毒性

由近期的相关研究发现，OPEs 对大鼠具有较明显的神经毒性作用。比如在以 SD 大鼠灌胃 TCEP 或 TDCIPP（低剂量为 50mg/kg；高剂量为 250mg/kg）4 周后，高剂量暴露组的大鼠体重具有下降的趋势，而 Morris 水迷宫实验中隐蔽平台实验结果见图 12-1 所示，高浓度暴露组导致大鼠的学习记忆能力显著下降。脑组织病理学检查结果显示，在中、高浓度暴露组发现大鼠海马 CA1 区神经元变性、坏死、甚至缺失，脑组织内炎症细胞侵入，且高浓度暴露组大鼠局部脑组织发生钙化、骨化灶。以上实验结果显示，高剂量 TDCIPP 染毒可以导致大鼠海马 CA1 区神经元受损。造成大鼠学习记忆能力下降，说明实验剂量的 TECP 或 TDCIPP 具有一定的神经毒性效应，能够造成大鼠空间记忆能力的下降，神经行为学改变和脑组织 CA1 区的病理学改变。

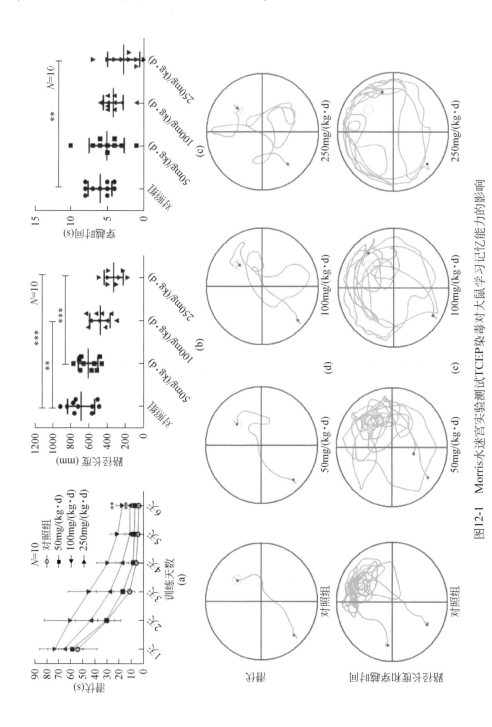

图12-1　Morris水迷宫实验测试TCEP染毒对大鼠学习记忆能力的影响

课题组利用 1H-NMR 代谢组学技术，结合 PLS-DA 和 PCA 分析方法，分别探讨了 OPEs 阻燃剂暴露所致 SD 大鼠脑组织中水溶性代谢物和脂溶性代谢物的变化特征。研究发现，暴露导致大鼠海马组织氨基酸类神经递质（如 γ-氨基丁酸、谷氨酸、乳酸等）代谢失衡，它们是参与脑内氨基酸代谢与神经递质、能量代谢、细胞膜组成成分、抗氧化等生理生化过程的重要代谢物质。对正常和染毒大鼠脑组织和血清代谢物进行差异代谢物通路富集分析，结果显示差异代谢物主要为：氨基酸代谢与神经递质类，能量代谢，细胞膜组成成分和抗氧化类等。由此可见，高剂量 TDCIPP 亚慢性染毒可引起雌性 SD 大鼠脑组织中特定神经化合物含量的变化，其中 TDCIPP 引起大鼠脑组织内谷氨酸、GABA、NAA、肌酸、乳酸等代谢物含量变化可能是 TDCIPP 诱发神经毒性的主要原因之一；而牛磺酸、肌醇、胆碱等代谢物含量变化可能与机体神经保护机制相关，它们主要参与体内氨基酸代谢与神经递质、能量代谢、细胞膜组成成分、抗氧化等重要的生理生化过程。通过以上代谢物富集通路的分析，为研究 TCEP 可能诱导的神经毒性机制提供了研究方向，同时也对 OPEs（如 TDCIPP 和 TCEP 等）可能引起的神经系统疾病做出一定的预测（李丽，2017）。

12.1.1.2　OPEs 对大鼠的甲状腺毒性和内分泌干扰作用

对 TDCIPP 暴露所致大鼠甲状腺损伤的实验表明，高剂量 TDCIPP 染毒能够造成大鼠体重下降，而大鼠的甲状腺重量和血清中甲状腺激素水平均出现变化。对甲状腺组织病理学切片结果显示，甲状腺组织滤泡细胞排列不规则，胶质较少，滤泡有增生和肥大的病理改变。为检测 OPEs 暴露所致甲状腺激素合成相关的基因在 mRNA 表达水平变化，我们选取了关键调控基因如细胞钠/碘转运体（NIS），甲状腺过氧化物酶（TPO），甲状腺球蛋白（TG）和促甲状腺激素受体（TSHR）等，用来研究 TDCIPP 暴露对于大鼠甲状腺激素合成的影响；另外选取与甲状腺激素转运（TTR）、生物转化（DIO1）、排泄（UGT1A1，UGT1A6），甲状腺激素受体（TRα 和 TRβ）以及毒物代谢（细胞色素 p450-3A1，CYP4503A1）相关的基因来检测 TDCIPP 暴露对大鼠甲状腺功能的影响。利用 RT-PCR 检测其 mRNA 的表达水平，结果显示，高浓度暴露组中 NIS 和 TG 的 mRNA 表达水平均出现上调；TPO 酶的 mRNA 表达水平在三组 TDCIPP 暴露组中均高于对照组，并且呈剂量依赖性的上升趋势；但是在 TSHR mRNA 表达水平上低浓度 TDCIPP 暴露组的大鼠与对照组相比显示出明显的下调。与甲状腺功能相关的基因检测中 CYP3A1 和 UGT1A6 在三组浓度的暴露中均出现显著上调表现；另外在三组暴露组中的 TRβ mRNA 表达水平与对照组相比均出现下调；TDCIPP 上调甲状腺球蛋白 TG、钠碘转运体 NIS、甲状腺过氧化物酶 TPO 基因的表达以便合成足够的 T4，维持甲状腺激素稳态，保障机体正常生理功能。TDCIPP 上调了细胞色素酶 CYP3A1、葡糖苷酸转运酶 UGT1A6 基因和蛋白、脱碘酶 DIO1 基因表达，而下调了 TRβ 基因和蛋白表达水平，从而加速了机体肝脏解毒代谢和甲状腺激素清除过程。TDCIPP 引起的甲状腺组织增生可能作为一种代偿机制，干扰了甲状腺激素的合成。有关 OPEs 对大鼠的内分泌干扰效应实验表明，对 5 周龄的 SD 大鼠经口分别摄入 100 mg/kg 和 300 mg/kg 的 TPP 和 TCEP 35 d 后，结果发现这两种 OPEs 均可导致大鼠体重和睾丸重量的下降，导致 300 mg/kg 的 TCEP 暴露组大鼠睾丸组织病理学损伤，降低了睾丸睾酮水平。在基因水平方面，与处理组相比，睾酮合成相关的调控基因均有所改变。且与睾丸组织抗氧化酶（如 MDA，CAT 和 GST 等）活性的相关基因均受到一定影响（赵飞，2016）。

由此可见，TDCIPP 具有一定的甲状腺内分泌干扰效应，长期低剂量 TDCIPP 暴露对于哺乳动物甲状腺功具有干扰作用（Zhao et al., 2016），其相关分子机制在将来的研究中应该受到关注。

12.1.1.3 OPEs 的生殖与胚胎发育毒性

OPEs 对鱼、鼠、禽类均存在生殖和胚胎发育毒性。在雄性斑马鱼体内，OPEs 可导致其睾丸素和 11-氧化睾丸素降低，而雌二醇水平升高；在雌性斑马鱼体内，OPEs 会调节性激素相关基因的表达水平，通过类固醇生成或雌激素代谢而改变性激素的平衡。大量研究也表明了低浓度的 OPEs 就会对胚胎或仔鱼造成一定程度的损伤，同样的，通过对性激素相关基因表达的调节导致一些雌激素受体水平改变，导致斑马鱼胚胎或鱼仔的水肿、畸形及最后的死亡，或者在胚胎发育阶段由于紊乱的激素水平致使心、肝等器官不能正常发育。利用鸡胚研究 OPEs 的毒性效应较多，在 OPEs 的干预作用下，鸡胚破壳时间延长，脸板、头、喙长度和胚胎质量、胆囊尺寸均降低，且 OPEs TDCIPP 还可以扰乱鸡胚免疫反应相关基因的表达和类固醇代谢反应，而鸡胚的正常发育也受到影响致使畸形。在对大鼠的研究中，OPEs 导致其体重和睾丸重量下降，睾丸睾酮水平下降，睾丸素合成的主要相关基因如 StAR、LDL-R 表达量下降，使内分泌紊乱显现出生殖毒性。在母鼠体内，OPEs 使大鼠每天体重增长和食物消耗量明显降低，临床表现立毛、分泌唾液和尿血，且胎死率明显，出生的仔鼠出现胎儿毒性，如肾脏重量明显增生（杨伟群等，2017）。

12.1.2　OPEs 对动物细胞的毒性效应

12.1.2.1　OPEs 对 PC12 细胞分化和生存率的影响

PC12 细胞是一种来自大鼠肾上腺髓质嗜铬细胞瘤的克隆细胞系，加入神经生长因子后，PC12 细胞在细胞形态上向交感神经元分化，常被作为神经元模型来进行培养。SH-SY5Y 细胞是来源于人的神经母细胞瘤细胞系，与成熟的神经元细胞具有很多生物化学和功能特性的相似性，因此，SH-SY5Y 细胞也是一种典型的神经元模型，被广泛应用神经生理学研究。

OPEs 对细胞分化的影响主要表现为对 PC12 神经细胞的形态发生改变，神经突触长度变短数量减少，神经细胞间的神经丝连接减少、形成的神经结节也减少，神经细胞变圆变小，生存数量减少；低剂量 TDCIPP 能促进 SH-SY5Y 细胞分化，比如在小剂量 TDCIPP（0～2.5 μM）暴露 5 d 后，SH-SY5Y 细胞神经突变长，含长轴突神经元比例增多，并随着时间的延长表现出一定的时间依赖性。以上结果均说明 TDCIPP 的暴露对 PC12 细胞和 SH-SY5Y 细胞都具有明显的细胞毒性，可抑制细胞的增殖且暴露时间越长，对细胞增殖抑制越明显。对 PC12 细胞暴露实验结果显示，随着 TDCIPP 暴露剂量的增加和暴露时间的延长，PC12 细胞的生存率呈降低的趋势，且具有一定的剂量效应关系。与对照组相比，暴露 24 h 和 72 h，当 TDCIPP 暴露剂量为 30 μM 时，细胞活性分别降低 11.73% 和 23.13%。不同剂量的 TDCIPP 和 TCEP 暴露 PC12 细胞的生存率均随暴露剂量的

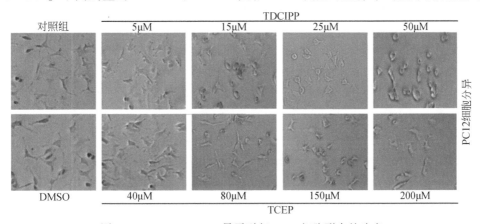

图 12-2　TDCIPP/TCEP 暴露引起 PC12 细胞形态的改变

升高而降低，呈现剂量效应关系；在相同的暴露剂量下，暴露时间越长，细胞生存率就越低，且存在时间和剂量效应如图 12-2 所示。同时 TDCIPP 诱导 SH-SY5Y 细胞毒性也具有显著的时间依赖性，在 TDCIPP（100 μM）作用 SH-SY5Y 细胞 24 h，细胞生存率约为 50%（图 12-3）。

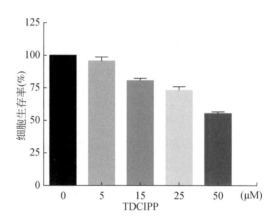

图 12-3　TDCIPP 暴露对 PC12 细胞生存率的影响

12.1.2.2　OPEs 对 PC12 细胞氧化应激的影响

细胞的氧化应激主要是由于机体遭受内源性和（或）外源性刺激而导致代谢异常，造成了体内活性氧物质的大量产生，超过了抗氧化系统的清除能力，从而使机体处于失稳状态。研究发现，在 TDCIPP 暴露 PC12 细胞 72 h 时，超氧化物歧化酶和谷胱甘肽（glutathione，GSH）的含量随着暴露浓度的升高而降低，7.5 μM 暴露组的 SOD 和 GSH 含量与对照组相比几乎没有变化，说明在该剂量的暴露下，ROS 的增多并未造成抗氧化系统的紊乱，细胞内抗氧化能力较强；与对照组相比，30 μM、60 μM 的暴露所致的降低均具有统计学意义，提示高浓度的 TDCIPP 暴露可以产生过多的 ROS，大量的消耗细胞内抗氧化酶和低分子清除剂，导致氧化和抗氧化系统的失衡，造成细胞的氧化损伤。Dishaw 等（2011）的研究报道指出，TDCIPP 的暴露致使 PC12 细胞产生 MDA 的水平显著地高于相同浓度的毒死蜱产生 MDA 的水平。72 h 的 TDCIPP 暴露可使 MDA 的含量升高，提示 TDCIPP 的暴露可造成 PC12 细胞氧化应激损伤。因此 TDCIPP 暴露组细胞内活性氧簇 ROS 的含量呈上升趋势，SOD 与 GSH 的含量随 TDCIPP 暴露剂量的升高而降低；MDA 含量则呈现升高的趋势（李超楠，2015）。

12.1.2.3　OPEs 对 PC12 细胞内 Ca²⁺稳态的影响

TDCIPP 暴露不仅能抑制 PC12 细胞增殖，且导致了细胞内 Ca^{2+} 稳态的破坏。课题组曾等将分化的 PC12 细胞分别暴露于 0 μmol/L，5 μmol/L，15 μmol/L，25 μmol/L，50 μmol/L 的 TDCIPP 4 d，采用 MTT 法及分子探针 Fluo-3/AM 法检测细胞生存率及细胞内 Ca^{2+} 的含量；结果表明，在 TDCIPP 的暴露条件下，可引起 PC12 细胞生存率显著性的降低，呈现剂量效应关系；细胞内 Ca^{2+} 稳态遭到破坏，随着暴露剂量的增加呈现 Ca^{2+} 水平增多的剂量效应关系（图 12-4）。综合课题组相关研究我们发现，TDCIPP、TCEP 等 OPEs 染毒后神经细胞 Ca^{2+} 稳态受到破坏，cAMP 被激活，CaMK2 蛋白磷酸化水平增加，JNK 表达水平以及 Erk1/2 和 p38 蛋白的磷酸化水平等均发生改变。可见 TDCIPP 能通过影响 GABA、Glu 水平，使细胞内 Ca^{2+} 超载，进而使 MAPK 信号通路蛋白磷酸化，激活 cAMP/MAPK 通路会导致神经元损伤作用。另外，由于神经细胞是高度分化的，那么神经细胞毒性就会导致神经细胞不可逆减少，引起学习记忆功能逐渐丧失，一些信号通路如 PKG、MAPK、钙离子动态平衡紊乱等可能与其相关。

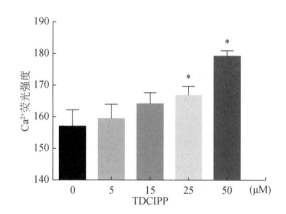

图 12-4　TDCIPP 暴露对 PC12 细胞生存率及细胞内 Ca^{2+} 水平的影响

12.1.2.4　TDCIPP/TCEP 导致 PC12 细胞神经毒性的生物标志物

神经发育毒性导致神经细胞突触发生发展受到阻碍，与其相关的蛋白有突触因子、tau 蛋白、骨架蛋白、神经生长相关蛋白 GAP43/BDNF、调节蛋白 CaMK 等。分别对 TDCIPP/TCEP 暴露组 PC12 细胞进行收集，提取蛋白后采用 WB 技术检测目标蛋白。结果显示，OPEs 影响 PC12 细胞内调节蛋白 CaMK2、GAP43 的翻译水平，TDCIPP 使其表达量相比正常细胞降低 20%~40%，且与 TDCIPP 染毒存在剂量效应关系；TCEP 使 GAP43 表达量相比正常细胞降低约 50%，而 CAMK2 的表达水平呈现增长的趋势。另外，PC12 细胞内骨架蛋白 tubulin、NF-H 的翻译水平在 TDCIPP 作用下最大降幅约为 30%，且同样与 TDCIPP 染毒存在剂量效应关系；而 TCEP 作用下骨架蛋白 tubulin 翻译水平同样降低 20%~30%，NF-H 翻译水平却呈现增多的趋势，最多相比正常组增加约 1 倍。由以上实验结果可见，在 OPEs 作用下神经生长相关蛋白翻译水平的改变，可引起神经细胞生长发育受损，损伤神经细胞 PC12 的正常形态，阻碍其发挥正常功能，从而引起 PC12 细胞神经毒性，而以上几类与神经相关目标蛋白，可能成为其神经毒性效应主要的生物标志物（李超楠，2015；塔娜，2013）。

12.1.2.5 OPEs 诱导神经细胞凋亡和自噬作用

细胞凋亡是清除多余、衰老和有缺陷细胞的一个重要过程，在神经系统发育和免疫器官的建立的过程中发挥重要的作用。正常生理状态下，细胞凋亡和增殖保持动态平衡，是维持体内细胞数量动态平衡的基本措施，以维持正常的生理功能。但当凋亡调控失衡时，就可能引起神经退行性病变、癌症和自身免疫性疾病等，已有研究表明，将 PC12 细胞暴露于 7.5 μmol/L、15 μmol/L、30 μmol/L、60 μmol/L 的 TDCIPP 72 h 后，与对照组相比，细胞的凋亡率随暴露剂量的增加而升高，最高暴露剂量 60 μmol/L 时，与对照组相比，细胞的凋亡率增加了 5.7 倍（图 12-5）。用 Annei VFITC/PI 双染进行细胞凋亡率测定发现 TDCIPP 暴露显著诱导 SH-SY5Y 细胞凋亡，随着暴露剂量的增加，细胞的凋亡率出现增高的趋势，由凋亡的产生导致了细胞核的损伤：主要表现为核固缩、核碎裂及核溶解。细胞自噬与个体发育、氧化性损伤保护、肿瘤细胞的恶性增殖及神经退行性疾病有关。主要表现为细胞质中出现大量空泡状的自噬吞噬泡，由溶酶体内的酶降解自体吞噬泡中的内容物和内膜，有效清除坏死细胞器和异物。实验结果显示，TDCIPP 能诱导 SH-SY5Y 自吞噬明显增强，同时增强自吞噬有效的抑制 SH-SY5Y 细胞：主要表现在经 TDCIPP 处理后，SH-SY5Y 细胞中自吞噬蛋白标志性蛋白：微管相关蛋白轻链Ⅲ（microtubule associated protein light chainⅢ）/LC3 Ⅰ的比值增加及 p62/SQSTM1 的降解增加，通过激光共聚焦显微镜及流式细胞仪检测发现：细胞内自噬小体数目显著增加。以上结果表明自吞噬在 TDCIPP 诱导的 SH-SY5Y 细胞凋亡中具有一定的保护作用（Li et al.，2017）。

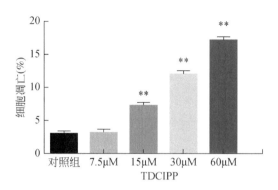

图 12-5　TDCIPP 暴露对 PC12 细胞凋亡率的影响

12.1.2.6　OPEs 对其他种类细胞的毒性效应

通过对酵母的研究发现，OPEs 通过与核受体作用表现出潜在的内分泌干扰毒性，其中 TDCIPP 具有显著的雄激素受体、糖皮质激素受体及视黄酸 X 受体拮抗作用，TCIPP 具有视黄酸受体拮抗作用。小鼠睾丸间质细胞类固醇生成实验表明，TCEP 能够抑制小鼠睾丸间质细胞睾酮合成相关基因表达，导致培养基中睾酮含量下降；另外还有研究表明，TDCIPP 对小鼠树突细胞具有免疫毒性。TCEP 和 TCIPP 对仓鼠肺成纤维细胞（V79 细胞）具有显著的细胞毒性、遗传毒性及致突变作用。实验中将 H295R 细胞暴露于 TDCIPP、TPP、TCP（0.001 mg/L、0.01 mg/L、0.1 mg/L、1 mg/L、10 mg/L、100 mg/L）48 h 后，在高浓度暴露下，细胞内雌二醇和睾酮的浓度会升高；同时将 MVLN 细胞暴露于 TDCIPP、TPP、TCP（0.001 mg/L、0.01 mg/L、0.1 mg/L、1 mg/L、10 mg/L）中 72 h 后发现，没有 OPEs 作为雌激素受体兴奋剂，然而 TDCIPP、TPP、TCP 可以作为拮抗剂来抑制 E2 与雌激素受体的结合。将小鼠 Tm3 睾丸间质细胞于 TBEP（30 μg/mL，100 μg/mL）中暴露 6 h、12 h、24 h，发现在 100 μg/mL 浓度下暴露 24 h 后，谷胱甘肽的含量显著降低，氧化型谷胱甘肽的含量显著升高，抗氧化酶（如超氧化物歧化酶、过氧化氢酶、谷胱甘肽过氧化物酶、谷胱甘肽巯基转移酶）的活性也显著升高，由此证明 TBEP 会引起 Tm3 睾丸间质细胞的氧化应激反应（Zhao et al.，2016）。

12.2 OPEs 细胞毒性的相关分子作用机制

12.2.1 TDCIPP 暴露所致细胞内 Ca^{2+} 稳态失衡导致 CaMK2 的磷酸化作用

综合以上实验结果可知，在 TDCIPP 的作用下，细胞内 ROS 浓度增高，钙离子含量增加，线粒体膜电位降低，细胞膜通透性增加，机体氧化、抗氧化系统失衡，脂质过氧化程度的增加，使细胞氧化还原反应处于失平衡状态，导致细胞毒性的发生。其相关分子机制可能是，PC12 细胞内 Ca^{2+} 稳态受到破坏，随着染毒剂量增加呈现细胞内 Ca^{2+} 浓度水平增多的剂量效应关系，且随着染毒时间的延长，细胞内 Ca^{2+} 浓度水平同样呈现增多的趋势。CaMK2 和 MAPK 通路蛋白磷酸化水平增加，其中 CaMK2 的磷酸化呈现明显的时间和剂量效应；JNK 和 p38 蛋白磷酸化水平增多表现相似的变化趋势，存在明显的剂量效应；Erk1/2 蛋白磷酸化水平增多则存在明显的时间效应。另外 TDCPP 染毒的 PC12 细胞中，MAPK 通路磷酸化水平增多可以被 CaMK2 磷酸化抑制剂部分抑制，提示了 MAPK 信号通路与 CaMK2 蛋白之间存在相互作用关系，暴露于 TDCPP 下的 PC12 细胞内 MAPK 信号通路部分被直接激活，部分由 CaMK2 的磷酸化引起。由此，第二信使 Ca^{2+}、关键蛋白 CaMK2 和 MAPK 信号通路蛋白的磷酸化水平的改变，可能成为典型有机磷酸酯类阻燃剂 TDCPP 暴露所致 PC12 细胞产生神经毒性效应的生物分子作用机制（李丽，2017）。

12.2.2 TDCIPP 暴露所致神经生长相关蛋白表达的改变导致神经毒性

神经毒性分为发育性毒性和细胞性毒性，神经发育毒性导致神经细胞突触发生发展受到阻碍，与其相关的蛋白有突触因子、tau 蛋白、骨架蛋白、神经生长相关蛋白 GAP43/BDNF、调节蛋白 CaMK 等。另外由于神经细胞是高度分化的，那么神经细胞毒性就会导致神经细胞不可逆减少，引起学习记忆功能逐渐丧失和 PC12 细胞和 SH-SY5Y 细胞中的 GAP43 蛋白、Btubulin 微管蛋白、NF-H 神经丝蛋白、DNF 和神经突触骨架蛋白如 Tau 蛋白等都会影响神经细胞的生长发育。在神经细胞的发育过程中，GAP43 通过调节细胞内钙离子稳态调节神经元细胞的发育。在低剂量 TDCIPP 诱导下，神经细胞内钙离子内流超载，与钙调蛋白 CaM 结合后作为第二信使激活下游靶蛋白，如蛋白激酶 C（PKC）、钙依赖性钙调蛋白 CaMK2 等，使神经细胞凋亡增多、神经突触生长发育受到抑制，导致神经细胞毒性的发生。低剂量 TDCIPP 诱导下，SH-SY5Y 细胞中含有长轴突神经元的数量增多，分化神经元表面轴突的长度增加，细胞骨架蛋白神经丝蛋白 H（eurofilament protein H，NF-H）、NF-L 及 β-微管蛋白（β-tubullin）的表达上调，细胞自噬增多，也会造成细胞损伤。可见，TDCIPP/TCEP 可能通过改变神经生长因子 GAP43、骨架蛋白 Tubulin、NF-H 及调节蛋白 CaMK 等的基因和蛋白表达水平引起神经细胞突触发生障碍，产生神经发育毒性（Ta et al., 2014）。

12.2.3 TDCIPP 暴露对 PI3K/Akt 信号通路的抑制，导致细胞凋亡可能是其毒性作用机制

本书曾采用 DGE 技术，筛选出 TDCIPP 暴露致 PC12 细胞损伤的 161 个差异表达基因（其中 49 个基因上调，112 个基因下调），由 GO 富集分析结果表明差异表达的基因多集中于 PI3K/Akt 信号通路。PI3K/Akt 信号通路调节细胞的凋亡途径之一，就是调节 bcl-2 家族成员的活性来调节细胞的凋亡。bcl-2 家族成员分为凋亡抑制蛋白和促凋亡蛋白 2 类，TDCIPP 暴露致使 PC12 细胞的 PI3K/Akt 信号通路受到抑制，PI3K/Akt 的磷酸化水平降低，属于抑制细胞凋亡的 bcl-2 蛋白合成减少，促进细胞凋亡蛋白 Bax 生成增多，bcl-2/Bax 比值减小，细胞凋亡增多。PI3K/Akt 信号通路还参与调节细胞内 Ca^{2+} 水平、CaMK2 磷酸化、MAPK 通路激活等反应。在 TDCIPP 的暴露条件下，PI3K/Akt 信号通路受到抑制，Akt 磷酸化进程减少，myc 的 mRNA 及蛋白的相对表达水平下调，降低细胞周期蛋白 D1 蛋白的表达，使细胞分化停止于 G1 期，从而导致细胞的凋亡增多。研究发现 TDCIPP 暴露可引起大鼠脑细胞内 Ca^{2+} 超载，激活了钙依赖/钙调蛋白激酶 2（CaMK2）表达的增多，进而使促分裂原活化蛋白激酶（MAPK）信号通路的蛋白磷酸化，引起氨基酸类神经递质代谢异常，导致细胞毒性的发生。

由此可见，暴露 TDCIPP 可增加 ROS 含量，氧化还原反应处于失平衡状态，包括抗氧化剂 SOD、GSH 含量的降低；导致 PI3K/Akt 信号通路的抑制，即 PI3K/Akt 的磷酸化水平降低，Myc mRNA 与蛋白水平降低；p21 mRNA 与蛋白水平呈现剂量依赖性的上调表达以及凋亡相关蛋白 Bcl-2 和 Bax 的改变，造成细胞

凋亡的产生，从而抑制细胞增殖，引起细胞损伤（李丽，2017）。

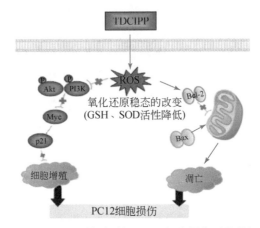

图 12-6　TDCIPP 暴露引起 PC12 细胞损伤可能的机制

第 13 章 | 有机磷酸酯与人体慢性疾病

13.1 慢性病的相关概念

13.1.1 慢性病的概念和分类

慢性非传染性疾病（慢性病，non-communicable diseases，NCD）是指一类起病隐匿、病程长且病情迁延不愈、病因复杂、缺乏确切的传染性生物病因证据的疾病的概括性总称。慢性病的危害在于损伤心、脑、肾等脏器的正常功能，影响患者生活质量及工作能力，且持续性治疗会增加家庭及社会负担。随着居民生活方式、饮食结构、工作方式、社会交往等发生改变，引发慢性病的相关病因也在不断改变、相互作用，使慢性病患病率逐年上升。

慢性病带来的沉重负担是全球面临的一项重要公共卫生挑战，严重制约了社会和经济的发展。慢性病的种类高达三十几种，涵盖呼吸系统疾病、循环系统疾病、消化系统疾病、泌尿系统疾病、造血系统疾病、内分泌系统疾病、代谢疾病、风湿类疾病和神经系统疾病。临床上常见的有糖尿病、心脑血管疾病（包括高血压、冠心病、卒中等）、恶性肿瘤等。据调查，心脑血管疾病、糖尿病、癌症和慢性阻塞性肺疾病已造成全球超过 60% 的死亡和伤残，预计该数字到 2030 年将达到 75%。

13.1.2 慢性病的国内外现状

自现代工业社会形成之后，慢性病成为西方国家主要的健康问题。在发达国家，每 4 个死者中有 3 个死于心血管疾病、癌症；在发展中国家，慢性病也逐渐成为比较常见的死亡原因。第 66 届世界卫生大会（2013）的政治宣言中指出，

2008 年全球 5700 万人死亡，其中 3600 万人（占 63%）死于慢性病[①]。据相关统计数据显示目前我国已有 2.6 亿慢性病患者，慢性病导致的死亡已占我国总死亡的 86.6%，导致的疾病负担已占总疾病负担的 70%（郭岩松，2012）。在 WHO 于 2016 年发布的环境与健康报告中，截至 2012 年，WHO 的研究估算全球由于环境因素引起的死亡数为 1260 万人，占所有死亡的 23%（95% ci：13%~34%）。当同时考虑死亡和残疾时（以伤残损害年计算或 DALYs），由环境造成的全球疾病负担比例为 22%（95% ci：13%~32%）。在 WHO 调查的所有 133 种疾病或伤害或其类别中，101 种疾病与环境有重大联系，其中 92 种疾病与环境的关系已至少部分量化。在全部人群中，环境因素对环境对 5 岁以下儿童（或放宽到 10 岁以下儿童）和 50 ~ 75 岁成人的健康影响最大。根据 DALYs 统计结果，由环境因素引起的疾病主要包括心血管疾病、腹泻病和下呼吸道感染。主要驱动力为环境和家庭空气污染，以及水污染、卫生条件和个人卫生状况[②]。

随着我国人口老龄化进程的加快，以高血压、糖尿病、癌症等为主的慢性病严重影响了老年人的健康。据统计，全国 2.41 亿 60 岁以上的老人中，有近 1.5 亿患有慢性病。血脂异常人群 1 亿多人，超过 3 亿人患有高血压，糖尿病人群有 1 亿多人，超重或肥胖人群 2 亿人，脂肪肝人群 1 亿多人。平均每 10 秒就有一个人罹患癌症，每 30 秒就有一人患糖尿病，每 30 秒就有一人死于心脑血管病。有科学家调查发现天津市户籍人口的主要死亡原因为慢性病，2014 年前 5 位死亡原因分别为心脏病、恶性肿瘤、脑血管病、呼吸系统疾病、损伤和中毒。前 5 位疾病累计死亡占总死亡的 89.91%，其中慢性病新发病例增长十分迅猛（江国虹等，2017）。

一直以来，人们都有一种错误的认知，觉得进入中年以后才会患上慢性病，慢性病是中老年人的专利。但是，已经有研究成果已经充分显示，青少年膳食不均衡养成肥胖、久坐缺乏运动、吸烟等不良生活习惯，不仅是成年后发生高血压、高脂血症、糖尿病、脂肪肝等慢性病的重要危险因素，超重、肥胖儿童发生高血压的风险分别是正常体重儿童的 3.3 倍、3.9 倍，肥胖儿童成年后发生糖尿病的风险是正常体重儿童的 2.7 倍，而且，直接导致慢性病呈现低龄化趋势，部分青少年儿童已经患上了慢性病。根据北京市健康"白皮书"显示，2014 年，在北京市的肥胖学生中，高血糖检出率为 66.6%，高血压检出率高达 30.7%，

[①] 资料来自：第 66 届世界卫生大会：每日简报（2013-05-27）。

[②] 来源于 Preventing disease through healthy environments：A global assessment of the burden of disease from environmental risks（WHO，2016）。

血脂异常总检出率为 43.2% , 脂肪肝检出率为 16% , 高尿酸检出率为 39.7% , 同比某些数值已经超过了成人的检出率。青少年肥胖一方面是成年后心脑血管疾病的发病隐患, 一方面也不利于自身生长发育, 可能会出现女孩早熟、男性女性化等。研究发现肥胖男童的睾丸大小仅为正常儿童 1/3 , 且其成年后生殖功能有所降低。除此之外, 儿童青少年患高尿酸血症与成年人一样, 也可逐步发展为痛风、尿酸性肾病、肾结石、尿毒症。而且, 由于儿童青少年肾脏发育不完全, 更容易引起肾功能损害。相反, 如果在儿童期就找到慢性病发病因素, 然后对其进行干预和治疗, 在成年后到老年时, 这种疾病的发生率就会降低 ①。

中华环保联合会主席、两院院士宋健在 4 月 22 日召开的中华环保联合会成立大会暨首届环境与发展中国论坛上披露, 目前环境卫生状况对人民健康的负面影响严重。中国科学院提交的一项关于我国环境与健康的研究报告显示, 75% 的慢性病与生产和生活过程中产生的废弃物污染有关 (金英子等, 2009) 所以, 面对慢性病人群数量激增这样的趋势下, 亟须我们研究环境污染物和慢性病之间的关系。

13.2   环境污染物与慢性病

慢性病的发病率与环境污染物有十分密切的联系, 特别是一些具有内分泌干扰性的持久性污染物。最近的一些流行病学研究表明, 人体暴露于具有干扰内分泌性的化学物质可能对生殖, 胎儿/儿童发育, 新陈代谢, 神经功能和其他重要过程都会产生不利的影响 (Diamanti-Kandarakis et al., 2009) , 危害人体健康。内分泌干扰物质 (EDCs) 是一类外源性物质, 干扰或破坏天然激素的正常合成、分泌、运输、结合和代谢; 最终导致稳态机制失调, 影响繁殖和发育。内分泌干扰化学物质从不同来源释放到环境中, 它们主要用于包装工业、农药和食品成分, 在人类活动和自然界中的物理化学反应中被排放到环境中。根据统计, 日常生活中使用的约 800 种化学物质具有内分泌干扰特性②, 包括邻苯二甲酸盐, 多氯联苯 (PCBs), 多环芳烃 (PAHs), 二噁英, 烷基酚 (APs), 全氟化学品 (PFCs), 溴系阻燃剂 (BFRs) 和有机磷酸酯 (OPEs) 等。

这些 EDCs 会与内分泌腺相互作用, 并对激素受体发挥激动剂或拮抗剂作

① 资料来自: 慢性病低龄化趋势不容小觑 (《内蒙古日报》, 2017-10-30)。
② 数据资料来自: State of the science of endocrine disrupting chemicals 2012 (WHO, 2013)。

用。它们可以通过激活雌激素受体、核受体和甾体受体，涉及多种机制来靶向影响正常的内分泌系统。已经有证据证明人体内分泌紊乱可导致乳腺癌、卵巢问题、甲状腺疹、睾丸癌、阿尔茨海默病、精神分裂症、神经损伤和肥胖、男性和女性不育、糖尿病等疾病。

13.2.1　环境污染物与生殖和发育系统疾病

EDCs 损害与生殖系统有关的正常生理反应，已有许多关于睾丸和卵巢异常的体外和体内证据。EDCs 减少了精子的数量和质量，同时增加了睾丸癌、前列腺癌和乳腺癌的发生率。在很大程度上，在野生动物物种中也观察到性缺陷。睾丸发育不全综合征（TDS），精液质量差和睾丸癌是已知与影响内分泌系统的一些环境污染物相关的主要疾病。同样，由于环境污染物的毒性，使很多男性精子数量非常低（Carlsen et al.，1992）。在雌性生殖系统中，己烯雌酚（DES）诱导一些组织形态和功能变化。在一项体外研究中，两种有机氯农药，甲氧滴滴涕和毒死蜱引起了下丘脑 GT1-7 细胞中促性腺激素生物合成的改变。因此，有毒物质会影响人体内激素释放的整个系统。科学家在比利时对 120 名女孩进行的一项研究中，PCBs 对生殖系统的发育阶段造成了损害（Staessen et al.，2001）。还有证据表明接触农药的儿童生殖功能失常；双酚 A（BPA）通常可以从塑料包装材料中浸出，如可重复使用的婴儿奶瓶、水瓶和其他家用材料等等，因此，BPA 也使儿童成为 EDCs 暴露的高危人群。科学家发现小鼠从笼子和塑料瓶的水中意外暴露于 BPA，会导致小鼠的卵母细胞中出现减数分裂紊乱和非整倍性的情况，据我们所知，在女性中卵母细胞的非整倍性会造成流产，Sugiura-Ogasawara 等研究 BPA 和流产之间的关系发现暴露于 BPA 的女性流产风险很高（Sugiura-Ogasawara et al.，2005）。

13.2.2　环境污染物与癌症

在第二次世界大战之后，有研究已经分析了大量用作武器的化学物质对人体内分泌干扰特性的影响。科学家对美国疾病控制和预防中心（CDC）中列出的约 48 种 EDCs 中进行了动物研究分析，结果显示这些物质与致突变性，发育效应和致癌性密切相关。基于数学计算机化的动物模拟研究表明，许多内分泌干扰化学物质具有致突变性，甲状腺癌、前列腺癌以及与代谢疾病和心血管问题相关的破坏性影响。天然或合成的雌激素也可以起致癌作用，并且大多数病例在不同器官的发育期间都会出现肿瘤和毒性，母体来源被证明是这种毒性的主要途径。一项关于生活在农业地区使用家用农药的婴儿和儿童的研究证明，白血病和淋巴瘤的发病率随着接触农药的浓度增加而增加。含有不同成分如烯烃、亚硝胺、芳香族和杂环化合物的烟草烟雾是导致肺癌和肺泡癌的主要原因。此外，氨基甲酸酯会导致后代白血病。同样，阿特拉津是一种广泛使用的农药，用于控制作物中的杂草种群，实验证明阿特拉津暴露与乳腺癌有关。在过去的 50 年中，异种原生物被认为是发生乳腺癌的最可能原因。据研究，怀孕期间雌激素水平升高会导致乳腺癌和其他内分泌干扰。已证明毒杀芬、滴滴涕和其他具有内分泌干扰特性的农药可诱发乳腺肿瘤。美国癌症协会报道，前列腺癌病例正在迅速增加。

13.2.3 环境污染物与甲状腺疾病

在一个正常的人体内，甲状腺激素可以影响代谢和大脑发育。甲状腺激素的破坏或延迟释放可导致生长、精神和代谢中断及最终的脑损伤。作为 EDCs 的目标之一甲状腺系统药代动力学已经被很多科学家进行了研究，如 PCBs、高氯酸盐、二噁英、BPA、阻燃剂、杀虫剂、PAHs 和植物雌激素。EDCs 可以通过不同方式影响甲状腺系统。EDCs 可以作为改变甲状腺激素运输或途径的激动剂或拮抗剂。据报道，有机氯可降低甲状腺激素水平，特别是四碘甲状腺原氨酸（T4）水平。其他有机氯如乙草胺和甲草胺也会导致 T4 水平降低和尿苷二磷酸葡糖醛酸转移酶（UDPGT）水平升高。动物研究证明，PCBs 对甲状腺素特异性结合蛋白具有高亲和力，因此对甲状腺激素的正常生理功能有很大的损害，并且这可以改变人体的发育、生长和肾上腺功能。接触邻苯二甲酸盐会导致新生儿甲状腺激素代谢受损。在大鼠中，在暴露于不同形式的邻苯二甲酸酯（PAEs）后检测到了组织病理学损伤。DDT 和六氯苯也已显示出甲状腺激素产生的发育缺陷。DDT 降低甲状腺激素活性，而其代谢产生的高毒性化合物，会靶向影响甲状腺激素。到目前为止，还有许多研究正在寻找 EDCs 与甲状腺系统之间的联系。

13.2.4 环境污染物与肥胖和糖尿病

内分泌紊乱是肥胖的主要原因，肥胖进一步与糖尿病和心血管问题有关。除

Ⅱ型糖尿病和心脏骤停高血压外，血脂异常、胰岛素抵抗和高胰岛素血症是由肥胖引起的主要代谢紊乱疾病。在动物模型研究中，当给新生小鼠施用药物化学品DES时，观察到小鼠体重显著增加。除了腹部脂肪增加外，还在DES暴露的动物中产生了炎症生物标志物。雌激素受体α（ERα）和雌激素受体β（ERβ）是参与葡萄糖代谢的关键参数。雌二醇（E2）的靶向受体和环境污染物BPA，二噁英和杀虫剂类似，EDCs攻击此类受体引起葡萄糖稳态和胰岛素释放机制的变化。因此，攻击这些受体的任何天然或环境化学物质都会破坏葡萄糖体内平衡的正常生理，并可能损害胰腺细胞，由此引起糖尿病的发生。因此，生活在具有高浓度污染物的环境中，人类患糖尿病的概率大大增加。

13.2.5 环境污染物与心血管系统疾病

除肥胖和糖尿病外，内分泌干扰还在心血管问题中起关键作用。动物研究证明了DES暴露与心血管问题之间存在联系。由EDCs引起的肥胖已被证明可引起许多冠心病进而发展为中风和血压问题。横断面研究中BPA和PAEs已经证明与内分泌破坏机制和心血管损伤有很强的相关性，并且似乎与摧毁颈动脉有关。由这种内分泌干扰引起的心血管和糖尿病问题可导致代谢综合征，最终可增加死亡率。高浓度的持久性有机聚合物也与冠心病的发病率增加有关。许多人造和天然物质，如增塑剂、阻燃剂、二噁英类化合物，杀虫剂和药物都与内分泌失调有关，这些失衡会进一步扰乱心脏标志物的正常生理状态。

13.2.6 环境污染物与神经系统疾病

许多内分泌干扰化学物质如除草剂和POPs通过改变各种受体形态和行为反应对神经系统产生影响。EDCs能够直接靶向作用于许多神经类固醇，如孕酮（allopregnenolone），从而引起精神疾病的发生。类固醇水平的改变与体内雌激素水平的变化直接相关，雌激素被认为具有神经保护作用，雌激素水平较低可能会导致男性和女性的精神分裂症样症状。雌激素功能扰乱也可能导致基因的突变，并且这可能会进一步导致特纳综合征和克兰费尔特综合征等疾病，最终导致精神分裂症。除精神分裂症外，BPA似乎也参与其他脑部疾病，如注意缺陷多动障碍（ADHD）等。婴儿、儿童和新生儿因接触BPA而在不同的激素途径中也观察到神经、行为和双相情感障碍。BPA最常破坏星形胶质细胞，也会导致精神分裂症。科学家在对动物模型的研究中发现白血病抑制因子（LIF）的增加与精神分裂症有关,较高水平的 LIF 导致运动活动降低,类似于自身免疫疾病阿尔茨海默病和精神分裂症的异常生理学疾病。一些 PCBs 在发育阶段可以破坏生殖轴,它可以通过与雌激素受体(Ells)结合而发挥作用。

以上所有的证据都促使我们做更多的临床试验,以解决环境污染物引起内分泌毒性和对应慢性病的相关的问题。

13.3 有机磷酸酯、溴代阻燃剂与慢性病

有机磷酸酯代替传统阻燃剂——多溴联苯醚(PBDEs)广泛添加在建材、电缆、家居和电子产品中,OPEs 的低剂量长期暴露风险在世界范围内仍然缺乏研究数据支持。毒理学研究表明,动物长期接触有机磷阻燃剂会对生殖、内分泌和系统产生有害的影响。芳香 OPEs 在斑马鱼体内会增加心脏毒性从而干扰转录调节基因的表达。初步的研究表明,OPEs 在全球范围内的大量使用极其普遍的暴露使人群的甲状腺功能异常和癌症患病风险增加,特别对于应用相当广泛的氯代 OPEs 来说,高剂量的职业暴露下,TCEP 具有致癌风险;TDCIPP 具有致癌性,TCIPP 具有潜在的致癌性,TDCIPP 能够轻易进入血液并且在肝脏、肾脏和睾丸引发肿瘤,所以最近几年对于有机磷酸酯和慢性病之间的研究越来越多。

13.3.1 甲状腺疾病

甲状腺疾病主要分为内科治疗的甲状腺疾病和外科治疗的甲状腺疾病两大类。内科治疗的甲状腺疾病主要包括甲状腺功能亢进症(俗称甲亢)和甲状腺炎症(包括急性、亚急性和慢性甲状腺炎症);外科治疗的甲状腺疾病包括甲状腺肿和甲状腺肿瘤。两者的主要区别是内科治疗的甲状腺疾病甲状腺功能检查有异常,而外科治疗的甲状腺疾病甲状腺功能检查都正常。但两者并不是绝对孤立的,两者之间也可以相互转变,特别是内科性的甲状腺疾病也可能需要外科治疗。总的来说,甲状腺疾病主要分为四类:甲状腺肿、甲状腺功能亢进(甲亢)、甲状腺炎症和甲状腺肿瘤。

甲状腺是人体重要的内分泌腺之一,血液甲状腺激素水平的变化,标志着甲状腺功能的改变。近年来甲状腺疾病发病率呈上升趋势,据统计世界上多达十分之一的人群患有甲状腺肿疾病,引起甲状腺肿疾病有很多因素。随着基因组时代的到来,一些学者转向基因/蛋白行列的研究;但同时对致甲状腺肿化学物质的

研究也不可或缺。目前认为，长期缺碘和长期高摄入碘均可导致脑垂体过度分泌促甲状腺激素而促使甲状腺肿的发展，而甲状腺肿则是甲状腺癌的危险因素之一，尤其是女性患者。除此以外，某些药物、环境污染物和金属等可引起甲状腺肿。因此，某些化学物质导致基因/蛋白改变所引起的甲状腺肿值得重视。比较独立基因组学数据库（comparative toxicogenomics database，CTD）是美国沙山岛生物实验室建立的一个去粗取精的数据库。CTD 数据库显示，162 种化学物质与甲状腺肿疾病有关，有 19 种化学物质与甲状腺肿疾病密切相关，其中环境 EDCs 中的甲状腺干扰物种类最多，可分为溴系阻燃剂（十溴联苯醚、五溴二苯醚、六溴环十二烷）、卤素类化合物（高氯酸盐、硫氰酸盐）和金属（钴、锂）等。越来越多的资料提示，环境 EDCs 不仅影响甲状腺功能和诱发自身免疫性甲状腺疾病，而且还有潜在的致甲状腺肿瘤的作用。

甲状腺是人体重要的内分泌腺体，它所分泌的甲状腺激素主要以 T3 和 T4 两种形式存在。通过与核受体超家族蛋白体系中的甲状腺激素受体 α（THRα）与甲状腺激素受体 β（THRβ）结合，并改变其相应转录活性，从而对人体内稳态平衡、发育和新陈代谢等多项生理功能扮演着举足轻重的作用。甲状腺素运载蛋白（TTR）是一种同源四聚体蛋白，在生物体内主要由肝脏合成，在血液中主要运载 T4 和 T3，还可与视黄醇（Vitamin A）结合蛋白形成蛋白质-蛋白质复合物，协助运载视黄醇。已有文献报道，许多非内源性小分子可与 TTR 结合在甲状腺素位点上，包括天然产物、药物、环境污染物等。BFRs 因具有优异的阻燃性能被广泛应用于建筑保温材料、纺织品、电子电器设备和交通工具中，BFRs 作为一种半挥发性有机物，易进入大气或附着于水体沉积物及空气悬浮颗粒等环境介质上，近年来有较多文献报道 BFRs 及其代谢产物对生物体甲状腺具有一定的毒性效应。

研究发现，五溴二苯醚具有一定的细胞毒性，可抑制 THRα、THRβ 与 mRNA 及蛋白的转录表达，从而可能引发甲状腺毒性效应，造成 T3、T4 水平下降，促甲状腺激素（TSH）水平升高，进而引发甲状腺肿大。

甲状腺激素由甲状腺分泌，在人类和动物的生理过程中发挥着重要的作用，包括调节生长、能量代谢、组织分化和发育以及维护大脑功能等。甲状腺激素干扰物（TDCs）是一类能改变下丘脑-垂体-甲状腺轴稳态的维持和调节或者作用于甲状腺激素的相关功能的一类外源性化合物。甲状腺激素功能的紊乱可导致儿童大脑的发育和神经系统的发育障碍。目前许多外源性化合物能够干扰甲状腺激素活性，已发现的可疑 TDCs 包括：PCBs、二噁英类物质、BFRs［如多溴联苯类（PBBs）和 PBDEs］、OPEs、PAEs 等。其中，OPEs 由于其优良的阻燃性能，成为 BFRs 的替代产品，目前已广泛应用于纺织、化工、建材以及电子等行业，其中，磷酸三（2-氯丙基）酯（TCIPP）是目前最常见的 OPEs，TCIPP 的大量生产和使用导致其在环境和人体组织中的广泛检出。2014 年，在我国黄海、东海海域广泛检出 TCIPP，检出浓度为 92～1392 ng/L。TCIPP 甚至在南京饮用水中被检出，浓度为 325 ng/L（Farhat et al.，2013）。TCIPP 在环境中的广泛检出可能对人体健康和生态安全构成威胁，TCIPP 在分子结构方面与天然甲状腺激素 T3 和 T4 结构类似，从而可能通过模拟天然甲状腺激素而对生物体产生干扰。陆美娅等（2015）采用报告基因检测方法考察了 9 种 OPEs 与甲状腺激素受体（TR）的作用，结果表明 TCIPP 表现出显著的 TR 抑制活性。但是，Kojima 等（2013）开展 TCIPP 与甲状腺核受体 TRα、TRβ 的作用研究发现，未检出其对 TRα/β 的诱导或抑制活性。可见，对于 TCIPP 甲状腺激素毒性，目前的研究报道并没有得到一致性的结论。

由于 TCIPP 可能模拟天然甲状腺激素干扰其活性，关于 TCIPP 对甲状腺激素干扰作用机理的研究通常以甲状腺激素的分子作用机制研究为基础。有科学家应用 GH3 细胞增殖实验检测 TICPP 对甲状腺激素的干扰效应；应用重组 TR 基因酵母实验和 GH3（TRβ-）细胞增殖实验结合实时定量 PCR 技术初步探究 TCIPP 甲状腺激素干扰作用机理。结果表明，TCIPP 在 1×10^{-4} mol/L 和 2×10^{-4} mol/L 浓度下对 T3 诱导的 GH3 细胞增殖产生抑制效应；重组 TR 基因酵母实验和 GH3（TRβ-）细胞增殖实验测试结果表明 TCIPP 可能通过 TR 介导的基因组途径和非基因组途径诱导甲状腺激素干扰效应；实时定量 PCR 测试结果表明，TCIPP 下调相关基因如：c-fos、TRβ、integrin-av 和 k-ras 的 mRNA 表达，初步认为 TCIPP 可能通过影响 TRβ 基因表达和激活 αvβ3-ERK-1/2 信号通路产生甲状腺激素干扰效应。实验证明甲状腺激素主要通过基因组作用和非基因组作用两种途径在不同的组织中行使生理功能，但目前的研究多集中于基因组作用途径，即经典核受体途径。近年来的研究发现，甲状腺激素还可以通过非基因转录的方式对靶细胞或组织进行调节，即存在非基因组（nongenomic）途径。甲状腺激素的非基因组作用可以定义为甲状腺激素与细胞核外的受体不通过核内结合过程所产生的作用。此前，有研究证实 PCB153 可通过非基因组作用途径产生甲状腺激素干扰效应，进一步佐证了非基因组作用途径是 TDCs 的甲状腺激素干扰效应的重要因素，但是目前关于 TDCs 对甲状腺激素的非基因组作用途径的研究报道较少。综上所述，OPEs 甲状腺激素干扰毒性及其致毒机理的研究才刚刚起步，急需开展 OPEs 的甲状腺激素干扰活性及其作用机理的相关研究。

除此之外，甲状腺激素功能的紊乱也可导致儿童大脑的发育和神经系统的发育障碍。一般地，OPEs 具有持久性和较高的 $\log K_{ow}$ 等理化性质，易在生物体内富集。即使某些磷酸酯类化合物在体内的半衰期很短，例如磷酸二苯酯（DPHP），在人体内的半衰期仅有几个小时，但随着年龄的增长和暴露时间的延长，也可能呈现出一种"假持久性"现象。Meeker 等研究指出室内灰尘中的磷酸三（1,3-二氯-2-丙基）酯（TDCIPP）的含量与人的甲状腺激素浓度的降低具有显著的相关性（Meeker and Stapleton，2010）。Preston 等人将参与 2010～2011 年阻燃剂暴露研究（FlaRE）的 26 名男性和 25 名女性作为研究对象，分别在 2010 年夏天、冬天和 2011 年夏天对受试者的尿液及血液样本进行了三轮采集，通过测定尿液中磷酸三苯酯（TPHP）的代谢物——DPHP 的浓度，以及血液中促甲状腺素（TSH）、游离甲状腺素（fF4）、总甲状腺素（TT4）及总三碘甲状腺原氨酸（TT3）的含量，发现尿液中高 DPHP 水平与人体 TT4 水平升高之间存在关联，尤其在女性中关联更强（Preston et al.，2017）。需要指出，TT4 含量超过正常范围是甲亢的一种现象。有研究对尿液中 OPEs 代谢物磷酸二（1,3-二氯-2-丙基）酯（BDCIPP）和 DPHP 水平和血液中 TT3 含量进行测定，指出 BDCIPP 含量与人体 TT3 水平也存在一定的关联。近期已经有科学家研究了 OPEs 与甲状腺乳头状癌风险之间的关系，虽然没有显著相关，但发现随着身体质量指数（BMI）增加，不同肿瘤直径的人群尿液中 OPEs 代谢产物的浓度升高。特别对于妊娠期的妇女来说，由外源物质引起的母体 FT4 水平降低，TSH 升高，与碘缺乏引起的甲状腺功能减退特征非常类似，从而增加了胎儿早产、自然流产（发生率高达 10%～15%）和神经发育障碍的风险。针对妊娠期人群，研究 OPEs 对甲状腺功能的内分泌干扰性具有重要意义，OPEs 的暴露水平与高发的甲状腺癌之间的关联也亟须深入地研究。

13.3.2　糖尿病

糖尿病作为常见的人类慢性病，是以高血糖为特征的代谢性疾病。高血糖则是由于胰岛素分泌缺陷或其生物作用受损，或两者兼有引起。糖尿病患者长期的高血糖浓度会导致各种组织，特别是眼、肾、心脏、血管、神经的慢性损害、功能障碍，包括慢性肾功能不全、多种内分泌疾病，如甲亢、肢端肥大症、库欣综合征等。高血糖现象是由于体内胰岛素分泌相对或绝对缺乏和（或）胰岛素抵抗导致糖类代谢紊乱引起，并伴有脂肪、蛋白质代谢和水、电解质平衡紊乱。胰岛素抵抗是指胰岛素作用的靶器官/组织对胰岛素作用缺乏正常反应，敏感性降低的一种病理和临床表现。糖尿病主要分为Ⅰ型糖尿病和Ⅱ型糖尿病，Ⅰ型糖尿病是由多个 DNA 位点参与发病，其中以人类白细胞抗原（HLA）基因中 DQ 位点多态性关系最为密切，而Ⅱ型糖尿病已发现多种明确的基因突变，如胰岛素基因、胰岛素受体基因、葡萄糖激酶基因、线粒体基因等。除遗传因素之外，环境因素也是导致患病的一大诱因。Ⅰ型糖尿病患者存在免疫系统异常，在某些病毒如柯萨奇病毒，风疹病毒，腮腺病毒等感染后导致自身免疫反应，破坏胰岛素 β 细胞，Ⅰ型糖尿病的临床表现多为多饮、多尿、多食却消瘦；Ⅱ型发病前则常有肥胖，若得不到及时诊断，体重会逐渐下降。Ⅱ型糖尿病和胰岛素抵抗综合征的发病率在全球范围以惊人的速度增加，据估计，美国 2004 年被胰岛素代谢异常影响的成年人数超过 25%（Ford et al.，2004）。近年来，糖尿病不仅高发于儿童和成年人群中，同时，在新生儿中也有被诊断出患有糖尿病的例子。新生儿糖尿病虽然罕见，但治疗棘手，欧美发病率为 1/（400 000 ~ 450 000）活婴。病因迄今尚未清楚，发病与自身免疫无关；虽认为与遗传因素有关，但由于病例太少，其遗传方式、易感基因位点和易感基因仍不完全清楚。

尽管传统上人们都认为久坐少动的生活方式和高脂饮食是致胰岛素抵抗和肥胖形成主要原因，但这些常规风险不能解释全球范围内与胰岛素抵抗相关代谢性疾病的暴涨，这一现象反而与近 40 年的工业化发展趋势一致。据预测，对 27 ~ 79 岁人群来说，世界范围内糖尿病发病率在 2010 ~ 2030 年可能会由 6.4% 上升至 7.7%，其中发达国家将增加 20%，而发展中国家则增加 69%（Shaw et al.，2010）。因此，工业化发展带来的环境污染，尤其是 POPs，可能是罹患胰岛素抵抗相关代谢性疾病不容忽视的危险因素。研究发现，OPEs 暴露会增加人群患糖尿病的风险。

有毒理学研究发现，孕鼠从妊娠中期到断奶期暴露于高浓度的亲脂性阻燃混合物 Firemaster550（FM550），会导致子代大鼠体重增加，循环空腹血糖增加和葡萄糖耐量降低。此外，单独暴露于 FM550 混合物中的单个组分 TPHP 会导致小鼠骨髓基质 BMS2 细胞中的脂质积累，浓度为 10 ~ 40 μM（Cummings et al.，2008）。TPHP 是一种常见于消费品和家居粉尘中的阻燃添加剂，有科学家在孕鼠妊娠第 8.5 天至断奶期间对其食物中施加 170 μg TPHP，并持续评估子代中 3.5 个月大的雄性和雌性大鼠体重以及体重匹配的雄性大鼠的代谢表型 6 个月，以此来评价肥胖和Ⅱ型糖尿病的关联，发现围产期暴露 TPHP 会增加 3.5 个月大的雄性和雌性大鼠的体重和脂肪量，并且瘦素和能量摄入在雌鼠和雄鼠中都升高，围产期暴露 TPHP 会加速子代雄鼠 II 型糖尿病的发作和血浆非酯化空腹脂肪酸增加。这些观察结果都表明围产期暴露于 TPHP 加剧了雄性和雌性 UCDavisT2DM 大鼠肥胖的发展，并加速了雄性 UCD-T2DM 大鼠的 T2DM 发作。

此外，还有两项流行病学研究检测了 PBDEs 和 PBB 暴露与糖尿病之间的关系。Turyk 等结果表明 PBDEs 与糖尿病之间没有明显的关联，但 PBDEs 的身体负担可以影响糖尿病患者对甲状腺功能减退症的抵抗（Turyk et al., 2009）。Lee 等还发现 PBB153，与第二或第三四分位数中 II 型糖尿病风险增加相关（Lee et al., 2010）。还有其他一些证据表明，暴露于 BDE209 可诱导雄性大鼠出现高血糖。此外，在关于人类的研究中，BDE153 显示出与血清葡萄糖浓度呈倒 U 形的关联，BDE47 可引起能量代谢紊乱，超过 1 μg/L 的 BDE47 可诱导蚯蚓赤子爱胜蚓的葡萄糖和 ATP 水平升高（Cummings et al., 2008）。尽管如此，BDE47 与糖尿病的关联及具体的潜在机制仍不清楚。科学家对于 BFRs 暴露与糖尿病和代谢疾病的增加趋势做了相关调查，参与调查的所有参与者在 2011 年至 2012 年在中国进行的两项独立的社区研究中都接受了问卷调查、健康检查和对血清中 7 种多溴二苯醚同源物的检测。在研究 I 中，使用 245 配对病例对照探讨了 PBDEs 暴露与糖尿病之间的关系，并在研究 II 中使用独立的 565 配对病例对照进一步验证。在 7 种同源物中，BDE47 在研究 I 和研究 II 中显示出显著高的检出率和浓度。在研究 I（Ptrend=0.001）和研究 II（Ptrend<0.001）中，BDE47 暴露的每个三分位数都显著增加了糖尿病患病风险。研究表明，男性和女性体内 BDE47 与糖尿病的患病率呈正相关，但没有达到统计学意义。此外，科学家还检测了 BDE47 对动物糖尿病发病的影响，并利用基因芯片和相关的生物信息学分析方法对潜在的机制进行了研究，科学家将雄性大鼠暴露于 BDE47 长达 8 周，以使用高通量基因组分析探索其对葡萄糖稳态和潜在机制的影响。结果表明，环境暴露于 BDE47 与糖尿病患病率增加有关。然而，需要进一步的前瞻性和机械性研究来确定与 BDE47 相关的糖尿病的原因。

从医学角度来看，甲状腺疾病常合并糖尿病（DM），临床上发现甲亢人群伴糖耐量减低（1GT）的发生率较高。有研究观察了 5353 位甲亢患者，发现甲亢合并 DM 发生率为 3.2%，其中毒性结节性甲状腺肿合并 DM 高达 56%，是一般人群中 DM 发生率的 3 倍。近年文献报道的甲亢病例中葡萄糖耐量异常或 DM 的发生率明显上升（17%～65%），而且甲亢患者亲属 DM 的发生率也较高。有研究注意到在年龄大的患者中这两种疾病的并存率最高，而且大多数人 DM 先于甲亢。有研究对英国 1310 位成年 DM 患者分析发现，总的甲状腺功能异常患病率为 13.4%，其中甲亢（包括亚临床甲亢）在Ⅰ型 DM 女性患者中占 73%，男性中占 1.1%；在Ⅱ型 DM 女性中占 2.0%，男性中占 1.1%。而在Ⅰ型 DM 女性中有 24.1% 的患者合并甲减（包括亚临床甲减）。男性中则为 11.3%。在Ⅱ型 DM 女性中甲减占 8.9%，男性中甲减占 58%。

13.3.3　肿瘤

世界卫生组织指出，肿瘤是一种慢性病，其形成过程有 10～20 年的时间。根据新生物的细胞特性及对机体的危害性程度，又将肿瘤分为良性肿瘤和恶性肿瘤两大类，而癌症即为恶性肿瘤的总称。2006 年以来世界卫生组织等国际权威机构把癌症重新划定为可以调控、治疗、甚至治愈的慢性病。2013 年底世界卫生组织下属的国际癌症研究机构（The International Agency for Research on Cancer, IARC）发布的数据显示：2012 年全球新增癌症病例约 1410 万例，癌症死亡人数达 820 万。其中，中国新增癌症患者 307 万例，死亡人数 220 万，分别占全球总量的 21.9% 和 26.8%。肿瘤已成常见慢性病之一，国家癌症中心公布的最新数字显示，全国恶性肿瘤发病率为 270.59/10 万，死亡率为 163.83/10 万。全国恶性肿瘤发病及死亡第一位是肺癌，每年约 59.1 万人死于肺癌。全球新增癌症病例中最常见癌症依次为肺癌、乳腺癌和结肠直肠癌，最主要致死癌症为肺癌、肝癌和胃癌。食管癌、胃癌等消化系统肿瘤在中国新增病例和死亡人数均居世界首位，中国新增肝癌和食道癌患者约占全球一半，死亡分别占全球的 51% 和 49%。全球新增胃癌病例和相关死亡人数中，中国占比也均已超过 40%。该机构表示，全球趋势表明，在经历社会和经济快速变化的发展中国家，生活方式的变化造成与生殖、饮食和激素等相关的癌症病例攀升；同时由于缺乏有效的预防、筛查和早期诊断及治疗服务，造成了包括中国在内的欠发达地区新增的癌症病例和癌症死亡人数均占全球总数的半数以上。鉴于此，不少学者将研究聚焦于肿瘤发病率与环境污染之间的联系，但大部分是从病理学、卫生学、社会学等角度分析，如 Boffetta 用流行病学的方法研究了室内外空气污染与癌症之间的关系，并探讨了职业环境中的致癌物对癌症的影响（Boffetta，2004）。

全球肿瘤流行趋势表明，在经历社会和经济剧烈变化的发展中国家，工业化发展的快速推进造成环境污染日趋严重，环境和生活的变化造成与饮食、生殖和激素等相关的癌症病例攀升。有科学家对癌症在三项病例对照研究（Hardell et al. ,2009；Harley et al., 2011；Tuomisto et al., 2006）和一项巢式病例对照研究（Hoque et al., 1998）中进行了调查，其中巢式病例对照研究了 PBB 和癌症之间的关系（Hoque et al., 1998），其他三项病例对照研究了 PBDEs 和癌症之间的关系（Hardell et al., 2009；Harley et al., 2011；Tuomisto et al., 2006）。三项研究都检查了不同种类的癌症：非霍奇金淋巴瘤（NHL）、睾丸癌、良性乳腺癌、消化系统和其他癌症。NHL 是一种淋巴恶性肿瘤，科学家在控制年龄、性别和 BMI 后发现 NHL 与 PBDEs 的暴露无关（Hardell et al., 2009）。Tuomisto 等（2006）研究了子宫内暴露于 POPs 和患睾丸癌的风险之间的关系，结果显示，儿子被诊断患有睾丸癌的母亲子宫内 PBDEs 浓度很高。然而，由于在人类食物链中发现 PBDEs 的浓度越来越高，因此难以确定子宫内暴露于 PBDEs 与睾丸癌之间的确切关系。因此，作者进一步建议，需要调整饮食习惯，因为食物消费（鱼类、乳制品、肉类、家禽和蛋类）是持久性有机污染物的主要接触途径（大约 95% 的持久性有机污染物暴露来自食物），因此饮食可能导致母亲体内 PBDEs 的浓度增加。巢式病例对照研究来自密歇根州队列，该队列人群意外暴露于 PBB（Hoque et al., 1998）。Hoque 等（1998）报道，接触浓度水平为 4～20 ppb 的 PBB 后乳腺癌风险增加 2.4 倍，但经过调整年龄、家族癌症病史、吸烟、饮酒和基线血清 PCB 水平后，这一结果无统计学意义。另一方面，科学家发现 PBB 暴露与前列腺、肺、喉、结肠、女性生殖系统、泌尿系统、白血病、黑色素瘤和卵巢癌之间也没有关联。然而，该研究显示在多变量分析中，患消化系统癌症的风险与血清中 PBB 浓度之间存在的剂量-效应关系明显，并且在经过单变量分析后，PBB 浓度与淋巴瘤之间的剂量-效应关系也很明显。但 Harley 等（2011）的一项小型病例对照研究中没有发现脂肪组织中 PBDEs 浓度与乳腺癌风险之间存在关系的证据（Harley et al., 2011）。

与 PBDEs 相比，OPEs 在人体暴露和潜在毒理学影响方面也渐渐受到关注。氯化烷基磷酸盐如 TCIPP 和三-（2-氯乙基）-磷酸盐（TCEP）主要用作聚氨酯泡沫中的阻燃剂，它们对动物有致癌作用。Meeker 和 Stapleton（2010）报道，磷酸三丙酯（TPP）与激素水平改变和男性精液质量之间有相关性，证明 TPP 是一种有效的人血单核细胞羧酸酯酶抑制剂。众所周知，DNA 是许多小分子靶向结合的最重要的生物分子之一，这些小分子可以通过共价或非共价相互作用与 DNA 结合。许多类型的癌症可部分归因于基因突变，诱导癌症产生和 DNA 损伤。Søderlund 等（1985）报道，在合成纤维，塑料和聚氨酯泡沫中作为阻燃剂商购的 TDCIPP 代谢物成为对鼠伤寒沙门氏菌具有致突变性的产物。近年来，已经报道了化学物质与 DNA 之间结合相互作用的机制。因此，用 OPEs 来探索对 DNA

复杂形态的影响被认为是提供关于 OPEs 的遗传毒性和致癌性的有价值信息的重要步骤。*p53* 是一种短寿命的转录因子，科学家对于其介导先天性肿瘤抑制的能力方面进行了最广泛的研究。在动物模型中，*p53* 的丢失或突变倾向于一系列自发性和诱发性肿瘤，突出其作为肿瘤发展屏障的保护作用。据报道，肝脏，乳腺癌，胃癌和肺癌都与 *p53* 基因失活有关，科学家证明 OPEs 可以诱导 *p53* mRNA 的表达。因此，研究 OPEs 引起的基因损伤机制及其相互作用的构效关系（QSARs）具有重要意义。此外，分子对接已成为许多现代基于结构的化学计算模拟的组成部分，并且使用与 QSAR 对接的组合可以提供关于配体和受体之间相互作用的更多信息。

此外，有毒理学实验显示 TDCIPP 会进入血液中，在肝脏、肾脏和睾丸中诱发癌症；TCEP 是一种可能的生殖毒素，它对中枢神经系统有影响；TCIPP 在肝脏和肾脏中积聚，它具有潜在的致癌性。WHO（2008）报告已经提出 TDCIPP 是致癌物，并且 TCEP 也已被报道具有神经毒性、生殖毒性和内分泌毒性。Hoffman 等将 2014 ～ 2016 年 70 名在杜克大学癌症研究所或杜克大学医院被诊断为乳头状甲状腺癌（PTC）的患者（包括男性和女性）作为研究对象，以 70 名在杜克大学医院接受常规保健护理的非 PTC 患者作为对照，采集每个参与者家中的灰尘样品，并测定其中的 BDE，TCEP，TCIPP，TDCIPP 和 TPHP，结果显示，较高水平的 TCEP 与 PTC 的患病率增加相关，尤其是更大和更具侵袭性的甲状腺肿瘤（Hoffman et al.，2017）。Lu 等（2017）对居住在电子废物拆解区和两个参考区域的 221 名成人和儿童尿液中的 OPEs 代谢物进行了测定，发现电子废物拆解区域的人体尿液中 PEFRs 代谢物水平（即 DCEP、DNBP、DPHP）与高浓度 8-羟基脱氧鸟苷（8-OHdG）之间存在关联。8-OHdG 作为内源性及外源性因素对 DNA 氧化损伤作用的生物标志物，可以评估体内氧化损伤和修复的程度，氧化应激与 DNA 损伤的相互关系，对研究退行性疾病、衰老机制、癌发生机制、环境毒物与氧化应激的关系等均有重要的意义，也可以用来评价抗氧化剂治疗 DNA 氧化损伤的效果。

13.3.4　肥胖

肥胖症是一组常见的代谢症群，近年来，我国成人超重、肥胖率呈快速上升趋势，据估计，目前我国有 3 亿人超重，4600 万人肥胖，已成为世界第二大肥胖国。肥胖不仅是一种慢性病，且与高血压、糖尿病等慢性病密切相关，可增加心血管疾病危险因素聚集性，已成为威胁我国居民健康的重大公共卫生问题。EDCs 干扰激素作用并在调节发育、维持体内平衡和生理过程（包括脂肪形成和能量平衡）中引起激素功能的非单调损伤。此外，在所谓的"环境肥胖因子"假设下，围产期暴露于 EDCs 和其他环境污染物已被提议成为超重和肥胖的一个促成因素。所有国家的肥胖人群数量都在增加，在过去 30 年中，肥胖患病率翻了一番，2014 年全球成人男性肥胖患病率为 11%，全球成年女性肥胖患病率为 15%（Mendis et al., 2015；Ogden et al., 2014）。如果按照目前的趋势继续发展下去，到 2025 年，全球肥胖患病率将达到男性 18%，女性 21%（Di Cesare et al., 2016）。因此，环境因素及其与基因组的相互作用在肥胖患病率的变化中发挥重要作用。EDCs 很可能是环境对肥胖的贡献的一个组成部分。鉴于近期肥胖的增加，最合理的候选肥胖因子是那些在同一时期内使用上升的 EDCs。在这方面，OPEs 是合理的候选肥胖因子。

科学家在对大鼠暴露 FM550 后有一项探索性的发现，这种含有 17% TPHP 的化合物混合物会导致成年大鼠后代的体重增加，空腹血糖和葡萄糖耐受不良。最近，使用与上述中相同剂量和相同发育窗口对大鼠暴露 TPHP，结果发现 TPHP 具有增加肥胖患病率和与肥胖无关的 II 型糖尿病早期发作的作用，这表明 TPHP 可能是 FM550 混合物中的主要代谢毒物。为了证实这些体内实验的结果，科学家进行了体外暴露实验，发现 FM550 和 TPHP 都会引发脂肪细胞分化，其主调节因子过氧化物酶体系增殖由受体 γ（PPARγ）的激活介导。此外，还有科学家利用 3T3-L1 体外模型，3T3-L1 前脂肪细胞是唯一能够完全分化为成熟白色脂肪细胞的细胞系，代表了一种稳定且可重复的模型，因此是常被用来研究肥胖因子的化合物。这项研究使用 3T3-L1 模型表征 TPHP 及其主要代谢产物 DPHP 对脂肪形成分化，葡萄糖摄取和脂肪分解的影响，研究通过增加前脂肪细胞的增殖及其脂肪形成分化证实了 TPHP 的致肥效果，脂肪生成的增加和胰岛素刺激的葡萄糖摄取的机制与 TPHP 对 PPARγ 激动作用一致。结果表明，TPHP 能通过模拟胰岛素信号传导途径增加葡萄糖摄取。TPHP 和 DPHP 均增强了 β-肾上腺素从而刺激异丙肾上腺素诱导的脂解作用，这似乎是由于分化过程中和分化后脂肪分解基因的基础表达增加所致。整个数据提供证据表明，阻燃化合物 TPHP 及其代谢产物 DPHP 通过扰乱去甲肾上腺素作用于调节脂肪形成分化和脂肪分解的一系列机制，并且在 TPHP 的情况下，也通过模拟胰岛素信号传导途径刺激葡萄糖摄取。

此前还有科学证据表明，孕妇产前暴露于 PBDEs 可能会导致后代的代谢紊乱，PBDEs 在脂肪组织和肝脏中积累并改变脂解和胰岛素信号传导而导致肥胖。

此外，有些动物实验也证明了孕期动物产前暴露于 PBDEs 会使胎儿生长受损，以及成年期肥胖和胰岛素抵抗。CHAMACOS 研究是加利福尼亚州的一项纵向出生队列研究，该研究发现，基于性别的 7 岁儿童的母体 PBDEs 水平显著且差异地与体重变化相关（Erkin-Cakmak et al., 2015）。另一项研究是基于波士顿出生队列，研究中检测了配对的母体脐带血样本中污染物的浓度，并确定 PBDEs 暴露可能导致炎症标记物的启动子区域的表观遗传修饰，从而增加对代谢综合征（MetS）的易感性（Dao et al., 2015）。还有科学家研究发现，Wistar 孕鼠每天口服 FM550 [3 mg/(kg·d)]，从妊娠第 6 天到断奶（产后第 21 天），子代大鼠出现肥胖、胰岛素抵抗、空腹血糖升高和左心室肥大（Prasad et al., 2012）。并且之前的其他动物研究也证明了 FM550 暴露可能会改变新陈代谢并导致体重增加。所以有科学家采用人类核受体（NR）荧光素酶报告基因检测，来评估 FM550 及其组成化合物在 NRs 中的激动剂作用和调节能量平衡方面的作用。结果发现 FM550 的主要代谢破坏作用可能是由 PPARγ 上的 TPHP 的活性介导的，并且已经将 TPHP 鉴定为候选代谢破坏剂，其也充当细胞毒剂。

成年肥胖人群的数量越来越多，从而引起了科学家的关注，但与此同时，小儿肥胖也影响着全世界数百万儿童，并且有研究已经充分证明了小儿肥胖的预防和治疗十分困难。大多数肥胖儿童至少有一种严重的并发症，包括心血管疾病，Ⅱ型糖尿病，MetS，高血压，阻塞性睡眠呼吸暂停，多囊卵巢综合征，非酒精性脂肪性肝病，心肌病和抑郁症。肥胖现已被认为是一种慢性炎症，导致肥胖的原因是多样的，包括遗传因素、久坐不动的生活方式、暴饮暴食、快餐型饮食、社会经济状况、家庭角色、学校环境和不健康食品等等。儿科医生在治疗肥胖儿童方面显然面临着严峻的挑战，并且提出一个问题，即暴露于越来越多的环境毒素是否可能导致全世界儿童肥胖及其炎症性并发症的流行。最近有科学家对小鼠模型进行了研究，其中检测了多氯联苯-77（PCB-77）对促炎性脂肪因子、体重、血脂和动脉粥样硬化的体外和体内作用，结果表明，注射 PCB-77 的小鼠体重增加，脂肪细胞肥大，血清血脂异常，动脉粥样硬化增加，并且农药负荷与肥胖和肥胖相关的动脉粥样硬化的发展之间存在着很强的相关性。除此之外，最近有一个有趣的体外研究，科学家检测 ω 脂肪酸对内皮细胞模型中 PCB 激发的炎症反应的调节作用，证明不同比例的 ω-3 脂肪酸具有保护性抗炎作用，而亚油酸是一种常见的 ω-6 不饱和脂肪酸，可以增强炎症反应。所以科学家认为这个结果可能与肥胖治疗有关，因为 ω-6 脂肪酸是加工食品和快餐中的主要成分，而主要存在于脂肪鱼和鱼油补充剂中的 ω-3 脂肪酸已被证明具有强效的抗炎作用，经常被推荐作为抗炎食品。与此同时，这些研究结果也提出了一个问题，即环境中普遍的阻燃剂和挥发性有机化合物的暴露是否可能在激活和加速炎症介导的病症的发展中起作用，如肥胖症中常见的炎症性并发症。鉴于目前的研究结果，假设暴露于各种环境毒素，以及这些毒素在脂肪细胞中的积累，可能是肥胖儿童炎症介导的并发症的发展中的复合因素，并且有可能假定其他炎症介导的疾病，如关节炎、炎性肠病和各种自身免疫疾病可能受到环境毒素的影响，所以以后的实验应该进一步研究肥胖和污染物之间的作用，了解其中的影响机理，争取为预防或治疗方法提供有效的科学依据（McClafferty，2008）。

13.3.5　呼吸道疾病和皮炎

慢性呼吸道疾病是呼吸道和肺部其他结构的慢性病症，最为常见的一些疾病为：哮喘、慢性阻塞性肺病、职业性肺部疾病和肺动脉高压。根据世卫组织的最新估计（2004 年），有 2.35 亿人患有哮喘，6400 万人患有慢性阻塞性肺病，另有数百万人患有过敏性鼻炎及其他一些往往没有做出诊断的慢性呼吸道疾病。中国工程院钟南山院士和王辰院士在分析我国呼吸慢病现状时同时指出，中国总死亡人数的 87% 由慢性疾病引起，其中心脑血管疾病占比 45%，癌症占 23%，癌症中肺癌占到癌症致死第一位，慢性呼吸道疾病占致死总数 11%，位于第三位。所以目前针对环境污染物和呼吸道疾病的研究越来越多，OPEs 作为一类常用的阻燃剂已经在室内空气中广泛检出，并且这些物质对于常住人群的呼吸系统造成的危害受到科学家们高度关注。

Canbaz 等发现，在儿童床垫灰尘中的 TPHP 和磷酸三甲苯酯（TMPP）含量与儿童支气管炎的发病率呈正相关（Canbaz et al.，2016）。并且 TPHP 已被证明可引起接触性皮炎，它可以抑制人血单核细胞羧酸酯酶，影响免疫防御系统。特应性皮炎的患病率与地板尘埃中 TCIPP 和 TDCIPP 的存在之间存在显著相关性，而磷酸三丁酯（TNBP）与哮喘及过敏性鼻炎的患病率有显著相关性。Sun 等在中国上海西部的一个人群中（包括成人和儿童）采集了 180 份尿液，测定了 9 种 OPEs 的代谢产物。结果显示，尿液中磷酸二丁酯（DNBP）浓度与过敏症状显著相关；此外，年龄小于 10 岁的儿童尿液样本中 DPHP（GM = 80.7 pg/mL）和 DNBP（GM = 16.9 pg/mL）浓度最高（Sun et al.，2018）。Kanazawa 等对 2006 ~ 2007 年采集的 41 个住宅的 134 名居民（64 名男性和 70 名女性）住宅的室内空气和灰尘（表面、地板）样本中半挥发性有机化合物（包括 11 种 PEFR）浓度进行了测定，指出了地板灰尘中 TNBP 水平与病房综合征（SHS）报告的黏膜症状之间强烈且直接相关，地板灰尘中磷酸三（2-丁氧乙基）酯（TBOEP）浓度与 SHS 报告的黏膜症状之间存在负相关（Kanazawa et al.，2010）。

有科学家曾经报道，接触高浓度的邻苯二甲酸二异丁酯（DiBP）和邻苯二甲酸丁基苄酯（BBzP）增加了日本儿童湿疹的比值比（OR），并且还发现灰尘中的 TCIPP 和 TDCIPP 同样增加了湿疹的 OR，并且尘埃中的 TNBP 增加了生活在新建独立式住宅中的日本居民哮喘的 OR。之前在瑞典、保加利亚和丹麦儿童的研究报告中指出，高浓度的邻苯二甲酸二（2-乙基己基）酯（DEHP）和 BBzP 分别与哮喘和湿疹有关。最近的一项分析表明，产后暴露于粉尘中的 DEHP 和 BBzP 与儿童哮喘有很强的正相关关系（Li et al.，2017）。动物和体外研究表明，邻苯二甲酸酯和 OPEs 可能对小鼠免疫细胞具有毒性作用。对 DEHP 敏感的小鼠具有更高的免疫球蛋白 E（IgE），IgG1，白细胞介素-21（IL-21）和 IL-4 水平，表明 DEHP 充当过敏佐剂（Tanaka et al.，2013）。注射二异壬基邻苯二甲酸酯（DiNP）的小鼠具有更强的组胺和嗜酸性粒细胞趋化因子的表达。PFRs 通常用作禁用的 PBDEs 的替代品，并且在室内灰尘中普遍存在。PFRs 可能通过吸入室内灰尘对呼吸系统健康产生潜在危害。树突状细胞（DC）在针对气道中的病原体的免疫防御中是至关重要的。科学家发现，TPHP 和 TDCIPP 的浓度 $\geqslant 50\mu M$ 对骨髓来源的树突状细胞（BMDC）具有细胞毒性。在这些细胞毒性浓度下，TPHP 暴露在稳态 DC 中诱导活化表型，而屋尘螨过敏源（HDM）暴露的 DC 获得致耐受性表型。相反，TDCIPP 暴露对稳态 DC 没有影响，但抑制主要组织相容性复合物 II 类（MHCII），共刺激分子和 HDM 暴露的 DC 中 IL-6 产生的表达。细胞毒性浓度诱导抗氧化酶 hemeoxigenase-1，其是氧化应激的标记物。这些结果表明 PFRs 对 DC 具有免疫毒性。并且此前已经有了有限的研究证明，TBOEP、TCEP、TEHP 和 TDCIPP 会对兔皮肤造成轻度刺激，TNBP 会刺激人体的皮肤和眼睛。很早之前就有科学家在一例病例中描述了 TPHP 暴露引起的接触性皮炎，还有科学家发现 TNBP 与病态建筑综合征（SBS）中黏膜症状的发生有关。

根据国际儿童哮喘和过敏症研究（ISAAC）调查数据的最新综述，儿童哮喘发病率在爱尔兰和新西兰（26.7%）、英国（27.4%）和美国（22.3%）等发达国家最高。在这些国家，过敏性鼻结膜炎的患病率也很高，包括美国（19.1%）、新西兰（18.0%）、爱尔兰（15.5%）和英国（15.3%）。与这些国家相比，日本哮喘和过敏性鼻结膜炎的患病率略低（分别为 18.2% 和 10.6%），但这些百分比从研究的 I 期到 III 期增加（Gerez et al.，2010）。欧洲特应性皮炎的终身患病率在法国（30.4%）和瑞典（26.5%）最高，而英国为10.6%，美国为8.3%，日本为13.6%。从1996年到2006年，日本特应性皮炎的患病率也呈上升趋势（Deckers et al.，2012）。使用欧洲共同体呼吸健康调查问卷对成人进行了一项全国性的基于人群的横断面人口研究；该人群中目前哮喘的性别和年龄标准化患病率为5.3%（Fukutomi et al.，2010）。除了改变生活方式和增加社会经济财富外，环境变化也可能对患病率增加产生影响。不仅生物暴露于过敏源、霉菌或内毒素，而且室内空气中的化学污染物，如PAEs和聚氯乙烯材料，也被认为是过敏的环境风险因素。

OPEs用作阻燃剂和增塑剂中的添加剂，并且它们在室内环境中普遍存在。OPEs存在于住宅灰尘中，但很少有流行病学研究评估它们对人类健康的影响。有科学家测量了日本182个单户住宅的室内地板灰尘和多表面灰尘中11个OPEs的水平，并且评估了他们与哮喘和居民过敏的相关性。在所有样品中检测到TBOEP（中值：地板灰尘中580 μg/g，多表面灰尘中111 μg/g）。在地板粉尘中检测到TCIPP为8.69 μg/g，在多表面粉尘中检测到为25.8 μg/g。调整潜在的混杂因素后发现，特应性皮炎的患病率与地板粉尘中TCIPP和TDCIPP的存在之间存在显著关联 [每log10单位，优势比（OR）：分别为2.43和1.84]。TNBP与哮喘的患病率（OR：地板粉尘2.85，多表面粉尘5.34）和过敏性鼻炎（OR：多表面粉尘2.55）也显著相关。与之前报道的欧洲地区，亚太地区和美国地区的OPEs水平相比，日本的OPEs水平较高。研究也从另一个方面证明了室内灰尘中较高水平的OPEs与居民的健康状况有关。OPEs通常作为添加剂存在而不是化学结合到不同的材料上，导致易于释放到环境基质如室内灰尘中。吸入屋尘是人类暴露于PBDEs、OPEs和PCB的主要途径之一，并引起对呼吸系统健康的关注，OPEs在结构上类似于与产生或加剧哮喘有关的有机磷农药。与成人相比，儿童哮喘的患病率更高。据估计，与成人相比，幼儿通过粉尘接触OPEs和PBDEs的风险更高，因为它们与灰尘的接触比成人更直接，他们通过爬地板并通过嘴—手—物体接触。另外，在纵向嵌套病例对照研究中，科学家确定了母亲床垫粉尘中OPEs和PBDEs阻燃剂的水平和分布，并研究了与儿童引起哮喘发展的关系。粉尘中的化合物丰度等级如下：TBOEP>>TPHP>mmp-TMPP>EHDPHP ~ TDCIPP>TCEP ~ TCIPP ~ BDE-209>>BDE-99>BDE-47>BDE-153>BDE-183>BDE-100，结果发现，床垫粉尘中的PFRs与儿童哮喘的发展之间没有正相关关系（Canbaz et al.，2016）。

13.3.6 心脑血管疾病

心脑血管疾病是一组心脏和血管疾患的名称,包括:高血压(血压升高)、冠心病(心脏病发作)、脑血管疾病(中风)、周围血管疾病、心力衰竭、风湿性心脏病、先天性心脏病、心肌病。据调查,心脑血管疾病是全球的头号死因,每年死于心脑血管疾病的人数多于其他任何病因。估计在 2012 年有 1750 万人死于心脑血管疾病,占全球死亡总数的 31%。这些死者中,大约 740 万人死于冠心病,670 万人死于中风,3/4 以上的心脑血管疾病死亡发生在低收入和中等收入国家。心脏病发作和中风通常属于急症,主要是由于堵塞导致血液不能流入心脏或大脑。这种情况发生的最常见原因是在心脏或脑部供血血管内壁上堆积有脂肪层,中风也可能是因脑血管或血栓出血造成。由于导致心脑血管疾病的主要危险因素(如吸烟、肥胖、高血压、糖尿病、高胆固醇等)在不断上升,加之人口老龄化,心脑血管疾病患病率仍呈上升态势。

在心血管功能中,鞘脂内稳态至关重要,因为鞘脂和生物合成中间体,包括鞘磷脂(SM)、神经酰胺(Cer)、鞘氨醇(Sph)和磷酸鞘氨醇(S1P)在构成细胞膜和充当信号分子,调节心脏发育和脉管系统的屏障功能都起着重要的作用。鞘脂的循环代谢途径,包括 SM、Cer、Sph 和 S1P,是调节大多数组织中鞘脂稳态的主要途径,任何不平衡都会对细胞造成压力进而导致心脑血管疾病。越来越多的动物实验和流行病学研究结果表明,升高的血浆 SM 水平与动脉粥样硬化有关,鞘脂稳态障碍与动脉粥样硬化的发病机制有关。已有毒理学研究表明,有机磷阻燃剂可能会破坏鞘脂内稳态。Zhao 等对 2012 年采集的深圳 154 名男性和 101 名女性的血液中 6 种 OPEs(包括 TCIPP、TBOEP、TPHP、TEP、TNBP 及 EHDPP)含量进行了测定,指出 6 种 OPEs 水平与鞘磷脂浓度增加之间有关联;同时,EHDPP、TPHP 和 TNBP 水平与 1-磷酸鞘氨醇浓度之间存在负相关(Zhao et al., 2016)。

先前的一项研究报道了两种芳基-OPEs 在斑马鱼胚胎发生过程中诱导心脏毒性,科学家设计了实验来比较一系列芳基-OPEs 与烷基-OPEs 的心脏发育毒性,并探讨了可能的内部机制。首先,用斑马鱼胚胎(2-96 hpf)研究了 9 种常用 OPEs 的急性毒性。通过比较 LC_{50} 和 EC_{50}(心包水肿)数据,两个芳基-OPEs,TPHP 和甲酚二苯基磷酸酯(CDP)显示出比其他更大的心脏发育毒性。还发现 OPEs 的急性毒性主要取决于它们的疏水性。对 TPHP 和 CDP 心脏毒性的进一步研究表明，0.10 mg/L TPHP 或 CDP 暴露可阻碍心脏循环进程。在 0.50 mg/L 和 1.0 mg/L TPHP 组和 0.10 mg/L、0.50 mg/L 和 1.0 mg/L CDP 组中也观察到心动过缓和心肌减少。0~48 hpf 是斑马鱼心脏发育的脆弱窗口，很容易受到 TPHP 和 CDP 的影响。RT-qPCR 测定心脏发生中关键转录调节因子的表达，结果显示 BMP4、NKX2-5 和 TBX5 在 12 hpf 和 24 hpf 的暴露点受到显著抑制，这可能是与心脏发育毒性相关的内在因素（Du et al.，2015a）。并且 McGee 等最近的一项研究表明芳基-OPEs（TPHP）和异丙基化三芳基磷酸酯（ITP）在斑马鱼胚胎发生过程中导致心脏循环和功能的破坏作用。尽管它们具有相似的分子结构，但 TPHP 和 ITP 在不同机制的斑马鱼胚胎中诱导心脏毒性：ITP 诱导的心脏毒性通过 AHR 依赖性途径介导，而 TPHP 诱导的心脏毒性是 AHR 非依赖性的（McGee et al.，2013）。

另外还有动物研究表明，雄性大鼠暴露于在以 TBPH 作为主要成分的 Firemaster550 后观察到较差的心血管性能。因此，基于上述实验，更重要的是研究 TBPH/TBMEHP 对人血管内皮的致病风险及其潜在的心血管疾病诱导。作为 PBDEs 的替代物，双-(2-乙基己基) 四溴邻苯二甲酸酯（TBPH）被广泛用作新型阻燃剂并且已经在包括人血的许多环境基质中被检测到。TBPH 可通过羧酸酯酶代谢成单-(2-乙基己基) 四溴邻苯二甲酸酯（TBMEHP）。然而，它们对人血管内皮的不利影响及其对人类心血管疾病的潜在影响尚不清楚。科学家研究了它们对人血管内皮细胞（HUVEC）的不良反应和相关分子机制。从 TBMEHP 观察结果来看，其对 HUVEC 活力和生长的浓度产生依赖性抑制，但对 TBPH 没有观察到相同的结果。TBMEHP 通过诱导 p53，GADD45α 和细胞周期蛋白依赖性激酶（CDK）抑制剂（p21 和 p27）的表达，同时抑制细胞周期蛋白 D1、CDK2、CDK6 的表达，显著诱导 G0/G1 细胞周期阻滞和 Bcl-2 细胞凋亡。与 TBMEHP 不同，TBPH 通过上调 p21 和下调 CDK2 和 CDK4，并且仅在浓度为 10 μg/mL 时的 G2/M 期停滞后引起早期凋亡。浓度为 1 μg/mL 的 TBMEHP 降低线粒体膜电位，增加 caspase-3 活性，影响 p53 和线粒体途径的激活从而参与细胞凋亡。数据显示，TBPH 和 TBMEHP 通过不同的分子机制诱导不同的细胞周期停滞和凋亡，其中 TBMEHP 具有更高的毒性。这项研究也表明了其他新型溴系阻燃剂，可能是人类心血管疾病的潜在关注点。

| 第 14 章 | 有机磷酸酯水生态风险评估

生态风险评估是一个预测环境污染对生态系统或其中一部分产生有害影响可能性的过程,指一个物种、种群、生态系统或整个景观的正常功能受外界胁迫,从而在目前和将来减少该系统内部某些要素或其本身的健康、生产力、遗传结构、经济价值和美学价值的可能性(黄圣彪等,2007)。其主要目的是保护生态系统或其组成部分,将环境污染程度与水生生物危害程度联系起来,定量描述污染对环境中水生生物产生的风险。水生生物可通过各种途径暴露于OPEs,对 OPEs 开展生态风险评估对全面评估 OPEs 对水生生物的危害具有重要意义。

14.1　生态风险评估方法

生态风险表征体现生态风险的可能性,风险表征主要是对暴露分析和效应分析进行综合分析的结果表征。目前风险表征方法主要有以下三种。

14.1.1　商值法

商值法(risk quotients,RQs)利用实际监测的环境暴露浓度(measured environmental concentration,MEC)或由模型估算出的环境暴露数据(predicted environmental concentration,PEC)与表征该物质危害程度的毒性数据,即预测无效应浓度(predicted no effect concentration,PNEC)相比较,从而得到风险商值(RQ)(ENEA,2004a;2004b)。当 RQ<0.3 时,风险可忽略;当 $0.3 \leqslant RQ<1$ 时,风险较低;当 RQ≥1 时,风险高。由于风险商法的计算存在很大的不确定性,因而风险商适用于筛查层面的风险评估(雷炳莉等,2009),或者多层次风险评估中较低层次的风险评估(Jin et al.,2014)。

14.1.2 概率风险评估法

概率风险评估（probabilistic ecological risk assessment，PERA）被认为是多层次风险评估中较高层次的风险评估方式（Jin et al., 2012；2014）。它是通过定性和定量的比较暴露浓度和效应浓度的概率分布来表征风险。由于概率风险评估法可以更好地表述污染物环境浓度超过生物安全阈值的概率及可引起不良效应的风险，因此被广泛应用于污染物的生态风险评估的研究。常见的概率风险评估法有安全阈值法和联合概率曲线法等。

安全阈值法（the margin of safety，MOS10）：安全阈值是物种敏感度或毒性数据累积分布曲线上 10% 处的浓度与环境暴露浓度累积分布曲线上 90% 处浓度之间的比值，其表征量化暴露分布和毒性分布的重叠程度（Solomon et al., 1996）。比值小于 1 表明对水生生物群落有潜在风险，大于 1 表明两分布无重叠、无风险。

联合概率曲线法（joint probability curve，JPC）：JPC 是以所有生物毒性数据的累积函数和污染物暴露浓度的反累积函数作图（Quintana et al., 2007），将风险评估的结论通过连续分布曲线的形式表现。联合概率曲线的 x 轴表示不良效应产生的强度，即水生生物受到影响的百分比；y 轴表示事件发生的概率；联合概率曲线上的每一个点表示一定百分比的生物受到影响（事件）在目标水体（评估对象）中发生的概率。联合概率曲线越靠近 x 轴，生物受到影响的可能性越小，评估目标水体越安全（Jin et al., 2014）。

14.1.3 多层次的风险评估法

随着生态风险评估的发展，一些学者和研究机构提出使用多层次的生态风险评估方法，即连续应用低层次的筛选到高层次的风险评估。它是把商值法和概率风险评估法进行综合，充分利用各种方法和手段进行从简单到复杂的风险评估（Jin et al., 2014）。

14.2 国内外 OPEs 的生态风险评估

不同环境介质中，OPEs 均有高检出率，且对水生生物造成危害，分析和评估 OPEs 存在的潜在生态风险对保护水环境中水生物至关重要，因此，越来越多的研究人员针对 OPEs 生态风险进行研究。

14.2.1　国内 OPEs 的生态风险评估

高丹等（2007）通过文献检索出松花江、黄海与东海沿岸海水、长江、太湖、珠江等流域中 TPHP、TNBP、TDCPP、TCPP 的浓度，毒性数据采用高丹等以斑马鱼胚胎为受试物的试验研究结果，同时参照 ECOTOX 数据库，结合 CONNINGHAM 和 MARIE-PIERRE 的研究成果，应用基于生物毒性试验的 PNEC 简易估算方法，利用风险商法进行了风险评估，式（14-1）中 MEC、PEC 与 PNEC 采用相同的单位：

$$RQ = \frac{MEC/PEC}{PNEC} = \frac{MEC/PEC}{\dfrac{LC_{50}/EC_{50}/NOEC}{f}} \tag{14-1}$$

式中，RQ 为风险商；MEC 为测量环境浓度；PNEC 为预测无效应浓度；LC_{50} 为半数致死浓度；EC_{50} 为半数效应浓度；NOEC 为无效应浓度；f 为安全因子，f 取 100（Verbruggen et al.，2005）。

当 RQ<0.3，风险可忽略；当 0.3≤RQ<1，风险较低；当 RQ≥1，风险高。

高丹等运用上述公式对我国主要流域中的 4 种 OPEs 进行生态风险评估，结果如表 14-1 所示。结果表明，4 种 OPEs 在我国主要流域中的风险商值都小于 1（除松花江流域），对水生生物具有的潜在风险可以忽略。其中，TNBP 在松花江中最高浓度的 RQ 值为 1.920，高于 RQ=1 的水平，对松花江流域中的水生生物存在风险。

表 14-1　我国部分重要水域中 OPEs 的 RQ 值

地区	OPEs 种类	RQ 值
松花江	TPHP	0.015～0.275
	TNBP	0.174～1.920
	TDCPP	Nd～0.092
	TCPP	0.00053～0.019
黄海与东海沿岸海水	TPHP	—
	TNBP	—
	TDCPP	0.166～0.706
	TCPP	0.013～0.017

续表

地区	OPEs 种类	RQ 值
长江	TPHP	0.014
	TNBP	0.0336
	TDCPP	—
	TCPP	0.00323
太湖	TPHP	Nd ~ 0.093
	TNBP	0.0082 ~ 0.180
	TDCPP	Nd ~ 0.1160
	TCPP	0.0081 ~ 0.1970
珠江	TPHP	0.0750
	TNBP	0.2060
	TDCPP	0.0710
	TCPP	0.0138

注：Nd 代表未提出。

2018 年，Xing 等（2018）选取中国南方湖泊（骆马湖、芳庭湖和易湖）中 13 个点作为采样点，检测所有采样点中 TMP、TCPP、TCEP、TEP、TDCP、TEHP、TNBP、TPHP、TDBPP、TBEP、TCrP、EHDPP 的浓度。该研究中 PNEC 值选取包括以下两个部分：①荷兰研究所报道的最大允许浓度（maximum permissible concentration，MPC）；②利用指南性技术文件（technical guidance document，TGD）中规定的公式计算，计算方式见式（14-2）：

$$PNEC = \frac{LC_{50_{min}}/EC_{50_{min}}/NOEC_{min}}{AF} \qquad (14\text{-}2)$$

式中，PNEC 为预测无效应浓度；$LC_{50_{min}}$ 为最低半数致死浓度；$EC_{50_{min}}$ 为最低半数效应浓度；$NOEC_{min}$ 为最低无效应浓度；AF 为安全因子，AF 取 100（Verbruggen et al.，2005）。

Xing 等（2018）利用风险商法对骆马湖、芳庭湖和易湖中 12 种 OPEs 进行生态风险评估。结果表明，骆马湖、芳庭湖和易湖中 12 种 OPEs 风险商之和分别为 0.79、0.28 和 0.1；骆马湖中，TCrP 和 EHDPP 的风险商值较高，分别为 0.067 和 0.013；芳庭湖中，TCEP 和 TCrP 的风险商值较高，分别为 0.16 和 0.1。综上所述，骆马湖、芳庭湖和易湖中 12 种 OPEs 对水生生物具有潜在风险，可以忽略。

  Shi 等（2016）检测北京地表水流域中清河、通惠河、北小河、亮马河、西坝河等 9 条河流，以及昆明湖、什刹海等 8 个湖泊中 14 种 OPEs 的浓度，采用风险商法对 TCEP、TCPP、TDCP、TNBP、TiBP、TEP、TBEP、TPHP、TCrP 进行生态风险评估。PNEC 值是基于现有文献中获得的藻类、甲壳类动物和鱼类的相关毒性数据与 f（$f=1000$）的比值。

  表 14-2 表明，北京城市地表水中，9 种 OPEs 对淡水藻类、甲壳生物和鱼类的风险商值分别为 0.000 01 ~ 0.2885、0.000 09 ~ 0.3479 和 0.0001 ~ 0.3766。其中，TBEP 基于鱼类毒性的风险商值最高，RQ = 0.2782；TDCP 基于甲壳动物毒性的风险商值最高，RQ = 0.2036；TPHP 基于藻类毒性的风险商值最高，RQ = 0.1925。三种物质的风险商值均大于 0.1，表明这三类物质对北京地表水中的水生生物具有潜在生态风险。

表 14-2　北京市地表水中 OPEs 的 RQ 值

物质	受试生物	L (E) C$_{50}$ （mg/L）	PNEC （ng/L）	RQs
TCEP	淡水藻	51	51 000	0 ~ 0.111 7
	大型溞	330	330 000	0 ~ 0.017 3
	金鱼	90	90 000	0 ~ 0.063 3
TCPP	淡水藻	45	45 000	0 ~ 0.038 7
	大型溞	91	91 000	0 ~ 0.019 2
	网纹纤毛鱼	30	30 000	0 ~ 0.058 1
TDCP	淡水藻	39	39 000	0 ~ 0.021 9
	大型溞	4.2	4 200	0 ~ 0.203 6
	金鱼	5.1	5 100	0 ~ 0.167 7
TNBP	淡水藻	4.2	4 200	0 ~ 0.060 9
	大型溞	3.65	3 650	0 ~ 0.070 1
	金鱼	8.8	8 800	0 ~ 0.029 1
TiBP	淡水藻	34	34 000	0 ~ 0.005 0
	大型溞	11	11 000	0 ~ 0.015 3
	伊纹	20	20 000	0 ~ 0.008 4
TEP	淡水藻	900	900 000	0 ~ 0.002 3
	大型溞	350	350 000	0 ~ 0.005 9
	伊纹	2 140	2 140 000	0 ~ 0.001 0

物质	受试生物	L（E）C$_{50}$（mg/L）	PNEC（ng/L）	RQs
TBEP	淡水藻	—	—	—
	大型溞	75	75 000	0 ~ 0.048 2
	黑头呆鱼	13	13 000	0 ~ 0.278 2
TPHP	淡水藻	0.5	500	0 ~ 0.192 5
	大型溞	1	1 000	0 ~ 0.096 3
	金鱼	0.7	700	0 ~ 0.137 5
TCrP	淡水藻	0.29	290	0 ~ 0.014 8
	大型溞	0.27	270	0 ~ 0.015 9
	蓝鳃太阳鱼	0.11	110	0 ~ 0.039 0

14.2.2 国外 OPEs 的生态风险评估

2013 年，Cristale 等（2013）对西班牙阿格拉河、纳隆河和贝斯河中的 9 种 OPEs 利用风险商法进行生态风险评估。结果表明，9 种物质在阿格拉河、纳隆河和贝斯河中风险商值分别为 0.000 54 ~ 0.098、0.000 020 ~ 0.037 和 0.0026 ~ 0.036。9 种物质的风险商值均小于 0.1，对水生生物的潜在风险较低，可以忽略。同年，有研究对英国艾尔河中的 4 种 OPEs 利用风险商法进行生态风险评估（表 14-3 ~ 表 14-5）。结果表明，TCEP、TCPP、TDCP 和 TPHP 基于鱼类急性毒性的风险商值高于基于大型溞和淡水藻急性毒性的风险商值。其中，TCPP 基于鱼类毒性的风险商值高于 TCEP、TDCP 和 TPHP 的风险商值，表明 TCPP 对艾尔河流域中鱼类存在一定的生态影响。

表 14-3 艾尔河中 4 种 OPEs 对鱼类的 RQ 值

点位	TCEP	TCPP	TDCP	TPHP	RQ$_总$
P1	—	0.004	—	—	0.004
P2	—	0.006	—	—	0.006
P3	0.0015	0.042	0.061	0.015	0.120
P4	0.0015	0.59	0.090	0.049	0.730
P5	0.0013	0.87	0.083	0.039	0.993

点位	TCEP	TCPP	TDCP	TPHP	RQ$_总$
P6	0.0023	0.28	0.12	0.051	0.453
P7	0.0031	0.26	0.080	0.042	0.385
P8	0.0025	0.094	0.054	0.029	0.202
P9	0.0026	0.050	0.090	0.043	0.186
P10	0.0025	0.046	0.053	0.036	0.136
P11	0.0020	0.082	0.057	0.028	0.169
P12	0.0025	0.088	0.058	0.036	0.185
P13	0.0020	0.057	0.061	0.034	0.154

表 14-4　艾尔河中 4 种 OPEs 对大型溞的 RQ 值

点位	TCEP	TCPP	TDCP	TPHP	RQ$_总$
P1	—	0.001 4	—	—	0.001 4
P2	—	0.001 8	—	—	0.001 8
P3	0.000 41	0.014	0.017	0.006	0.037 4
P4	0.000 41	0.19	0.026	0.019	0.223
P5	0.000 36	0.29	0.024	0.015	0.329
P6	0.000 63	0.092	0.034	0.020	0.147
P7	0.000 85	0.085	0.023	0.016	0.125
P8	0.000 69	0.031	0.016	0.011	0.059
P9	0.000 71	0.016	0.026	0.016	0.059
P10	0.000 68	0.015	0.015	0.014	0.045
P11	0.000 53	0.027	0.016	0.011	0.055
P12	0.000 68	0.029	0.016	0.014	0.060
P13	0.000 55	0.019	0.017	0.013	0.050

表 14-5　艾尔河中 4 种 OPEs 对淡水藻的生态风险评值

点位	TCEP	TCPP	TDCP	TPHP	RQ$_总$
P1	—	0.0028	—	—	0.0028
P2	—	0.0037	—	—	0.0037
P3	0.0026	0.028	0.0019	0.0013	0.034
P4	0.0027	0.39	0.0028	0.0041	0.400

续表

点位	TCEP	TCPP	TDCP	TPHP	RQ$_总$
P5	0.0023	0.58	0.0025	0.0033	0.588
P6	0.0041	0.19	0.0037	0.0043	0.202
P7	0.0055	0.17	0.0025	0.0035	0.182
P8	0.0045	0.062	0.0017	0.0024	0.071
P9	0.0046	0.033	0.0028	0.0036	0.044
P10	0.0044	0.031	0.0016	0.0031	0.040
P11	0.0034	0.054	0.0018	0.0024	0.062
P12	0.0044	0.059	0.0018	0.0030	0.068
P13	0.0035	0.038	0.0019	0.0029	0.046

2015 年，王艺璇等（2015）针对德国鲁尔河中 TCEP、TCPP、TDCP、TBEP 和 TPHP 5 种 OPEs 利用风险商法进行生态风险评估，具体风险商值及其他参数见表 14-6。结果表明，鲁尔河中 TCPP 和 TBEP 对水生生物的风险高于 TPHP 对水生生物的风险。

表 14-6　鲁尔河中 5 种 OPEs 的 RQ 值

物质	LC$_{50}$[1] （mg/L）	安全系数[2]	MEC （ng/L）	RQ （×10^{-3}）
TCEP	11	0.9772	71.5	6.3518
TCPP	11	0.9634	110	9.6340
TDCP	11	0.9308	50	4.2309
TBEP	11	0.9923	105	9.4720
TPHP	11	0.9962	40	3.6225

①数据来源于 Joyce et al.，2013；②数据来源于 Verbruggen et al.，2005。

综上所述，除松花江流域中 TNBP 存在生态风险（RQ 为 1.290），其他流域中有机磷酸酯浓度风险商值均小于 0.1，对水生生物的潜在风险较低。从世界范围来看，中国流域中 OPEs 基于淡水藻、大型溞和鱼类毒性的风险商值略高于国外流域中的 OPEs 的风险商值，表明 OPEs 对中国流域中水生生物的潜在生态风险高于国外流域中水生生物的生态风险。在目前暴露水平下，地表水中 OPEs 浓度对水生生物的毒性影响可以忽略，但考虑到 OPEs 对水生生物具有慢性毒性，长期使用含有大量 OPEs 的材料对水生生物造成损伤值得关注。

从生态风险评估方法来看，目前关于 OPEs 的生态风险评估方法主要采用 RQ 方法。由于风险商法的计算存在很大的不确定性，因而，风险商适用于筛查层面或者初步风险评估，要了解 OPEs 的真实生态风险需要进行高层次的概率生态风险评估方法。

14.3 磷酸三苯酯水生态风险评估案例

磷酸三苯酯（TPP）是一种典型的有机磷酸酯类阻燃剂。研究表明，一定剂量的 TPP 暴露对水生生物产生生态毒性效应。例如，TPP 对甲壳类生物（Scanlan et al.，2015）、鱼类（Solomon et al.，2000）及昆虫（Ziegenfuss et al.，1986）具有致死效应，对鱼类具有繁殖毒性（Liu et al.，2013）和神经毒性（彭涛等，2016）。此外，TPP 会对藻类（Millington et al.，1988）和鱼类生长产生影响。由于其对水生生物存在危害，分析和评估 TPP 存在的潜在生态风险对保护水环境中水生物至关重要。

通过搜集国内外期刊发表的文献（包括硕士、博士学位论文）关于我国河流和湖泊的 TPP 暴露浓度数据，结果表明，TPP 在太湖（秦宏兵等，2014）、长江（秦宏兵等，2014）、珠江（何丽雄等，2013）、松花江（Wang et al.，2011）、黄渤海入海口（Wang et al.，2015）及北京市河流（Shi et al.，2016）地表水中均有检出。TPP 在地表水中的暴露浓度为 0.2 ~ 165 ng/L，TPP 在我国太湖、长江、珠江、松花江、北京市河流等流域中的平均浓度分别为 1.7 ng/L、4.2 ng/L、14.1 ng/L、21.5 ng/L 和 4.49 ng/L，黄渤海入海河流中的平均浓度为 0.2 ~ 0.5 ng/L。

TPP 的水生生物毒性数据来自毒理数据库（如美国的 ECOTOX 数据库，http://cfpub.epa.gov/eco-tox/）、已发表论文、期刊及政府文件。通过收集 8 种鱼类和 3 种无脊椎动物基于致死为测试终点的急性毒性数据，TPP 对水生生物的 LC_{50} 为 180 ~ 1600 μg/L，均值为 658.45 μg/L；基于生长、繁殖及生物化学和分子生物学等为测试终点，收集了 5 种鱼类、2 种浮游藻类和 1 种甲壳类动物的慢性毒性数据，NOEC 值是 5 ~ 500 μg/L，均值为 197.50 μg/L，考虑到非本地物种数据、物种种类及野外实际暴露等影响因素，最终预测无效应浓度（PNEC）值为：$PNEC = HC_5/AF$，AF 取 1 ~ 5（Jin et al.，2012）。利用物种敏感度分布曲线（species sensitivity distribution，SSD）推导 5% 物种受到危害时的浓度（hazardous concentration for 5% species affected，HC_5）。本书中采用荷兰国家公共卫生与环境研究院（RIVM）开发的 ETX 2.0（Van Vlaardingen et al.，2004）推导基于50%置信度的 HC_5。各类水生生物不同测试终点的毒性数据通过 Kolmogorov-Smirnov 检验，数据均符合对数正态分布（$P>0.05$）。基于急性和慢性毒性数据构建 SSD 曲线，其 HC_5 分别是182.44 μg/L 和6.49 μg/L，基于生存为测试终点的急性毒性数据推导出的 PNEC 值（AF=5）为36.49 μg/L，而以繁殖、发育和生长等为测试终点的慢性毒性数据导出的 PNEC 值（AF=5）为1.30 μg/L，水生生物的生长、繁殖、生物化学与分子生物学等慢性毒性指标对 TPP 更敏感。

14.3.1　我国地表水 TPP 生态风险评估

利用风险商法对地表水中 TPP 的平均浓度进行风险评估，基于 TPP 在我国地表水暴露的平均浓度以及急、慢性毒性数据推导 PNEC 值，计算得出风险商值（图 14-1）。

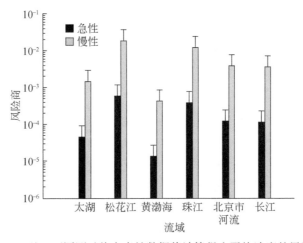

图 14-1　基于不同测试终点毒性数据值计算得出平均浓度的风险商

图 14-1 表明，基于急性和慢性毒性数据计算的 TPP 风险商值均小于0.1，其中松花江流域风险商值最高，分别为0.000 59 和0.017，说明 TPP 在我国地表水中的生态风险较小，可以忽略。此外，TPP 在奥地利（Elena et al.，2007）和意大利（Alessandro et al.，2008）地表水中平均浓度分别是4.4 ng/L 和3 ng/L，基于慢性毒性数据推导 PNEC 值，计算得出风险商分别为0.0034 和0.0023，与我国长江（0.0032）、太湖（0.0017）和北京市地表水（0.0035）的风险商值相差

不大。由于风险商在风险评估中存在很多的不确定性,不能有效说明生态效应发生的概率。

利用联合概率曲线法（JPCs）进行高层次生态风险评估,JPCs 是以所有生物毒性数据的累积函数和污染物暴露浓度的反累积函数作图（Quintana et al.,2007）,将风险评估的结论通过连续分布曲线的形式表现。联合概率曲线的 x 轴表示不良效应产生的强度,即水生生物受到影响的百分比;y 轴表示事件发生的概率;联合概率曲线上的每一个点表示一定百分比的生物受到影响（事件）在目标水体（评估对象）中发生的概率。联合概率曲线越靠近 x 轴,生物受到影响的可能性越小,评估目标水体越安全（Jin et al.,2014）。基于慢性毒性数据和环境中 TPP 浓度建立联合概率曲线（图 14-2）。结果表明,TPP 的联合概率曲线几乎与 x 轴重合。我国地表水中 TPP 对 0.1%~1% 的水生生物造成繁殖、生长或发育等慢性毒性影响的概率分别为 1.40% 和 0.04%。

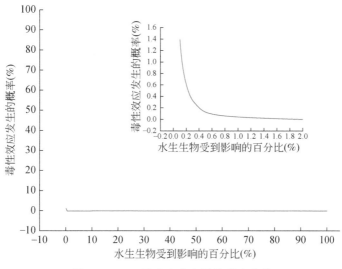

图 14-2 TPP 地表水生态风险联合曲线

14.3.2 不确定性分析

生态风险评估过程中的不确定性是不可避免的,即使在较高层次的生态风险评估方法中也是如此。生态风险评估过程中产生不确定性的因素主要包括:自然水体中 TPP 实际浓度的变化,毒性数据的生态关联性及风险表征模型的使用等方面。

　　首先，TPP 在环境中暴露浓度的时空变化数据非常有限，只有个别几个流域，特别缺乏全国范围的监测数据。为了得到更准确合理的暴露数据，需要进一步搜集整理及开展全国范围 TPP 在环境中暴露浓度的时空变化数据的监测。其次，研究表明 TPP 对水生生物存在繁殖毒性方面的影响（Ziegenfuss et al.，1986），但目前仅收集斑马鱼和虹鳟鱼关于 TPP 繁殖毒性的数据，不能充分反映 TPP 对水生生物繁殖系统的影响。当需要进行更加合理全面的风险评估时，则需要收集更多鱼类、无脊椎动物及两栖类等水生生物的繁殖毒性数据。此外，考虑到生物的地域性，所收集的毒性数据是否完全代表研究区域真实的生物物种用于风险评估目前尚且存在争议。Jin 等（2011）认为当本土物种的毒性数据不足的时候，在使用一定安全系数的基础上（2～10）可以利用非本土的物种进行生态风险评估。为了更全面系统地评估污染物在特定区域的生态风险，依然需要考虑区域特征物种的敏感性差异。在生态风险评估的过程中，SSD 曲线的构建方法会因选择的数据分析模型而不同，如对数正态分布（log-normal）、对数逻辑斯蒂（log-logistic）、波尔Ⅲ模型（BurrⅢ）（Jin et al.，2011）。在目前的研究中，大部分研究者依然采用对数正态分布法。因此，由数据的随机性、评估过程和模型选择所造成的误差，导致风险评估结果具有一定的不确定性。然而，用于确定风险评估的方法还没有统一的认识。

　　综上，在收集全国范围地表水中污染物暴露浓度及效应浓度的基础上，本书对我国地表水中 TPP 进行多层次生态风险评估，表征其在我国地表水中存在的潜在风险。在目前暴露水平下，地表水中 TPP 浓度对水生生物的毒性影响可以忽略，但考虑到水生生物对 TPP 具有一定的富集效应，长期使用含有大量 TPP 的材料对水生生物造成损伤值得关注。

| 第 15 章 | 有机磷酸酯的人体健康风险评估

环境健康风险评估是通过有害因子对人体不良影响发生概率的估算，评估暴露于该有害因子的个体健康受到影响的风险。其主要特征是以风险度为评估指标，将环境污染程度与人体健康联系起来，定量描述污染对人体产生健康危害的风险。人体可通过各种途径暴露于 OPEs，对 OPEs 开展健康风险评估对全面评估 OPEs 的危害具有重要意义。

15.1 OPEs 的健康风险评估方法

OPEs 的风险评估方法一直在不断改进，不同时期均有研究人员提出评估方法或优化前人的风险评估方法。首先在 2004 年由瑞士的 Hartmann 等（2004）对其开展了一次比较初步的风险评估。Hartmann 等选取瑞士的苏黎世及周边 12 个地点的各种室内环境作为采样点（包括 3 个办公室，2 个家具店，3 个电子商店，1 个剧院和 3 辆汽车），检测所有采样点中 TBP、TCEP、TPP、TBEP、TEHP、TCP、TCPP、TDCP 的浓度，并对上述 OPEs 的浓度以及可能的来源进行了分析，最后进行了风险评估，使用的方法类似于欧洲委员会提供的 1996 版指导准则[①]。首先，用式（15-1）计算可耐受浓度（tolerable concentration，TC）：

$$TC = (TDI \cdot MM \cdot AI \cdot AR) / (RV/VI) \qquad (15-1)$$

式中，TC 为可耐受浓度（mg/m³）；TDI 为每日可摄入量＝NOAEL［mg/(kg·d)］/10 000［安全系数（SF）］（对于 TBP 和 TEHP，使用的安全系数为 100 000，因为 TDI 来自 LOAEL）；NOAEL 为无可见有害作用水平（no observed adverse effect level）［mg/(kg·d)］；LOAEL 为最小可见损害作用水平（lowest-observed-adverse-effect level）［(mg/(kg·d)］；MM 为一般成年人的体重（70 kg）；RV 为成人

---

① 来源于 Technical Guidance Document in support of Commission Directive 93/67/ECC on Risk Assessment for new notified substances and Commission Regulation (EC) No. 1488/94 on Risk Assessment for Existing Substances，Part 1 (European Commission，1996)。

每日呼吸量（20 m^3/d）；VI 为吸入分析物的有效性（假设为 100%）；AR 为暴露时间百分比（100%）；AI 为该方法的剂量百分比（100%）。

其次再按式（15-2）确定风险指数（risk index，RI）：

$$RI = AOC/TC \qquad (15\text{-}2)$$

式中，AOC 为实际观察到的浓度（actual observed concentration）。

Hartmann 等（2004）运用上述公式对 12 种 OPEs 进行了健康风险评估，例如，对于 TCPP，观察到的最高浓度的 RI 为 0.021，远低于 RI=1 的水平（RI≥1 时可能产生风险）。对于剩余的分析物，计算的 RI 甚至更低，然而 Hartmann 并未给出剩余数据。

Van den Eede 等（2011）及 Ali 等（2012）分别在比利时和新西兰的房屋中抽取灰尘样本，对 TCEP 等十几种 OPEs 的浓度进行分析，并且与美国、日本、瑞典等国家的 OPEs 浓度进行横向对比。两个团队的评估方法基本一致，在进行暴露评估时，估算工作成人、非工作成人及儿童的平均和高粉尘摄入率，首次提出关于 OPEs 的参考剂量的概念，计算公式（15-3）如下所示：

$$RfD = NOAEL/SF \qquad (15\text{-}3)$$

式中，RfD 为参考剂量（ng/kg bw/d）；NOAEL 为无可见有害作用水平（no observed adverse effect level）；SF 为安全系数（safety factor），由于不确定因子（uncertainty factor，UF）比 SF 有更多参数可以从实验数据中导出 RfD，因此自 2002 年以来 SF 已被 UF 取代。

两个团队都运用以上公式对 OPEs 进行了风险评估，但是由于 SF 数值设定的不同（Van den Eede 等和 Ali 等的 SF 取值分别为 10 000 和 1000），两个团队的 RfD 数值也因此相差了一个数量级，RfD 具体值见表 15-1。根据评估结果，均未发现 OPEs 的摄入量高于参考剂量，但随着 OPEs 的不断普及，这个问题更应该得到重视。

表 15-1　OPEs 的参考剂量值［ng/(kg bw·d)］

英文缩写	RfD[a]	RfD[b]
TNBP	2 400	24 000
TCIPP	8 000	80 000
TCEP	2 200	22 000
TDCIPP	1 500	15 000

英文缩写	RfD[a]	RfD[b]
TBOEP	1 500	15 000
TPHP	7 000	70 000
TCrP	1 300	13 000

a 由 Van den Eede 等计算得出；b 由 Ali 等计算得出。

此后，许多研究人员引用并使用这些 RfD 值初步评估了环境介质中 OPEs 的暴露和相应的非致癌风险。

15.2 不同暴露途径的健康风险

15.2.1 水环境中

中国的 Li 等（2018）和 Ding 等（2015）分别对中国及中国东部地区的饮用水中的 OPEs 浓度和分布情况进行了分析以及风险评估，国外如巴基斯坦的 Khan 等（2016）也对本国饮用水中的 OPEs 进行了风险评估。使用的风险评估模型如下所示，为了确定饮用水中观察到的 OPEs 是否对人类健康构成风险，OPEs 的每日摄入量（daily intake，DI）使用式（15-4）计算：

$$DI = （C×IR×AP）/BW \tag{15-4}$$

式中，C 为化合物浓度；IR 为摄取率（L/d）；AP 为摄入的吸收百分比（假定为100%）；BW 为体重（kg）。

根据式（15-5）确定的风险商值对饮用水中 OPEs 的健康风险进行评估：

$$RQ = DI/RfD \tag{15-5}$$

如果 RQ≥1，则认为当地居民面临非致癌风险。其中，RfD 的选取又有所不同，Li 等（2018）和 Khan 等（2016）使用的 RfD 由 Van den Eede 等（2011）计算得出，而 Ding 等（2015）使用的 RfD 则由 Ali 等（2012）计算得出。

除了计算非致癌风险以外，Ding 等还根据式（15-6）对致癌风险进行了评估：

$$Risk = DI×SFO \tag{15-6}$$

式中，SFO 为经口风险坡度因子 {oral slope factor，1/ [ng/（kg bw · d）]}，代表

理论上边界癌症效力。

然而，由于当时已知条件的限制，在研究中，只能估计 TCEP 的致癌风险，因为只有其 SFO 可用。当 Risk$>10^{-6}$ 时认为 TCEP 具有潜在致癌风险。

在上述所有研究中，饮用水中的 OPEs 总体 RQ 均在可接受的水平（HQ<1）内。实际上，这些值通常为 $10^{-7} \sim 10^{-4}$，表明理论风险阈值的安全系数为 $4 \sim 7$ 个数量级。因此，通过饮用水接触 OPEs 对当地居民的非癌症风险可以忽略不计。而在 Ding 等的研究中 TCEP 的致癌风险最高为 $7.3 \times 10^{-8} \sim 8.5 \times 10^{-8}$，致癌风险也可忽略不计。

室内环境：中国的 He 等（2015）及尼泊尔的 Yadav 等（2017）都对室内环境中的 OPEs 进行了暴露评估。He 等（2015）从广州市（城市地区）的住宅和大学宿舍以及中国南部清远（农村地区）的住宅和电子废物回收车间采集灰尘样品，对样品中 OPEs 浓度、来源进行分析，计算成人和儿童 OPEs 的估计每日摄入量（estimated daily intakes，EDIs），通过研究区室内粉尘摄入的 OPEs 的 EDI 值均低于每日 OPEs 暴露的参考剂量（RfDs），表明接触 OPEs 的风险较低。

Yadav 等（2017）除了采集灰尘样品，同时还采集了空气样品，在尼泊尔的四个主要城市（Kathmandu、Pokhara、Birgunj 和 Biratnagar）分别进行收集，分析室内空气样品及灰尘样品中 8 种 OPEs 的浓度、分布及归趋。在暴露评估方面，Yadav 等（2017）使用 USEPA 风险评估指南和从文献中获得的所有参数，通过呼吸吸入、粉尘摄入、皮肤接触来评估 OPEs 对儿童和成年人的日常暴露。通过呼吸吸入 OPEs 的暴露评估通过式（15-7）进行计算：

$$\text{Inhalation exposure} = (CA \times IR) / BW \qquad (15\text{-}7)$$

式中，CA 为 OPEs 的浓度（ng/m^3）；IR 为平均每日吸入率（m^3/d）；BW 为体重（kg）。

粉尘摄入 OPEs 的暴露评估通过式（15-8）进行计算：

$$\text{Dust ingestion exposure} = (CD \times DI) / BW \qquad (15\text{-}8)$$

式中，CD 为粉尘中 OPEs 的浓度（ng/g）；DI 为每日粉尘摄入量（mg/d）。

通过皮肤接触摄入 OPEs 的暴露评估通过等式（15-9）进行计算：

$$\text{Dermal absorption via dust} = (CD \times DAS \times ESA \times AF) / BW \qquad (15\text{-}9)$$

式中，DAS 为皮肤黏附的粉尘（0.01 mg/cm^2）；ESA 为暴露的皮肤区域（cm^2/d）；AF 为吸收系数（0.17%）。

当将儿童和成人的 OPEs 的估计暴露值与 Ali 等（2012）的相应参考剂量值进行比较时，它们比 RfD 值低 $3 \sim 4$ 个数量级。这表明尼泊尔室内环境中 OPEs 的风险微不足道。该结果与先前的研究一致。

15.2.2　饮食摄入

瑞典的 Poma 等（2017）首次报告了除鱼类外其他食物类别的 OPEs 摄入量的研究。Poma 将食品分类为 12 类，对食品中的 8 种 OPEs 进行了检测，根据瑞典农业委员会关于粮食生产和贸易统计的数据计算人均摄入量和 PFR 的总摄入量，再将本研究中分析的 4 种 OPEs（TCEP、TCIPP、TPHP 和 TDCIPP）的人均膳食摄入量与目标 OPEs 的可用参考剂量进行比较。

中国的 Ding 等（2018）检测了鸡肉、猪肉、鱼类、蔬菜、豆腐、鸡蛋、牛奶和谷物中的 10 种 OPEs，分析 OPEs 在食物中的残留特征。在确定各种食品中的 OPEs 残留量后，根据 2013 年中国卫生统计年鉴（2014 年）和 Li 等（2018）计算成人和儿童（3 ~ 12 岁）的平均每日摄入剂量（DI），计算公式如式（15-10）所示：

$$DI = \sum (c_i \times CF_i)/BW \tag{15-10}$$

式中，c_i 为第 i 食品中 OPEs 类似物的中位浓度；CF_i 为第 i 食品的每日消费量（中值）；BW 为体重（kg）。

由于中国没有提及 OPEs 的暴露风险的计算，因此食物中的暴露风险是根据 USEPA 的建议估算的。用于评估暴露风险的危险商值（hazard quotient，HQ）如式（15-11）所示：

$$HQ = DI/RfD \tag{15-11}$$

其中，RfD 是 Ali 等（2012）计算得出，用于描述每种 OPEs 的参考剂量。对于 OPEs 类似物，当其 HQ ≥ 1 时具有健康风险。

每种 OPEs 的危险商（HQ）总和为危险指数（hazard index，HI），计算等式如式（15-12）所示：

$$HI = \sum HQ \tag{15-12}$$

结果显示，目前通过饮食摄入的 OPEs 的非癌症健康风险为 10^{-5} ~ 10^{-3}，因此人们认为摄入食物的 OPEs 总体风险很低。此外，OPEs 的危险指数（HI）表明，儿童的风险高于成人。

基于毒理学的进步，近年来获得了更多毒理学方面的基本参数，RfD 的计算方程也得到了提升。USEPA[1]更新了 OPEs 的 RfD 值，从而为科学界提供了一套修订后的 RfD 值（表 15-2）。除了 RfD 值之外，OPEs 的 SFO 值也在 2015 年获得，因此也可以进行对 OPE 慢性日常暴露致癌作用的风险评估，目前也只有 Ding 等（2018）对 TECP 的致癌风险进行了评估。

表 15-2　2017 年 USEPA 修订的 OPEs 毒理学参数

英文缩写	RfD[a]	SFO[b]	GIABS[c]	ABS[d]
TMP	10 000	2×10^{-8}	1.000	0.100
TNBP	10 000	9×10^{-9}	1.000	0.100
TCIPP	10 000	—	1.000	0.100
TCEP	7 000	2×10^{-8}	1.000	0.100
TDCIPP	20 000	—	1.000	0.100
TDBPP	—	2.3×10^{-6}	1.000	—
TEHP	100 000	3.2×10^{-9}	1.000	0.100
TCrP	20 000	—	—	—
DMMP	60 000	1×10^{-9}	1.000	0.100

　　a 为参考剂量（ng/kg bw·d）；b 为经口风险坡度因子 [1/(ng/kg bw·d)]；c 为胃肠道吸收因子；d 为皮肤吸附分数。

　　OPEs 的最新风险评估模型由中国的 Li 等（2018）进行了改进，并详细说明了 RfD 和 SFO 值在健康风险评估中的正确使用。首先根据式（15-13）和式（15-14）计算成人和儿童通过摄入和皮肤接触暴露于室内灰尘中的 OPEs 的慢性每日摄入量（chronic daily intake，CDI）。

$$CDI_{ingestion} = \frac{C_i \times IR \times ED \times EF \times CF}{AT \times BW} \quad\quad (15\text{-}13)$$

$$CDI_{dermal\ contact} = \frac{C_i \times ED \times EF \times SA \times AF \times ABS \times CF}{AT \times BW} \quad\quad (15\text{-}14)$$

式中，$CDI_{ingestion}$ 为室内灰尘的摄入相关的慢性每日摄入量 [mg/(kg·d)]；$CDI_{dermal\ contact}$ 为皮肤接触相关的慢性每日摄入量 [mg/(kg·d)]；C_i 为某种 OPEs 的浓度（mg/kg）；IR 为室内灰尘的摄入率（mg/d）；ED 为持续暴露时间（a）；EF 为暴露频率（d/a）；CF 为转换因子（0.01 g/mg）；SA 为与灰尘接触的皮肤表

　　① 来源于 Mid Atlantic Risk Assessment，Regional Screening Levels（RSLs）-Generic Tables. http：//www.epa.gov/region9/superfund/prg（USEPA，2017）。

面区域（cm^2）；AF 为皮肤黏附因子（mg/cm^2）；ABS 为单一 OPEs 的皮肤吸附分数；AT 为平均时间（a，对致癌物为 70 a，对非致癌物 AT=ED）；BW 为体重（kg）。

非致癌风险（Non-CR）评估基于危险指数（HI）和危险商值（HQ）。对于通过意外摄入和皮肤接触暴露于多种 OPEs 的风险，可根据式（15-15）计算 HI：

$$HI = HQ_{ingestion} + HQ_{dermal\ contact} = \sum_{i=1}^{n}\left(\frac{CDI_{ingestion}}{RfD_i} + \frac{CDI_{dermal\ contact}}{RfD_i \times GIASB_i}\right) \quad (15\text{-}15)$$

式中，HI 为室内灰尘中 OPEs 的危险指数；HQ$_{ingestion}$ 为室内灰尘的摄入引起的 OPEs 暴露的危险商；HQ$_{dermal\ contact}$ 为皮肤接触引起的 OPEs 暴露的危险商；RfD$_i$ 为单一 OPEs 的参考剂量；GIASB$_i$ 为每种 OPEs 化合物的胃肠道吸收因子。

再根据式（15-16）计算致癌风险（CR）。

$$CR = CR_{ingestion} + CR_{dermal\ contact} = \sum_{i=1}^{n}\left(CDI_{ingestion} \times SFO_i + CDI_{dermal\ contact} \times \frac{SFO_i}{GIABS_i}\right)$$
$$(15\text{-}16)$$

式中，CR$_{ingestion}$ 为室内灰尘的摄入引起的 OPEs 的致癌风险；CR$_{dermal\ contact}$ 为皮肤接触引起的 OPEs 的致癌风险；SFO$_i$ 为单一 OPEs 的经口风险坡度因子｛1/［ng/(kg bw·d)]｝。

室内环境暴露于 OPEs 的途径有三种：吸入、摄入粉尘和皮肤接触。OPEs 暴露的吸入风险可根据参考浓度（reference concentration，RfC）和吸入单位风险（inhalation unit risk，UR）计算。由于大多数 OPEs 并不具备 RfC 和 IUR 数据，因此 Li 等（2018）并未计算通过吸入重悬浮颗粒暴露 OPEs 的健康风险。

基于以上方法，Li 等（2018）利用文献数据，估算了 OPEs 在成人和儿童中的致癌风险和非致癌风险。该文献数据中，Vykoukalová 等（2017）测定了室内灰尘中 13 中 OPEs 的残留浓度水平。其中，TNBP、TCEP、TDBPP 和 TEHP 具有致癌作用，可获得 SFO 数据，因此，对这四种化合物进行了致癌风险评估。此外，有五种化合物，包括 TNBP、TCIPP、TCEP、TDCIPP 和 TEHP，具有 RfD 值，对这五种化合物进行了非致癌风险评估。评估结果如表 15-3 所示。

表 15-3　成人和儿童通过摄入和皮肤接触室内灰尘而获得的 OPEs 的致癌风险（CR）和非致癌风险（HI）

OPEs	浓度 (mg/kg)^a	成人				儿童			
		HI^b	HI^c	HI^d	CR^e	HI^b	HI^c	H^d	CR^e
TNBP	0.114	2.33910005	2.339×10^{-6}	5.614×10^{-6}	3.825×10^{-10}	1.164×10^{-4}	1.64×10^{-5}	2.793×10^{-5}	3.591×10^{-10}
TCIPP	2.790	1.717×10^{-4}	1.717×10^{-5}	1.374×10^{-4}	—	8.544×10^{-4}	8.544×10^{-5}	6.835×10^{-4}	—

续表

OPEs	浓度 (mg/kg)[a]	成人				儿童			
		HI[b]	HI[c]	HI[d]	CR[e]	HI[b]	HI[c]	H[d]	CR[e]
TCEP	1.440	3.223×10^{-4}	3.223×10^{-5}	1.013×10^{-4}	1.074×10^{-8}	1.603×10^{-3}	1.603×10^{-4}	5.040×10^{-4}	1.008×10^{-8}
TDCIPP	3.680	1.208×10^{-3}	1.208×10^{-4}	9.061×10^{-5}	—	6.010×10^{-3}	6.010×10^{-4}	4.508×10^{-4}	—
TDBPP	4.530	—	—	—	3.885×10^{-60}	—	—	—	3.646×10^{-6}
TEHP	1.360	—	—	1.497×10^{-5}	1.623×10^{-9}	—	—	7.447×10^{-5}	1.523×10^{-9}
总计	13.914	1.726×10^{-3}	1.726×10^{-4}	3.499×10^{-4}	3.897×10^{-6}	8.584×10^{-4}	1.741×10^{-3}	3.658×10^{-6}	—

a 灰尘中 OPEs 的浓度数据来源于 Vykoukalová et al., 2017；b 用于计算该 HI 值的 RfD 来源于 Van den Eede et al., 2011；c 用于计算该 HI 值的 RfD 来源于 Ali et al., 2012；d 用于计算该 HI 值的 RfD 来源于 USEPA，2017；e 用于计算该 CR 值的 SFO 来源于 USEPA，2017。

成人和儿童在摄入和皮肤接触室内灰尘引起的 OPEs 暴露所导致的 CR 值分别为 3.897×10^{-6} 和 3.658×10^{-6}。在大多数监管计划中，CR 值低于 1.000×10^{-6} 表示癌症风险可忽略不计，而值在 $100\,000\times10^{-6}$ 和 1.000×10^{-4} 之间则表明潜在的癌症风险，而 CR 值高于 1.000×10^{-4} 则表示高潜在风险（Kamal et al., 2014；Li et al., 2017；Pongpiachan et al., 2015）。显然，表 15-3 结果对于成人和儿童而言，通过摄入和皮肤接触室内灰尘接触的 OPEs 的 CR 值均超过了 1.000×10^{-6} 的阈值，但远低于 1.000×10^{-4}，表明存在潜在的健康风险。

对于非致癌风险，通过摄入和皮肤接触室内灰尘而暴露于 OPEs 引起的成人和儿童的 HI 值分别为 3.449×10^{-4} 和 1.741×10^{-3}。在大多数监管计划下，暴露的人群不太可能对 HI<1 表现出明显的非致癌作用，而如果 HI>1 则可能发生不利的健康风险（Ding et al., 2015；Li et al., 2016；Pongpiachan et al., 2015）。对于成人和儿童，通过摄入和皮肤接触室内灰尘而暴露 OPEs 的 HI 值均远低于 1，表明没有明显的非致癌作用。尽管 HI 值比相应的阈值（1）低约 3 个数量级，但 CR 值已超过相应的阈值（1.000×10^{-6}）。以上讨论表明，SFO 可能是指示 OPEs 对人类健康威胁的更敏感工具。此外，对于室内灰尘中相同浓度的 OPEs，致癌作用对人类的威胁要大于非致癌作用的威胁，这表明对 OPEs 暴露进行致癌风险研究非常必要。研究还发现，吸入灰尘与皮肤接触灰尘对人的健康危害几乎相同，这意味着这两种接触途径应得到同等重视。

15.3　展　望

现如今随着 OPEs 越来越普及，在各个环境介质中都能检测到 OPEs。我国已经成为 OPEs 生产大国，在我国也已经有学者在环境介质中检测到 OPEs。考虑到 OPEs 具有一定毒性，必须重视其带来的环境问题和健康问题，因此，对 OPEs 进行健康风险评估是非常有必要的。目前，对 OPEs 的非致癌风险研究较多，其风险评估模型也比较完善，在水环境、室内环境及饮食方面都有较多的非致癌风险评估实例。但因为缺乏部分毒理学参数，对 OPEs 的致癌风险评估并不完善，目前已知的仅仅是对水环境中的部分 OPEs 的致癌风险进行了评估，实例非常有限。因此，未来可对室内环境以及饮食中的 OPEs 的致癌风险进行更多评估，并且进一步完善 OPEs 相关毒理学参数，对不同的 OPEs 毒性进行更详细的研究。

| 第 16 章 | 有机磷酸酯的风险管理、未来挑战和替代策略

现代生活中烃基聚合物材料几乎无处不在，其高可燃性造成了巨大的火灾风险，由此催生了对有效阻燃剂的大量、硬性需求。有机磷酸酯作为阻燃剂最早可以追溯到 20 世纪 60 年代。伴随 OPEs 的大量使用，其残留污染也演变为全球问题，对生态环境和人类健康的潜在危害日益受到重视。但是，当前对 OPEs 问题的研究明显不足，亟须完善其环境分布、迁移和转化规律、健康危害等方面的数据，在此基础上对 OPEs 进行合理的安全性评价和风险管理，加快更加环境友好型阻燃剂替代品的研发步伐。

16.1 风险管理

阻燃剂因能有效避免火灾的发生和蔓延而被广泛应用于各行各业。目前，阻燃剂已成为仅次于增塑剂的第二大塑料助剂，估计 2018 年全球阻燃剂消费量可达 260 万 t。自 20 世纪 70 年代以来，PBDEs 因其成本低廉、阻燃效果好而被广泛应用，但 PBDEs 在使用过程中会产生大量有毒并且致癌的腐蚀性气体，且本身具有较强的环境持久性、生物累积性和内分泌干扰效应，近年来已被部分发达国家禁止使用。2009 年 PBDEs 商用混合物五溴联苯醚（Penta-BDE）和八溴联苯醚（Octa-BDE）被《关于持久性有机污染物的斯德哥尔摩公约》列为持久性有机污染物（POPs），十溴联苯醚（Deca-BDE）亦于 2017 年被《关于持久性有机污染物的斯德哥尔摩公约》列入有机污染物控制名录（Kademoglou et al., 2017）。近年来，由于溴代阻燃剂在西欧、北美和日本等发达国家或地区陆续被禁止使用，溴代阻燃剂的产量逐年降低，其他类型的阻燃剂，尤其是 OPEs，因其具有迁移性小、蒸气压低、耐用性强、低烟和低毒等优点而受到青睐，作为 PBDEs 的主要替代品被广泛用在电子、纺织产品和绝缘材料当中。在过去 15 年间，OPEs 的产量和消费量持续上升（Van der Veen and de Boer, 2012a）。据统计，2006 年，OPEs 在欧洲总消耗量达 93 000t，2013 年估测为 620 000 t，占市场上阻燃剂总量

的 30%（Rauert et al.，2018）。中国也在大力发展 OPEs，其生产和使用也在逐年增加。2007 年，中国 OPEs 生产达 7 万多吨，出口 4 万余吨，占全球产量的 35%，并预计每年增长 15%（Wang，2010）。

很多 OPEs 作为添加剂以非共价键方式与材料结合，因此极易在产品的生产、使用及回收过程中通过挥发、淋洗和磨损等方式释放到环境中。部分 OPEs 并非环境友好，具有多种毒性效应。例如，EHDPP、TBEP、TCP 和 TPHP 等 OPEs 有着与其替代的溴代阻燃剂类似的持久性、生物累积性、毒性和长距离传输的特性，暗示它们的大量生产和使用可能对人体存在潜在健康风险（Suhring et al.，2016）。TCIPP、TCEP 和 TDCIPP 等在内的氯代 OPEs 等具有潜在的神经毒性、生殖发育毒性及致畸性、致癌性等毒性效应（Hudec et al.，1981）。OPEs 生产和使用所带来的潜在环境和健康风险越来越受到了一些欧美国家和相关机构的高度关注。

自 1995 年 TCEP 被欧盟列入第二类高度关注的物质以来（Reemtsma et al.，2008），多个国家和国际组织针对 OPEs 开展了一系列的风险管理措施，颁布相关法令以限制或禁止 TCEP、TCIPP 和 TDCIPP 等 OPEs 的使用，对消费品中 OPEs 的添加量制定上限，并基于现有毒理学数据，制定了环境安全阈值。化合物评估组织主要包括：

16. 1. 1 《关于化学品注册、评估及许可和限制法规》

《关于化学品注册、评估及许可和限制法规》（Registration，Evaluation，Authorisation and restriction of Chemicals，REACH）于 2007 年 6 月 1 日开始正式实施。该法规对欧盟市场上和进入欧盟市场的所有化学品实施安全监控。REACH 法规涉及化学品生产、贸易和使用的整个流程，首要目标是保护人类健康和环境安全，保障欧盟化工业的竞争力，追求社会可持续发展。2017 年 2 月 9 日，欧盟委员会发布通报，除特殊行业外，禁止 Deca-BDE 在欧洲生产使用，这一规定将于 2019 年 3 月 9 日生效①。TCEP 作为典型的氯代磷系阻燃剂，因具有潜在的生殖毒性，已被列入 REACH 法规的附件十四中（Aschberger et al.，2017）。2014 年

---

① 来源于 Commission Regulation（EU）2017/227 of 9 February 2017 amending Annex XVII to Regulation（EC）No 1907/2006 of the European Parliament and of the Council concerning the Registration，Evaluation，Authorisation and Restriction of Chemicals（REACH）as regards bis（pentabromophenyl）ether（https：//eur-lex. europa. eu/eli/reg/2017/227/oj）。

欧盟委员会限定了部分儿童玩具中添加的 TCEP、TCIPP 和 TDCIPP 的最高浓度为 5 mg/kg（Dyer et al., 2011）。

16.1.2 USEPA——环境设计项目

USEPA 一直致力于帮助企业和消费者找到性能良好的环境友好型产品。USEPA 的环境设计项目（design for the environment，DfE）项目成立于 1992 年，2015 年又改名为安全选择（safer choice）。DfE 项目是 USEPA 与工业、环境组织和学术界合作为环保而设计的，目的是为了使消费者快速识别并选择对家庭和环境更安全的产品。涉及包括农药、杀虫剂和阻燃剂等多种产品。DfE 项目通过与相关企业、非政府组织、学术界以及其他社会团体建立合作伙伴关系，开发创新性、低成本的方案，用来减少产品带来的环境污染和人类健康问题。

16.1.3 GreenScreen 认证

GreenScreen 认证（GreenScreen for Safer Chemicals）由 Clean Protection Action 于 2007 年推出，用来评估化学品的危害程度，旨在识别高度关注的化学品，GreenScreen 认证目前被包括政府机构、企业和非营利组织内的专业人士广泛使用，用来评估化学品的危害及其对环境污染和人类健康的潜在影响，使材料采购、产品设计开发过程满足政府的监管要求①。GreenScreen 评估主要包括 18 个毒性终点，包括哺乳动物和水生生物急性毒性、生殖毒性、持久性（persistence，P）、生物累积性（bioaccumulation，B）和致癌性等。GreenScreen 评估通过基准打分来评价化合物的风险程度，数字越小代表风险越大（Aschberger et al., 2017）。

在欧美国家和国际组织对 OPEs 的关注和评估下，针对部分 OPEs 实施了一系列的风险管理措施，主要有以下三种形式：

1. 列入高关注物质，进行风险评估

1995 年，TCEP 即被欧盟列入第二类高度关注的物质（Reemtsma et al., 2008）；1998 年，世界卫生组织报道称啮齿类动物长时间暴露于 TCEP 和 TDCIPP 后，会在不同器官诱发肿瘤，怀疑 TCEP 和 TDCIPP 具有致癌性；但 1999 年，国

---

① 资料来自 GreenScreen for Safer Chemicals. http：//www. greenscreenchemicals. org。

际癌症研究中心将 TCEP 列为"尚不能按对人体的致癌性分类"的有害物质。2000 年，TCIPP 和 TDCIPP 被欧盟列入第四批高度关注物质（Reemtsma et al.，2008）；2008 年，欧盟将 TCEP 列为"潜在人类致癌物"（3 级致癌物）；2009 年，USEPA 将 TPHP、磷酸三甲苯酯（TCP）、TCIPP 和 TCEP 等列为致癌剂。2010 年 1 月 13 日，TCEP 被欧盟列入 REACH 法规的第二批高关注物质清单（SVHC）；2011 年，TDCIPP 在美国加州 65 号提案中被列入潜在致癌物名单。2012 年 2 月 14 日，TCEP 被列入欧盟 REACH 法规授权物质清单进行管控。

2015 年，USEPA 基于以往美国《有毒物质控制法》（Toxic Substances Control Act，TSCA）化学物质评估的经验，针对包括 OPEs 在内的三类阻燃剂，发布了 TSCA 化学问题规划和初步评估文件工作计划（TSCA Work Plan Chemical Problem Formulation and Initial Assessment Documents），并进行为期 60d 的公众意见征集。通过此项计划，USEPA 提出将进一步定量评估 TCEP、TCIPP 和 TDCIPP 等三种 OPEs 化合物对水生生物及人体健康的潜在风险，特别是填补暴露和癌症风险评价间的空白，从而对消费者和一般大众暴露 OPEs 的潜在风险进行评估①。

2017 年 1 月，依照 TSCA 第 21 条，美国地球正义组织（Earthjustice）、自然资源保护协会（NRDC）、蓝绿联盟（BGA）和环境健康策略中心（EHSC）等 6 个组织向 USEPA 联名申请，希望 USEPA 在 TSCA 第 4 条下签署一项命令，要求 TCEP、TCIPP 和 TDCIPP 的生产商和加工厂对 3 种化合物进行测试。但 USEPA 经慎重考虑之后否决了此项申请。

经过风险评估，USEPA 于 2005 年发布了一个关于 Penta-BDE 替代品和人体健康状况的评估报告，基于实验数据，把 TCEP、TCIPP 及 TDCIPP 3 种化合物对人体健康的风险进行了总结，见表 16-1。

表 16-1　TCEP、TCIPP 及 TDCIPP 3 种化合物的毒性效应风险

毒性效应	TCEP	TCIPP	TDCIPP
急性毒性	高风险	低风险	低风险
致癌性	高风险	中等风险	高风险
基因毒性	中等风险	低风险	中等风险

---

① 资料来自 TSCA Work Plan Chemical Problem Formulation and Initial Assessment Chlorinated Phosphate Ester Cluster Flame Retardants. EPA/740-R1-5001. Office of Chemical Safety and Pollution Prevention. https：//www. epa. gov/sites/production/files/2015-09/documents/cpe_ fr_ cluster_ problem_ formulation. pdf。

毒性效应	TCEP	TCIPP	TDCIPP
生殖毒性	中等风险	高风险	高风险
发育毒性	高风险	高风险	中等风险
神经毒性	中等风险	中等风险	低风险
皮肤过敏	低风险	低风险	低风险
刺激眼睛	低风险	低风险	低风险
皮肤刺激	低风险	低风险	低风险

2. 出台政策法规限制部分化合物的使用

TCEP、TDCIPP 和 TCIPP 作为柔性聚氨酯（PUR）泡沫的添加阻燃剂被广泛应用到儿童用品中，包括婴儿床垫、婴儿车、安全座椅、婴儿背带及居家软垫家具等（Stapleton et al.，2011）。考虑这些 OPEs 对人体健康的潜在危害，多个国家、地区和组织陆续开展了针对氯化 OPEs 的风险管理措施，出台多种政策法规对这类氯代 OPEs 的添加使用进行了限制。

（1）欧盟的风险管理政策

2008 年，根据（EC）NO. 1272/2008 法规，欧洲化学品管理局（European Chemicals Agency，ECHA）将 TCEP 分类为 2 类致癌物质和 1B 类生殖毒性物质。自 2001 年起，欧盟不再生产 TCEP，其在欧盟的使用量随之减少。虽然如此，欧洲玩具委员会认为难以避免玩具含有 TCEP，因此 TCEP 仍可在玩具中使用，但由 2013 年 7 月 20 日起，要求浓度必须不超过 0.5%，而由 2015 年 6 月 1 日起，含量上限下降为 0.3%。2009 年，欧洲玩具委员会发布欧盟玩具安全新指令（2009/48/EC），被认为是目前"国际上最为严格的玩具安全技术法规"，但未给出玩具中 OPEs 的限量值。2012 年 3 月末，欧洲健康和环境风险科学委员会（SCHER）表示应该在玩具中禁用 TCEP 及其同系物，此观点获得欧洲标准化消费者之声（ANEC）和欧洲消费者联盟（BEUC）的支持。为了更好地保护儿童，欧洲玩具委员会接受相关组织的建议，发布 2009/48/EC 修订法案 COM/2012/003，为 TCEP 设定限量为 5 mg/kg。此外，健康与环境风险科学委员会对 TDCIPP 及 TCIPP 进行的风险评估指出：有足够资料证明这两种物质具有致癌性。因此，2014 年欧盟委员会决定订立新的第 2014/79/EC 号指令，规定部分儿童玩具中添加的 TCEP、TCIPP 和 TDCIPP 的最高浓度限制为 5 mg/kg。根据相关规定，欧盟成员国须于 2015 年 12 月 21 日起实施 2014/79/EU 指令。

2018 年 4 月 5 日，ECHA 公布了一份关于限制 TCEP、TCIPP 和 TDCIPP 的筛选报告，确认婴儿用品如床垫、安全座椅及安全背带中这 3 种物质暴露均对婴儿具有致癌风险，床垫中 TCEP 和 TCIPP 的生殖健康风险仍在进一步确认中。因此 ECHA 提议针对该类物质制定限制提案。

（2）美国的风险管理措施

美国各州纷纷出台了一些法案要求限制/禁止某些阻燃剂的使用（表 16-2）。例如，2012 年 11 月，美国华盛顿特区通过《无毒儿童法案》（Toxic Free Kids Act），将 TDCIPP 和 TCEP 列为儿童用品中禁用的添加剂；2013 年 5 月，美国马里兰州批准了若干限制在儿童护理用品中添加 TCEP 的措施，该措施所限制的产品主要包括婴儿用品、玩具和手推车等。该法案要求不得销售或进口 TCEP 含量超过 0.1% 的婴儿护理用品，该法案于 2013 年 10 月 1 日生效，并于 2014 年 1 月 1 日强制实施。为了减少商业产品中有毒阻燃剂对孩子和消防员的暴露，2017 年 6 月 1 日，华盛顿地区禁止销售 TDCIPP、TCEP、Deca-BDE、六溴环十二烷（HBCD）和 TBBPA（Tetrabromobisphenol A）等 5 种阻燃剂含量超过 0.1% 的儿童产品及住宅家具部件。

（3）加拿大的风险管理措施

2014 年 11 月 10 日，加拿大政府发布法令，拟禁止在 3 岁以下儿童产品中（指含聚氨酯泡沫）使用 TCEP，在加拿大消费品安全保护法（CCPSA）第二阶段的工作中，可能将对 TCEP 的禁令扩大到直接供儿童使用的产品及儿童护理用品中[①]。

3. 提出环境安全阈值

OPEs 对人体暴露主要通过呼吸、皮肤和饮食三种方式，一些国家和组织制定了空气和引用水中 OPEs 的安全浓度。2011 年 10 月 14 日，美国加州环境健康危害评估办公室（OEHHA）正式决定将 TDCIPP 加入到《1986 年饮用水安全与有毒物质强制执行法》的列表中，将其归类为致癌、致突变或危害人类健康生殖（Carcinogenic，Mutagenic or toxic for Reproduction，CMR）的毒性物质。2005 年美国职业安全与卫生研究院（NIOSH）发现磷酸三丁酯（tributyl phosphate，TBP，或简称为 TiBP）10 h 的能量损耗率（REL）安全值为 2.5 mg/m³，立即危害浓度为 327 mg/m³，靶器官包括眼睛、皮肤和呼吸系统；TPHP 10 h 的 REL 安全值为

---

① 资料来自 Regulations Amending Schedule 2 to the Canada Consumer Product Safety Act（TCEP）. Vol. 148，No. 9. http://www.gazette.gc.ca/rp-pr/p2/2014/2014-04-23/html/sor-dors79-eng.html。

表 16-2 美国多个州出台的阻燃剂管控法案情况

州名	法案号	管控物质	限量	生效时间	要求
加利福尼亚	CA 65	TDCIPP	—	—	限制消费品中 TDCIPP 的使用的使用不得超过 5.4 μg/d
	AB-2998（CA65 修正案）	卤化,有机磷基,有机氮基和纳米尺寸的化学品	1000 ppm	2020 年 1 月 1 日	限制青少年产品,床垫或软垫家具中阻燃剂的均匀使用
华盛顿	HB 1294/SB 5181	TCEP, TDCIPP	50 ppm	2014 年 1 月 1 日（建议）	限制 TCEP 和 TDCIPP 在儿童产品和住宅软垫家具中的使用
	HB2545	TDCIPP, TCEP	1000 ppm	2017 年 1 月 1 日	禁止制造、销售任意部件含有含量超过 1000 ppm（单种阻燃剂限量）的 TDCIPP, TCEP 的儿童产品和软垫家具
康涅狄格	HB 6332	TCEP, TDCIPP, TDCP, TCIPP	禁止使用	2014 年 10 月 1 日（建议）	限制 3 岁以下儿童使用的产品中含有 Tris 的阻燃剂,包括 TDCIPP, TDCP, TCEP 或 TCIPP
马萨诸塞	SD 351	TDCIPP, TCEP, TCIPP	50 ppm	2014 年 1 月 1 日（建议）	禁止儿童产品和软家具中使用 TCEP, TCP 和 TDCIPP
纽约	AB 4741, A06195 A/S03703	TCEP, TDCIPP	禁止使用	TCEP 2013 年 12 月 1 日 TDCIPP 2016 年 12 月 1 日（建议）	限制 3 岁以下儿童产品中 TCEP 的使用,并建议增加限制 TDCIPP 在儿童和婴儿产品中的使用
马里兰	HB99	TCEP	0.1%	2013 年 10 月 1 日	3 岁以下儿童护理用品(包括玩具、汽车座椅、婴儿用品,哺乳枕,床垫和婴儿车)
伊利诺伊	HB2921	TCEP, TDCIPP	50 ppm	2014 年 7 月 1 日（建议）	3 岁以下儿童用品,以及住宅软垫家具产品
北卡罗来纳	HB 848	TCEP, TDCIPP	50 ppm	2015 年 7 月 1 日（建议）	儿童产品(婴幼儿用品、玩具、汽车座椅和婴儿车等,3 岁以下婴儿食物容器)

续表

州名	法案号	管控物质	限量	生效时间	要求
佛蒙特	S81/H421	TCEP,TDCIPP	0.1%	2014年1月1日(建议)(非零售商);2014年7月1日(建议)(零售商)	12岁以下儿童住宅软垫家具产品
密苏里	HB 550	—	—	—	禁止在床垫、家具和室内家庭用品(包括电脑、电视或其他家电的外盖)中使用PBDEs
明尼苏达	SF1215	TDCIPP,TCEP	1000 ppm	2018年7月1日	限制除家居纺织品和床垫之外的所有儿童产品和软垫家具产品
缅因	HP138-LD182	包括但不限于卤化、磷基、氮基和纳米级阻燃剂	1000 ppm	2019年1月1日	限制住宅软垫家具中阻燃化学品≤0.1%或混合物≤0.1%
罗得岛	H5082	有机卤素阻燃剂(OFR)	—	2019年7月1日	禁止在住宅软垫家具或床上用品中使用有机卤素阻燃剂

3.0 mg/m³，立即危害浓度为 1000 mg/m³，靶器官为血液和外周神经系统。2008年，美国政府工业卫生专家会议（ACGIH）提出 TBP 8 h 累计有毒气体暴露极限值为 2.5 mg/m³（依据头痛、恶心、眼睛以及呼吸刺激），TPHP 8 h 累计有毒气体暴露极限值为 3.0 mg/m³（依据胆碱酯酶的抑制效应）。针对职业暴露的问题，芬兰规定工作环境中 TBP、TPHP 和 TCP 的含量分别不得超过 5 mg/m³、3 mg/m³ 和 0.1 mg/m³。欧盟风险评估草案也建议控制 TCEP 的暴露水平，每人每天吸入摄取量应低于 0.2 mg/m³，通过皮肤接触的暴露水平应低于 2 mg。2009 年，美国职业安全与健康监察局（OSHA）规定，职业工人空气 TBP 的最大容许暴露量为 5.0 mg/m³，TPHP 空气的最大容许暴露量为 3.0 mg/m³。

16.2　未　来　挑　战

随着各国对溴系阻燃剂不良环境影响的日益关注，溴系阻燃剂的生产和使用受到限制，有机磷阻燃剂和增塑剂作为主要替代品其生产量和使用量日益增加。但有机磷阻燃剂并非完全环境友好，部分 OPEs 具有多种毒性效应，其生产和使用所带来的潜在环境和健康风险已经受到了一些欧美国家的高度关注。自 1995年 TCEP 被欧盟列入第二类高度关注的物质以来（Reemtsma et al., 2008），多个国家和国际组织针对 OPEs 开展了一系列的风险管理措施，颁布相关法令以限制或禁止 TCEP、TCIPP 和 TDCIPP 等阻燃剂的使用，对消费品中 OPEs 的添加量制定上限，并基于现有毒理学数据，制定了环境安全阈值。但是，在总体上说，针对 OPEs 的研究仍明显不足，无论是风险评估，管控政策制定，还是降解清除，绿色替代等领域均面临一系列挑战。

明确不同环境介质中 OPEs 的污染水平是对其进行风险评估的重要基础。由于 OPEs 在环境介质中含量较低、同类物较多和理化性质差异大等原因，要获取不同环境介质中 OPEs 的污染水平，需要一套严格可行的样品采集、预处理和样品分析检测流程。其中，样品的采集和预处理是关键且耗时的步骤，快速、高效简便的样品采集和预处理方法的探索及开发是当前分析化学，特别是环境分析化学的研究重点和难点，也是发展方向之一。就 OPEs 的分析方法而言，包括气相色谱–氮磷检测法（GC-NPD）、气相色谱–质谱联用法（GC-MS）和液相色谱–质谱联用法（LC-MS）等，这些分析方法各有优缺点，如 GC-NPD 无法有效鉴定OPEs 类型，GC-MS 不利于含烷基的 OPEs 的分析，LC-MS 流动相中的缓冲盐对样品检测有一定的干扰等。因此，选择合适的分析方法，通过参数优化，在尽量减少样品用量的条件下达到最优的分析结果也是今后研究中需要关注的问题。

在围绕 OPEs 开展的健康风险评估中,室内环境是人体接触的重要暴露源。因此,室内微环境的质量越发受到重视。但室内微环境的多样性也成为室内环境研究中面临的主要问题:室内微环境差别巨大,如城市楼宇和乡村房屋,办公室和住宅,房屋大小、材质以及使用年限等,这些差别均为人体暴露评估带来了巨大考验,使许多假设研究无法进行统计学分析。深入开展 OPEs 在室内悬浮颗粒物和气溶胶中的测定分析,完善室内微环境中 OPEs 的相关数据,为环境质量标准和相关行业规则的制定提供理论依据。人体暴露途径研究发现,除经口摄入和经呼吸道吸入含 OPEs 的气溶胶外,TDCIPP 和 TCIPP 等具有较高亲脂性和颗粒吸附性的 OPEs 还可通过表皮吸收进入体内。除却室内空气和灰尘,土壤、饮用水及食物等多种介质中亦存在一定浓度的 OPEs。如何综合考察不同室内微环境和多种介质因素,是进行人体暴露评估时需要解决的问题。此外,处于不同年龄阶段的人群,其饮食结构和活动范围均存在巨大差异,也是影响其体内 OPEs 含量。例如,对处同一家庭中母亲和孩童而言,尽管他们生活的室内环境相同,但其体内的 OPEs 水平相关性并不强。因此进行风险评估时,如何把不同人群的体内浓度与饮食、生活喜好等进行关联分析,提供更全面和客观的评价也面临挑战。此外,不同类型的 OPEs 可通过不同途径进入各自所在环境中生活的生物体内,考虑到目前 OPEs 在野生动物体内生物学效应的研究仍处于起步阶段,关于 OPEs 在不同物种中是否能够代谢,是否具有生物累积潜能,是否可通过食物链放大等问题仍有待研究,评估 OPEs 在不同物种生物体内的暴露阈值,探究其累积机制将是另一个重要挑战。

人体的生物检测(human biomonitoring,HBM)是在污染物风险评价中的一个重要环节,尽管血清/全血样本是一个理想的检测介质,但因其受严格的取样流程和道德伦理的限制,对非持久性污染物而言尿液可能是更好的检测介质。当前,关于 OPEs 在我国人群中内暴露量的报道多是通过评估尿液中 OPEs 的代谢物(mOPs)获得,这些研究的取样时间点、样品数均较少。鉴于国外研究已证明人体内 OPEs 具有多样性,通过扩大采样量,并采集不同时间点的尿样,将为全面了解我国人群的 OPEs 暴露水平,为进一步开展风险评估提供坚实的数据基础。此外,头发、指甲和唾液等非严格控制的介质同样可用于生物检测,在未来的风险评估中如何通过检测非严格控制的介质中 OPEs 水平,实现 OPEs 的内暴露评估也是研究人员面临的挑战之一。在完成对人体内、外暴露量的定量检测研究基础上,如何合理地建立内、外暴露量之间的关系是风险评估中的另一项挑战。现有研究通过 QSAR（quantitative structure-activity relationship models）和 PBPK（physiologically based pharmacokinetic models）等多种模型对污染物的人体内、外暴露量关系进行预测，但使用模型证明 OPEs 人体内外暴露量的关系时，会面临诸多不确定因素，包括纳入模型的暴露途径是否全面，OPEs 代谢物是否确认等因素均会影响模型预测结果。同时，除呼吸、皮肤接触、饮水和食物外，是否存在更多的 OPEs 暴露途径，如何评价不同暴露途径对人体内暴露的贡献也是今后研究的重点之一。

由于 OPEs 种类繁多，结构及理化性质复杂，其毒性数据尚有待完善，因此目前暂无统一的风险标准限值可作参照。现有的 OPEs 风险评估多参照 EPA 方法进行，即根据已有的 OPEs 的无可见有害作用水平（no observed adverse effect level，NOAEL）推导每日总摄入量（total daily intake，TDI），并通过每日暴露剂量与 TDI 对比，评估不同 OPEs 风险等级。尽管当前已有报道给出了 TCEP、TDCIPP 和 TPHP 的 NOAEL 的值 [分别为 2200 ng/（kg bw·d）、1500 ng/（kg bw·d）和 7000 ng/（kg bw·d）]，但以上数据仅基于粗略的毒理学指标。毒理学研究发现不同的 OPEs 对生物体产生的毒性差异较大，且存在联合毒性加和作用，仅依赖已检出的 OPEs 进行风险评估可能会低估其对生物体健康的影响，因此，如何开展联合毒性研究，完善毒性数据，对 OPEs 的健康评估具有重要的意义。此外，OPEs 进入水体后会发生生物转化、光降解和水解等反应，产生一系列转化产物，这些转化产物对生物体同样会产生联合毒性效应，做毒性评价时应同时考虑转化产物的毒性。鉴于一些 OPEs 的参考剂量和其浓度阈值并不统一，如何建立一个统一的参考剂量和 OPEs 浓度阈值，如何以国外现有健康指导值为参考，结合我国人群特征，饮食结构，地域差别等实际条件，依托暴露评估、毒性评估及健康风险评估数据，确定环境危险因素，制定适合中国人群的 OPEs 健康指导值，包括参考剂量、每日可接受摄入量（acceptable daily intake，ADI）、基准剂量（benchmark dose，BMD）等，成为亟须解决的问题。

现有 OPEs 的降解及去除也同样面临一系列挑战。随着 OPEs 产量的持续增长，环境水体、土壤、空气、生物体甚至人体内均已检出一定浓度的 OPEs。尽管目前环境中 OPEs 浓度较低，尚不足以引起明显的生物效应，但是，OPEs 是一类难降解有机污染物，其长时间累积给环境和生态系统带来的潜在危害不容小觑。现有关于 OPEs 的降解研究主要以光催化氧化和微生物降解为主，但就其环境介质来源而言，降解研究大多仅限于单一介质，在未来的工作中应结合实际，针对多介质环境，如水–沉积物–生物体等的迁移转化做深入分析。就 OPEs 类污染物的环境降解行为而言，寻找快速、高效和对环境危害较小的降解方式，对含不同支链结构的 OPEs 降解机制进行深入分析也是有待解决的问题。

　　OPEs 可通过多种途径进入水体，并通过一系列物质交换及理化过程进入生物体内，因此水体是人体 OPEs 的重要暴露源，饮用水中 OPEs 浓度已经成为很多国家关注的重点，OPEs 去除工艺也成为重要研究方向。传统的饮用水净化处理工艺对烷基 OPEs 去除效果明显，但对氯代 OPEs 几乎无去除作用，而臭氧氧化及多层过滤对 OPEs 去除无明显效果。此外，污水处理厂的活性污泥处理流程很难将 OPEs 降解，OPEs 会富集在污泥中，若对含 OPEs 的污泥不能采取合适的处理方式，可能会引起其他相关污染问题。水体中 OPEs 的去除效果受处理工艺、水质、气候及地域条件影响，有必要对现有工艺进行优化，以获得全面、高效的去除效率。

　　现今使用的多种 OPEs 仍然具有毒性效应，新型替代品的研发上面临了诸多挑战。阻燃剂的产量巨大且在逐年递增，其应用环境与人的生产生活关系密切，因此对其安全性要求高。既要求阻燃性能优良，又要做到环境友好。新的替代品化合物的毒性筛查应在其开发早期进行，以防止潜在的毒性问题。美国所有化学品在商业化生产之前必须通过 PMN 计划（pre-manufacture notice program）向 USEPA 报备，USEPA 的 DfE 项目可对专利产品的专利成分进行化学替代品评估，但仅在不泄露结构信息的基础上报告危害相关数据，这意味着其他非政府研究者独立进行化学替代品评估的能力将非常有限，只能依赖于 USEPA 对专利产品的看法。对已投入生产应用的产品进行替代评估也同样存在相似的挑战，新型阻燃剂的制造商通常也不愿意提供产品专利成分的结构信息及产品成分表（很多阻燃剂为混合物），因此在只知晓产品名称而无其他信息的情况下，无论在化学品层面还是在产品层面，进行暴露评估都存在困难。即便结构信息已知，大多数化学品相关暴露和危害数据依旧不足，且数据质量也有待考查，DfE 通过模型填补数据空白，从结构类比到已知化学品及基于已知部分的特定结构来获得可能的危害信息。另外，评估新物质/材料的化学替代品危害时，还需考虑在其生命周期不同阶段的暴露途径差别，包括阻燃剂生产和掺入基质过程中的职业暴露、消费者在使用产品过程中的吸入/皮肤接触暴露、意外火灾时和火灾后有毒燃烧产物的暴露以及产品生命周期结束时回收处理过程中的职业暴露等。

　　除了危害性评估，OPEs 替代品评估还需关注其合成方法是否经济、原料的毒性如何、生产时是否会产生不理想的废物或副产品、纯化步骤是否复杂且难以控制等因素，这些因素决定了该化学品的商业可用性和工业升级潜力。其次，还应考虑该阻燃剂替代品将应用于何种聚合物中，该类型聚合物的成分决定了材料特性、生产路线、应用领域和批发价格，即阻燃剂的使用需与聚合物的价格、质量等级和应用信息相匹配。同时，它与聚合物基质之间的相互作用，以及两者在热分解过程中的结构—性质关系等因素在很大程度上决定着材料的阻燃性，即必须选择合适的阻燃剂和聚合物组合，并明确加工和热解细节——避免阻燃剂过早分解，最大化聚合物和阻燃剂在分解温度上的重叠度。因为结构–性质关系为聚合物基质所特有，一种阻燃剂可以很好地应用于一种聚合物基质，但未必能用于另一种，当前没有哪一种阻燃剂可广泛应用于各种聚合物。寻找可以适应各种聚合物应用领域的新型阻燃剂是一项巨大的挑战。绿色、低毒的阻燃剂替代品的开发、评估、生产和应用，都面临诸多未知挑战和妥协，任重而道远。

16.3　替 代 策 略

OPEs 蒸气压低，热稳定性差，具有环境持久性，且威胁人类的健康。特别是卤代阻燃剂在燃烧过程中还能产生有毒的烟雾和酸，包括氢溴酸、有机刺激物和二噁英/呋喃等[①]。V6［Bis（chloromethyl）propane-1,3-diyl tetrakis-（2-chloroethyl）bis（phosphate）］是用于替代 Penta-BDE、TCIPP 和 TDCIPP 的低聚有机磷酸酯，其价格高和泡沫的低流动性，常见于昂贵耐用的家具和汽车泡沫等商业产品当中，其中汽车装置占 V6 总需求量的 50%～75%，家具占 25%～50%。据统计，1998 年，V6 在美国的产量为 454～4500 t，2000 年后 V6 的全球总产量每年大约提高 10%。不仅在发达国家使用，也被广泛应用于中国的阻燃剂商业市场当中（Fang et al.，2013）。虽然 V6 在 20 世纪 90 年代已经开始使用，但是最近才获得关注。研究表明，V6 具有多样的毒性效应，对生殖、发育、出生和染色体等均能产生影响，已建议列入致癌三类 R40。最近 V6 也在婴儿用品中检出，因此，美国华盛顿地区议案提议生态部评估包括 V6 在内的 6 种阻燃剂［IPTPP（isopropylated triphenyl phosphate）、TBB（2-ethylhexyl-2,3,4,5 tetrabromobenzoate）、TBPH（Bis（2-ethylhexyl）tetrabromophthalate）、TCIPP 和 TPP］的毒性，并且建议立法限制商业产品的使用。部分新型低聚物 OPEs，包括 BPA-BDPP［Bisphenol A Bis（diphenylphosphate）］、BPDPP（t-butylphenyl diphenyl phosphate）、

---

① 资料来自 Health and Environmental Assessment of Alternatives to Deca-BDE in Electrical and Electronic Equipment（USEPA，2007）。

CDP（Cresyl diphenyl phosphate）、IDDPP（isodecyl diphenyl phosphate）和 RDP [resorcinol-bis（diphenyl）phosphate] 已在商业产品中应用。这些聚合物的结构都是基于 TPHP 和 V6 而来。PBDPP 和 BPA-BDPP 替代 Deca-BDE 主要用在电视屏和其他电子消费产品；也在其他一些聚合物中添加，其中 PBDPP 被添加到热固性树脂聚苯乙烯中，BPA-BDPP 被添加到高抗冲聚苯乙烯当中（Ballesteros-Gomez et al., 2014）。尽管一些水生毒性研究显示这类新型化合物为低中性毒性，然而总体上对此物质的环境行为和人类暴露风险研究仍较少。为应对传统 OPEs 禁用而增产的新替代品又引起了环境安全和人类健康方面的广泛担忧。

鉴于当前主流应用的 OPEs 仍具有多种毒性效应，并非环境友好型化合物（Greaves and Letcher, 2017），新型阻燃剂替代品的合成研发一直在积极进行中，这些产品既包括 OPEs，也包括其他类型的阻燃剂，如纳米阻燃剂等。由于某些类型有机磷酸酯兼具毒性，可用作杀虫剂、除草剂等农药制剂，因此在开发新型 OPEs 时，必须特别注意避开毒性较强有机磷酸酯的结构。在开发出新型物质后，首先需要了解其遇热和遇火特性，评估其阻燃机制、效能等性能——是在气相还是凝聚相中阻燃、是否低负荷高效阻燃，另外还需要了解其在聚合物基质中的混溶性、与聚合物或单体的反应性、吸湿性、起霜倾向和毒理学性质等，这些都是决定其是否适合成为阻燃剂替代品进行商业开发需考虑的因素。另外由于阻燃剂的功能需要，替代品需是具有持久性的稳定物质，因此开发兼具热稳定性和可酶促水解的环境友好型阻燃剂将会有助于生物降解并减少可能的环境危害。总之，当前亟待开发环境友好型（高效、低烟、低毒和无害）阻燃剂。良好的阻燃剂替代品应具备以下特征：阻燃性能良好；与原来物质相比，环境友好，减轻或消除对人类的健康风险；既经济又有效，不会过度增加聚合物成本；与高分子材料相容性好，高温加热时不易迁移和渗出；热稳定性和作用方式与加工和热解细节相匹配等。

纳米阻燃剂是一类新型高分子阻燃剂，代表化合物为石墨烯。纳米阻燃剂的比表面积大，与聚合物接触的面积增多，进而增大了捕捉自由基的范围，提高了阻燃性能。由于粒径小，纳米颗粒的熔点比较低，在着火初期受热分解，有效提高了材料的着火点。另外纳米粒子的表面活性大，在材料中均匀分散，在燃烧过程中能形成均匀的炭层，起到有效的阻燃效果。USEPA 鼓励开发基于无机纳米材料的环境友好型阻燃剂。相比其他阻燃剂，纳米阻燃剂有多种优点，具有很好的发展前景，是未来环境友好型阻燃剂发展的方向。首先，其添加量更少（小于5%），这既能降低成本又能减少对材料性质的影响；其次，纳米阻燃剂可以单独添加到聚合物材料当中，也可以和传统的阻燃材料配合使用；另外，纳米阻燃剂的阻燃效率高，储量巨大，低烟并且基本无毒无害。多壁式纳米碳管（multi-walled carbon nanotubes，MWCNT）是由多层石墨烯多辊轧制而成，溶于水，不易生物降解，目前已被用于某些阻燃剂的增效剂，与阻燃剂一起添加到产品中，在提升阻燃性能的同时降低了阻燃剂的添加量（Kashiwagi et al.，2005）。但是不同的加工方法都可能对多壁式纳米碳管的毒理学特性有影响。

阻燃剂替代品按化学性质可大体分为有机替代品和无机替代品两类。其中无机替代品主要是基于金属元素的化合物，包括红磷、磷酸酯、磷酸盐等。因为安全性高、无毒、无烟和无卤，对环境有较小的危害而被广泛应用。其中，红磷广泛应用于塑胶、纺织品、聚氨酯泡沫、涂料及橡胶等行业。有机替代品主要是基于磷与氮元素的磷氮阻燃剂（N-FRs）。其中，N-FRs 主要应用在绝缘材料、家具泡沫和电子产品中。

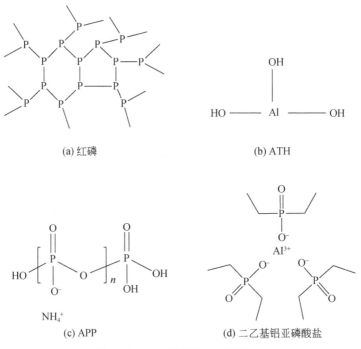

(a) 红磷 (b) ATH (c) APP (d) 二乙基铝亚磷酸盐

图 16-1　四种阻燃剂分子结构式

（1）红磷

红磷 [结构式见图 16-1（a）] 作为一种重要的无机阻燃剂，阻燃效率高，在产品中添加量小，对环境和人体的危害少。红磷受热分解形成强脱水的偏磷酸，一方面吸收热量，另一方面脱水形成的炭层能减少可燃气体释放。而且红磷与氧气形成自由基能切断链增长反应，实现阻燃效果。但是红磷容易吸潮被氧化，加热过程中会产生一定量的有毒气体 PH_3，使得到的制品颜色比较深，与树脂相溶性较差，这些缺点限制了红磷作为阻燃剂的应用。

（2）ATH（aluminium trihydroxide）

ATH（CAS 号 21645-51-2）［结构式见图 16-1（b）］用于替代 Deca-BDE，在欧洲使用非常广泛。ATH 的阻燃机理与红磷相似。当温度高于 200℃时，ATH 发生分解并吸收环境中的部分热量，起到冷却聚合物的作用。脱水过程中生成的大量水蒸气，稀释了燃烧过程中产生的可燃性气体的浓度，减缓了可燃物的燃烧速度。分解产物 Al_2O_3 形成致密的保护层，隔绝了氧气的进入，阻断火焰形成，起到阻燃作用。然而，由于 ATH 的极性较大，与材料的界面相容性差，不能很好地均匀分散，限制了它的应用。因此，ATH 在使用前应进行适当的表面改性。

（3）N-FRs

N-FRs 兼顾磷系和氮系阻燃剂的特点，阻燃性能高，挥发性小，燃烧时产生的有毒有害气体和腐蚀性物质少，易与聚合物相溶不会造成二次污染，具有阻燃、无卤、低烟、低毒等优点，平衡了阻燃剂的性能与成本，有效阻止纺织品被引燃并抑制火焰传播，减小火灾危害，满足了环保与安全的双重要求。常见的氮磷阻燃剂包括聚磷酸铵（ammonium polyphosphate+，APP）［结构式见图 16-1（c）］、二乙基铝亚磷酸盐［图 16-1（d）］和磷酸氢二铵等。聚磷酸铵主要是作为膨胀型阻燃剂的酸源，与碳源和气源并用，该物质也与 ATH 一样，是一种用于替代 Deca-BDE 的阻燃剂。虽然磷氮阻燃剂具有阻燃优势，但是由于磷元素本身具有神经毒性，大量使用可能会进入环境，进而对人体造成潜在危害。

（4）泡沫灭火剂

水成膜泡沫灭火剂（aqueous film forming foam，AFFFs），主要是以氟碳表面活性剂为基料，并添加泡沫稳定剂、防腐剂和高分子聚合物等，能够在某些烃类液体表面形成一层水膜的泡沫灭火剂，主要应用于军用和民用机场灭火中。从 1960 年开始，PFOS 以及可以降解为 PFOS 的含氟表面活性剂被应用到水成膜泡沫灭火剂的配方中。据推断，每年在消防泡沫中使用的全氟烃基物质数量达到 15 t（2004 年）。由于对消防泡沫没有及时收集或后期处理，导致高浓度的全氟化合物（包括 PFOS 和 PFOA）进入土壤、地下水和地表水中，给人类健康带来了巨大的威胁。虽然现在有很多控制和回收系统，来解决消防泡沫的回收和处理，但是在某些特殊情况下，监管和处理难以实现，仍然会有全氟化合物被释放到环境中。

随着 PFOS 在 2009 年被列为新的持久性有机污染物，在全球范围内减少并最终禁止使用该类物质。因此寻找能够替代 PFOS 的新型含氟表面活性剂具有重要的意义。最近杜邦公司开发的广泛应用的消防泡沫表面活性剂 Forafac® 1157，Forafac® 1157 的主要成分是 6∶2 氟调聚物磺酰胺烷基甜菜碱（6∶2 FTAB）。目前，6∶2 FTAB 已经在五大湖和加拿大的 AFFFs 中检出，并且可能是仅次于6∶2 FTSAs，使用量最多的氟化物。随着 PFOS 的禁用和 6∶2 FTAB 的使用量增加，6∶2 FTAB 在环境中的含量可能会越来越多，但是目前关于6∶2 FTAB 的生物累积性及毒性评估较少。在小鼠体内，6∶2 FTAB 可以更快地清除。在大菱鲆中，6∶2 FTAB 可以降解形成6∶2 FTAA 和6∶2 FTSA 等中间产物。与 PFOS 不同的是，高浓度的6∶2 FTAB 也并不影响食物的摄入、能量的储存和幼鱼的成长。对斑马鱼胚胎的毒性小于传统的 PFOS，但是其 LC_{50}（96 hpf）的值为 [（64.39±4.23）mg/L]，仍在 10~100 mg/L 的范围内，说明对水生生物而言6∶2 FTAB 仍然具有中度毒性。虽然这些少量的证据表明6∶2 FTAB 在生物体内清除速度快，对生物体的危害较 PFOS 小，但是其降解的产物（主要是 6 个碳的全氟化合物）仍然可以在生物体内积累，因此6∶2 FTAB 是否是 PFOS 的友好替代品需要更多的研究。

新型阻燃剂的研究一直在不断进步，各种类型的阻燃剂不断进入市场。但是，结构类似的化合物常具有类似的性能，其对环境及生物的毒性效应也类似。一个"有毒"阻燃剂被另一个结构类似的阻燃剂替代，这种结构类似物的替代往往并不能真正解决毒害问题，反而导致陷入"污染→替代→再污染"的循环中。为了应对这种"往复循环"式挑战，应鼓励新型阻燃剂研发企业公开其新产品的信息，包括替代品的结构、性质、产量及用途等；积极研究替代品在环境介质中的分布特征，暴露途径，生物蓄积性和生物有效性；系统开展低剂量、长期、慢性毒性和复合毒性效应研究，并整合多种生物学新技术从分子和基因水平确定其毒性机制；结合暴露负荷和毒性效应数据，开展风险评估预测其对人体的健康风险。总之，在寻找经济实用的阻燃剂的同时，注重保护生态环境和人体健康问题，开发"绿色、低毒、低蓄积性"环境友好型阻燃材料是新型阻燃剂发展的必然趋势。

参 考 文 献

陈景文 . 2015. 计算（预测）毒理学：化学品风险预测与管理工具 . 科学通报，60：1749-1750.

崔锦峰，王文华，郭永亮，等 . 2019. 磷-硼杂化聚合物/环氧树脂复合材料的制备及阻燃性能 . 复合材料学报，36（1）：28-38.

崔丽丽，李巧玲，韩红丽 . 2007. 有机磷阻燃剂的现状及发展前景 . 当代化工，36（5）：512-515.

丁锦建 . 2016. 典型有机磷阻燃剂人体暴露途径与蓄积特征研究 . 杭州：浙江大学博士学位论文 .

房晓敏，徐元清，丁涛，等 . 2013. 笼状磷酸酯微胶囊/聚磷酸铵阻燃聚丙烯 . 合成树脂及塑料，30（02）：17-21.

高丹，同帜，张圣虎，等 . 2007. 4 种典型有机磷酸酯阻燃剂对斑马鱼胚胎毒性及风险评估 . 生态与农村环境学报，33（9）：836-844.

高立红 . 2016. 北京市城市环境有机磷酸酯污染水平和分布特征研究 . 北京：北京科技大学硕士学位论文 .

高小中，许宜平，王子健 . 2015. 有机磷酸酯阻燃剂的环境暴露与迁移转化研究进展 . 生态毒理学报，10（2）：56-68.

顾杰，顾爱华，石利利，等 . 2018. 有机磷酸酯环境分布及神经毒性研究进展 . 环境与健康杂志，35（03）：277-281.

郭岩松 . 2012. 中国慢性病防治工作规划（2012—2015 年）. 中国医药导刊，14（7）：封2.

何丽雄，曹曙霞，曾祥英，等 . 2013. 固相萃取/气相色谱-质谱联用技术快速测定水中有机磷酸酯阻燃剂与增塑剂 . 分析测试学报，32（4）：437-441.

黄圣彪，王子健，乔敏 . 2007. 区域环境风险评估及其关键科学问题 . 环境科学学报，27：705-713.

季麟，高宇，田英 . 2017. 有机磷阻燃剂生产使用及我国相关环境污染研究现况 . 环境与职业医学，34（3）：271-279.

江国虹，王德征，郑文龙，等 . 2017. 2014 年天津市居民健康状况及重点慢性病流行现况 . 疾病监测，32（3）：190.

姜丹，周建国，饶凯锋，等 . 2014. 有机磷酸酯对青海弧菌 Q67 毒性的构效关系 . 生态毒理学报，9（1）：71-80.

金英子，赵红梅，杨爱荣，等 . 2009. 经济发展进程中环境污染造成健康损失评价研究 . 卫生软科学，23（2）：225-228.

雷炳莉，黄圣彪，王子建．2009．生态风险评估理论和方法．化学进展，21（2/3）：350-357.

李超楠．2015．两种典型 OPFRs 对 PC12 细胞的神经毒性及其机制探究．北京：中国人民解放军军事医学科学院硕士学位论文.

李富华．2011．典型有机磷酸酯阻燃剂的定量构效关系研究．南京：南京大学硕士学位论文.

李丽．2017．利用数字基因表达谱技术研究 TDCIPP 暴露致 PC12 细胞损伤的作用机制．北京：中国人民解放军军事医学科学院硕士学位论文.

李娜娜，姜国伟，周光远，等．2016．有机磷类阻燃剂的合成及应用进展．应用化学，33（06）：611-623.

李玉芳，伍小明．2013．有机磷系阻燃剂及其应用研究进展．国外塑料，31（11）：36-40.

梁钪，牛宇敏，刘景富．2014．超高效液相色谱-串联质谱法测定污水中 14 种有机磷酸酯阻燃剂．环境化学，33（10）：1681-1685.

林亚英，陈弘丽，曹美苑，等．2011．城市市政污水 A2O 处理过程中有机磷酸酯阻燃剂的行为研究．上海：全国环境化学大会暨环境科学仪器与分析仪器展览会.

刘静，何丽雄，曾祥英，等．2016．珠江主干和东江河流表层沉积物中有机磷酸酯阻燃剂/增塑剂分布．生态毒理学报，11（2）：436-443.

刘世龙，张华，胡晓辉，等．2015．固相萃取-气质联用检测水样中的有机磷酸酯．环境化学，34：2298-2300.

陆美娅．2015．雌激素受体 ER 和甲状腺激素受体 TR 介导的典型环境内分泌干扰物效应研究．杭州：浙江工业大学硕士学位论文.

马立群，肖添远，孟爽，等．2017．磷系阻燃剂在常用塑料中的应用进展．工程塑料应用，45（11）：136-139.

欧育湘．2011．我国有机磷阻燃剂产业的分析与展望．化工进展，30（1）：210-215.

庞龙，张肖静，庞榕，等．2016．城市污水处理工艺对有机磷酸酯类化合物的去除．河南师范大学学报（自然版），44（3）：98-103.

彭涛，王思思，任琳，等．2016．磷酸三苯酯对斑马鱼早期生命阶段的神经毒性研究．生态毒理学报，11（1）：254-260.

皮天星．2016．新型有机磷酸酯类阻燃剂对斑马鱼（*Danio rerio*）毒性及其有害结局通径（AOP）的研究．乌鲁木齐：新疆农业大学硕士学位论文.

秦宏兵，范苓，顾海东．2016．固相萃取-气相色谱/质谱法测定水中 6 种有机磷酸酯类阻燃剂和增塑剂．分析科学学报，30（2）：259-262.

塔娜，房彦军，林本成，等．2013．磷酸三（2_3-二氯丙基）酯阻燃剂对稀有鮈鲫的毒性效应．生态毒理学报，8（5）：757-762.

塔娜．2013．典型有机磷酸酯类阻燃剂 TDCPP 和 TCEP 对稀有鮈鲫和 PC12 细胞的毒性效应研究．呼和浩特：内蒙古医科大学硕士学位论文．

王艺璇，段玉双，耿存珍．2015．有机磷酸酯在水环境中的残留及生态风险评估．环境与健康杂质，10（32）：935-939．

王中钰，陈景文，乔显亮，等．2016．面向化学品风险评价的计算（预测）毒理学．中国科学：化学，46：222-240．

魏泽兰．2000．阿尔茨海默病与雌激素的作用．国外医学：分子生物学分册，22（3）：189-192．

吴迪，印红玲，李世平，等．2019．成都市锦江表层水和沉积物中有机磷酸酯的污染特征．环境科学，40（3）：1245-1251．

严小菊，何欢，彭英，等．固相萃取-气相色谱质谱法检测水体中典型有机磷酸酯阻燃剂．分析化学，2012（11）：68-72．

杨伟群，赵飞，李丽，等．2017．三（2-氯乙基）磷酸酯对 SD 大鼠的肝肾毒性作用的代谢组学研究．中华预防医学杂志，51（11）：1041-1047．

于东杰，陈大俊．2016．β-环糊精/间苯二酚双（二苯基）膦酸酯包合物改性聚氨酯的阻燃性研究．涂料工业，46（2）：13-17．

袁圣武，黄超，季晓亚，等．2017．环境污染物导致氧化应激的关键信号通路及其检测方法．生态毒理学报，12（1）：25-37．

赵飞．2016．TDCIPP 对大鼠甲状腺干扰和神经毒性效应及其机制研究．天津：天津医科大学硕士学位论文．

Abdallah M a-E, Covaci A. 2014. Organophosphate flame retardants in indoor dust from Egypt: Implications for human exposure. Environmental Science & Technology, 48（9）：4782-4789.

Abdallah M a-E, Pawar G, Harrad S. 2016. Human dermal absorption of chlorinated organophosphate flame retardants; implications for human exposure. Toxicology and Applied Pharmacology, 291: 28-37.

Abdallah M a-E, Tilston E, Harrad S, et al. 2012. *In vitro* assessment of the bioaccessibility of brominated flame retardants in indoor dust using a colon extended model of the human gastrointestinal tract. Journal of Environmental Monitoring, 14: 3276-3283.

Abou-Donia M B, Patton S E, Lapadula D M. 1983. Possible Role of Endogenous Protein Phosphorylation in Organophosphorus Compound- Induced Delayed Neurotoxicity. Cellular and Molecular Neurotoxicity: Satellite Symposium Cellular and Molecular Neurotoxicity of Environmental Agents. New York: Raven Press.

Alessandro B, Francesca C, Chiara G, et al. 2008. Occurrence of organophosphorus flame retardant and plasticizers in three volcanic lakes of Central Italy. Environmental Science & Technology, 42:

1898-1903.

Ali N, Dirtu A C, van den Eede N, et al. 2012. Occurrence of alternative flame retardants in indoor dust from New Zealand: Indoor sources and human exposure assessment. Chemosphere, 88 (11): 1276-1282.

Ali N, Eqani S A M A S, Ismail I M I, et al. 2016. Brominated and organophosphate flame retardants in indoor dust of Jeddah, Kingdom of Saudi Arabia: Implications for human exposure. Science of the Total Environment, 569-570: 269-277.

Ali N, Ali L, Mehdi T, et al. 2013. Levels and profiles of organochlorines and flame retardants in car and house dust from Kuwait and Pakistan: Implication for human exposure via dust ingestion. Environment International, 55: 62-70.

Ali N, Shahzad K, Rashid M I, et al. 2017. Currently used organophosphate and brominated flame retardants in the environment of China and other developing countries (2000-2016). Environmental Science and Pollution Research, 24 (23): 18721-18741.

Allan I J, Harman C. 2011. Global aquatic passive sampling: Maximizing available resources using a novel exposure procedure. Environmental Science & Technology, 45: 6233-6234.

Alves A, Covaci A, Voorspoels S. 2017. Method development for assessing the human exposure to organophosphate flame retardants in hair and nails. Chemosphere, 168: 692-698.

Ambrose W G, Carroll M L, Greenacre M, et al. 2006. Variation in Serripes groenlandicus (Bivalvia) growth in a Norwegian high-Arctic fjord: Evidence for local- and large-scale climatic forcing. Global Change Biology, 12: 1595-1607.

An J, Hu J, Shang Y, et al. 2016. The cytotoxicity of organophosphate flame retardants on HepG2, A549 and Caco-2 cells. Journal of Environmental Science and Health, Part A, 51 (11): 980-988.

Andresen J A, Grundmann A, Bester K. 2004. Organophosphorus flame retardants and plasticisers in surface waters. Science of the Total Environment, 332 (1): 155-166.

Apostoluk W, Robak W. 2005. Analysis of liquid-liquid distribution constants of organophospohorus based extractants. Analytica Chimica Acta, 548 (1): 116-133.

Araki A, Saito I, Kanazawa A, et al. 2014. Phosphorus flame retardants in indoor dust and their relation to asthma and allergies of inhabitants. Indoor Air, 24 (1): 3-15.

Arukwe A, Carteny C C, Moder M, et al. 2016. Differential modulation of neuro- and interrenal steroidogenesis of juvenile salmon by the organophosphates- tris (2-butoxyethyl) - and tris (2-cloroethyl) phosphate. Environmental Research, 148: 63-71.

Aschberger K, Campia I, Pesudo L Q, et al. 2017. Chemical alternatives assessment of different flame retardants-A case study including multi-walled carbon nanotubes as synergist. Environment International, 101: 27-45.

Aznar-Alemany Ò, Aminot Y, Vilà-Cano J, et al. 2018. Halogenated and organophosphorus flame retardants in European aquaculture samples. Science of the Total Environment, 612: 492-500.

Ballesteros-Gomez A, Brandsma SH, de Boer J, et al. 2014. Analysis of two alternative organophosphorus flame retardants in electronic and plastic consumer products: Resorcinol bis-(diphenylphosphate) (PBDPP) and bisphenol A bis (diphenylphosphate) (BPA-BDPP). Chemosphere, 116: 10-14.

Ballesteros-Gomez A, Van den Eede N, Covaci A. 2015a. In vitro human metabolism of the flame retardant resorcinol bis (diphenylphosphate) (RDP). Environmental Science & Technology, 49 (6):3897-3904.

Ballesteros-Gomez A, Erratico C A, van den Eede N, et al. 2015b. In vitro metabolism of 2-ethylhexyldiphenyl phosphate (EHDPHP) by human liver microsomes. Toxicology Letters, 232 (1): 203-212.

Bekele T G, Zhao H, Wang Y, et al. 2018. Measurement and prediction of bioconcentration factors of organophosphate flame retardants in common carp (*Cyprinus carpio*). Ecotoxicology and Environmental Safety, 166: 270-276.

Bello A, Carignan C C, Xue Y, et al. 2018. Exposure to organophosphate flame retardants in spray polyurethane foam applicators: Role of dermal exposure. Environment International, 113: 55-65.

Bergman A, Ryden A, Law R J, et al. 2012. A novel abbreviation standard for organobromine, organochlorine and organophosphorus flame retardants and some characteristics of the chemicals. Environment International, 49: 57-82.

Bester K. 2005. Comparison of TCPP concentrations in sludge and wastewater in a typical German sewage treatment plant-comparison of sewage sludge from 20 plants. Journal of Environmental Monitoring, 7 (5): 509-513.

Blum K M, Andersson P L, Renman G, et al. 2017. Non-target screening and prioritization of potentially persistent, bioaccumulating and toxic domestic wastewater contaminants and their removal in on-site and large-scale sewage treatment plants. Science of the Total Environment, 575: 265-275.

Boffetta P. 2004. Epidemiology of environmental and occupational cancer. Oncogene, 23: 6392-6403.

Bohlin P, Audy O, Škrdlíková l, et al. 2014. Evaluation and guidelines for using polyurethane foam (PUF) passive air samplers in double-dome chambers to assess semi-volatile organic compounds

(SVOCs) in non-industrial indoor environments. Environmental Science: Processes Impacts, 16 (11): 2617-2626.

Bollmann U E, Moeler A, Xie Z, et al. 2012. Occurrence and fate of organophosphorus flame retardants and plasticizers in coastal and marine surface waters. Water Research, 46: 531-538.

Booij K, Van Bommel R, Van Aken H M, et al. 2014. Passive sampling of nonpolar contaminants at three deep-ocean sites. Environmental Pollution, 195: 101-108.

Brandsma S H, Leonards P E G, Leslie H A, et al. 2015. Tracing organophosphorus and brominated flame retardants and plasticizers in an estuarine food web. Science of the Total Environment, 505: 22-31.

Brossa L, Marcé R M, Borrull F, et al. 2009. Occurrence of twenty-six endocrine-disrupting compounds in environmental water samples from Catalonia, Spain. Environmental Toxicology and Chemistry, 24: 261-267.

Brown T M, Macdonald R W, Muir D C G, et al. 2018. The distribution and trends of persistent organic pollutants and mercury in marine mammals from Canada's Eastern Arctic. Science of the Total Environment, 618: 500-517.

Bui T T, Xu F, Van den Eede N, et al. 2017. Probing the relationship between external and internal human exposure of organophosphate flame retardants using pharmacokinetic modelling. Environmental Pollution, 230: 550-560.

Butt C M, Hoffman K, Chen A, et al. 2016. Regional comparison of organophosphate flame retardant (PFR) urinary metabolites and tetrabromobenzoic acid (TBBA) in mother-toddler pairs from California and New Jersey. Environment International, 94: 627-634.

Canbaz D, Logiantara A, van Ree R, et al. 2017. Immunotoxicity of organophosphate flame retardants TPHP and TDCIPP on murine dendritic cells in vitro. Chemosphere, 177: 56-64.

Canbaz D, Van Velzen M J, Hallner E, et al. 2016. Exposure to organophosphate and polybrominated diphenyl ether flame retardants via indoor dust and childhood asthma. Indoor Air, 26: 403-413.

Cao L Y, Ren X M, Li C H, et al. 2018. Organophosphate esters bind to and inhibit estrogen-related receptor γ in cells. Environmental Science and Technology Letters, 5 (2): 68-73.

Carletti E, Schopfer L M, Colletier J P, et al. 2011. Reaction of cresyl saligenin phosphate, the organophosphorus agent implicated in aerotoxic syndrome, with human cholinesterases: mechanistic studies employing kinetics, mass spectrometry, and X-ray structure analysis. Chemical Research in Toxicology, 24 (6): 797-808.

Carlsson H, Nilsson U, Becker G, et al. 1997. Organophosphate ester flame retardants and plasticizers in the indoor environment: Analytical methodology and occurrence. Environmental Science & Technology, 31: 2931-2936.

Casida J E. 2017. Organophosphorus xenobiotic toxicology. Annual Review of Pharmacology and Toxicology, 57: 309-327.

Castro-Jiménez J, Sempéré R. 2018. Atmospheric particle-bound organophosphate ester flame retardants and plasticizers in a North African Mediterranean coastal city (Bizerte, Tunisia). Science of the Total Environment, 642 (5): 383-393.

Castro-Jiménez J, González-Gaya B, Pizarro M, et al. 2016. Organophosphate ester flame retardants and plasticizers in the global oceanic atmosphere. Environmental Science & Technology, 50: 12831-12839.

Cequier E, Ionas A C, Covaci A, et al. 2014. Occurrence of a broad range of legacy and emerging flame retardants in indoor environments in Norway. Environmental Science & Technology, 48 (12): 6827-6835.

Cequier E, Sakhi A K, Marce R M, et al. 2015. Human exposure pathways to organophosphate triesters-A biomonitoring study of mother-child pairs. Environment International, 75: 159-165.

Chen D, Hale R C, La Guardia M J, et al. 2015. Hexabromocyclododecane flame retardant in Antarctica: Research stations as sources. Environmental Pollution, 206: 611-618.

Chen G, Jin Y, Wu Y, et al. 2015. Exposure of male mice to two kinds of organophosphate flame retardants (OPFRs) induced oxidative stress and endocrine disruption. Environmental Toxicology and Pharmacology, 40 (1): 310-318.

Chen Y, Fang J, Ren L, et al. 2018. Urinary metabolites of organophosphate esters in children in South China: Concentrations, profiles and estimated daily intake. Environmental Pollution, 235: 358-364.

Cheng W, Sun L, Huang W et al. 2013. Detection and distribution of Tris (2-chloroethyl) phosphate on the East Antarctic ice sheet. Chemosphere, 92: 1017-1021.

Cho K J, Hirakawa T, Mukai T, et al. 1996. Origin and stormwater runoff of TCP (tricresyl phosphate) isomers. Water Research, 30: 1431-1438.

Christia C, Poma G, Besis A, et al. 2018. Legacy and emerging organophosphomicronrus flame retardants in car dust from Greece: Implications for human exposure. Chemosphere, 196: 231-239.

Cipro C V Z, Colabuono F I, Taniguchi S, et al. 2013. Persistent organic pollutants in bird, fish and invertebrate samples from King George Island, Antarctica. Antarctic Science, 25: 545-552.

Clark L B, Rosen R T, Hartman T G, et al. 1991. Determination of Nonregulated Pollutants in Three New Jersey Publicly Owned Treatment Works (POTWs). Research Journal of the Water Pollution

Control Federation, 63 (2): 104-113.

Collins F S, Gray G M, Bucher J R. 2008. Transforming environmental health protection. Science, 319 (5865): 906-907.

Cristale J, Bele T G A, Lacorte S, et al. 2019. Occurrence of flame retardants in landfills: A case study in Brazil. Environmental Research, 168: 420-427.

Cristale J, García Vázquez A, Barata C, et al. 2013. Priority and emerging flame retardants in rivers: Occurrence in water and sediment, Daphnia magna toxicity and risk assessment. Environment International, 59: 232-243.

Cristale J, Katsoyiannis A, Sweetman A J, et al. 2013. Occurrence and risk assessment of organo-phosphorus and brominated flame retardants in the River Aire (UK). Environmental Pollution, 179: 194-200.

Cristale J, Ramos D D, Dantas R F, et al. 2016. Can activated sludge treatments and advanced oxidation processes remove organophosphorus flame retardants? Environmental Research, 144: 11-18.

Cristale J, Katsoyiannis A, Sweetman A J, et al. 2013. Occurrence and risk assessment of organo-phosphorus and brominated flame retardants in the river Aire (UK). Environmental pollution, 179: 194-200.

Cui K Y, Wen J X, Zeng F, et al. 2017a. Occurrence and distribution of organophosphate esters in urban soils of the subtropical city, Guangzhou, China. Chemosphere, 175: 514-520.

Cui K Y, Wen J X, Zeng F, et al. 2017b. Determination of organophosphate ester flame retardants and plasticizers in soil samples by microwave-assisted extraction coupled with silica gel/alumina multilayer solid-phase extraction and gas chromatography-mass spectrometry. Analytical Methods, 9: 986-993.

Cummings B P, Digitale E K, Stanhope K L, et al. 2008. Development and characterization of a novel rat model of type 2 diabetes mellitus: the UC Davis type 2 diabetes mellitus UCD-T2DM rat. American Journal of Physiology-Regulatory Integrative and Comparative Physiology, 295: 1782-1793.

Dao T, Hong X, Wang X, et al. 2015. Aberrant 5'-CpG Methylation of Cord Blood TNF alpha Associated with Maternal Exposure to Polybrominated Diphenyl Ethers. Plos One, 10.

David M D, Seiber J N. 1999. Analysis of organophosphate hydraulic fluids in U. S. air force base soils. Archives of Environmental Contamination and Toxicology, 36: 235-241.

Deckers I A G, Mclean S, Linssen S, et al. 2012. Investigating International Time Trends in the Incidence and Prevalence of Atopic Eczema 1990–2010: A Systematic Review of Epidemiological

Studies. Plos One, 7: 1-28.

Deng W J, Li N, Wu R, et al. 2018. Phosphorus flame retardants and Bisphenol A in indoor dust and PM 2. 5 in kindergartens and primary schools in Hong Kong. Environmental Pollution, 235: 365-371.

Di Cesare M, Bentham J, Stevens G A, et al. 2016. Trends in adult body- mass index in 200 countries from 1975 to 2014: a pooled analysis of 1698 population-based measurement studies with 19. 2 million participants. Lancet, 387: 1377-1396.

Dimzon I K D, Morata A S, Müller J, et al. 2018. Trace organic chemical pollutants from the lake waters of San Pablo City, Philippines by targeted and non-targeted analysis. Science of the Total Environment, 639: 588-595.

Ding J, Xu Z, Wei H, et al. 2016. Organophosphate ester flame retardants and plasticizers in human placenta in Eastern China. Science of the Total Environment, 554-555: 211-217.

Ding J, Deng T, Xu M, et al. 2018. Residuals of organophosphate esters in foodstuffs and implication for human exposure. Environmental Pollution, 233: 986-991.

Ding J, Shen X, Liu W, et al. 2015. Occurrence and risk assessment of organophosphate esters in drinking water from Eastern China. Science of the Total Environment, 538: 959-965.

Ding J, Xu Z, Huang W, et al. 2016. Organophosphate ester flame retardants and plasticizers in human placenta in Eastern China. Science of the Total Environment, 554: 211-217.

Dirtu A C, Ali N, van den Eede N, et al. 2012. Country specific comparison for profile of chlorinated, brominated and phosphate organic contaminants in indoor dust. Case study for Eastern Romania, 2010. Environ Int, 49: 1-8.

Dishaw L V, Powers C M, Ryde I T, et al. 2011. Is the PentaBDE replacement, tris (1, 3-dichloro-2-propyl) phosphate (TDCPP), a developmental neurotoxicant? Studies in PC12 cells. Toxicology and Applied Pharmacology, 256 (3): 281-289.

Dishaw L V, Hunter D L, Padnos B, et al. 2014. Developmental exposure to organophosphate flame retardants elicits overt toxicity and alters behavior in early life stage zebrafish (Danio rerio). Toxicological Sciences, 142 (2): 445-454.

Dishaw L V, Macaulay L J, Roberts S C, et al. 2014. Exposures, mechanisms, and impacts of endocrine-active flame retardants. Current Opinion in Pharmacology, 19: 125-133.

Dishaw L V, Powers C M, Ryde I T, et al. 2011. Is the PentaBDE replacement, tris (1, 3-dichloro-2-propyl) phosphate (TDCPP), a developmental neurotoxicant? Studies in PC12 cells. Toxicology and Applied Pharmacology, 256 (3): 281-289.

Dodi A, Verda G. 2001. Improved determination of tributyl phosphate degradation products (mono-

and dibutyl phosphates) by ion chromatography. Journal of Chromatography A, 920 (1): 275-281.

Dodson R E, Perovich L J, Covaci A, et al. 2012. After the PBDE phase-out: A broad suite of flame retardants in repeat house dust samples from California. Environmental Science and Technology, 46: 13056-13066.

Dodson R E, Van den Eede N, Covaci A, et al. 2014. Urinary biomonitoring of phosphate flame retardants: Levels in California adults and recommendations for future studies. Environmental Science & Technology, 48 (23): 13625-13633.

Du Z, Wang G, Gao S, et al. 2015. Aryl organophosphate flame retardants induced cardiotoxicity during zebrafish embryogenesis: By disturbing expression of the transcriptional regulators. Aquatic Toxicology, 161: 25-32.

Echeveste P, Galbán- Malagón C, Dachs J, et al. 2016. Toxicity of natural mixtures of organic pollutants in temperate and polar marine phytoplankton. Science of the Total Environment, 571: 34-41.

Elena M C, Carmen G B, Andrea S, et al. 2007. Determination of selected organophosphate esters in the aquatic environment of Austria. Science of the Total Environment, 388: 290-299.

EMEA. 2004a. Committee for medicinal products for veterinary use (CVMP): Guideline on environmental impact assessment for veterinary medicinal products phase II. European Medicines Agency Veterinary Medicines and Inspections, London, UK.

EMEA. 2004b. Committee for medicinal products for human use (CHMP): Guideline on the environmental risk assessment of medicinal products for human use. European Medicines Agency Pre-Authorization Evaluation of Medicines for Human Use, London, UK.

Erkin- Cakmak A, Harley K G, Chevrier J, et al. 2015. In utero and childhood polybrominated diphenyl ether exposures and body mass at age 7 years: The CHAMACOS Study. Environmental Health Perspectives, 123: 636-642.

Escobar- Arnanz J, Mekni S, Blanco G, et al. 2018. Characterization of organic aromatic compounds in soils affected by an uncontrolled tire landfill fire through the use of comprehensive two-dimensional gas chromatography- time- of- flight mass spectrometry. Journal of Chromatography A, 1536: 163-175.

Esteban S, Moreno-Merino L, Matellanes R, et al. 2016. Presence of endocrine disruptors in freshwater in the northern Antarctic Peninsula region. Environmental Research, 147: 179-192.

European Chemical Agency (ECHA), European Food Safety Authority (EFSA). 2018. Guidance for the identification of endocrine disruptors in the context of Regulations (EU) No 528/2012 and (EC) No 1107/2009. EFSA Journal, 16 (6): e05311.

European Chemicals. 2015. List of Substances Included in Annex XIV of REACH ("Authorisation List") .

Fang M L, Webster T F, Gooden D, et al. 2013. Investigating a novel flame retardant known as V6: Measurements in baby products, house dust, and car dust. Environmental Science & Technology, 47: 4449-4454.

Farhat A, Crump D, Chiu S, et al. 2013. In Ovo effects of two organophosphate flame retardants-TCPP and TDCPP- on pipping success, development, mRNA expression, and thyroid hormone levels in chicken embryos. Toxicological Sciences, 134 (1): 92-102.

Fernandez L A, Lao W, Maruya K A, et al. 2012. Passive sampling to measure baseline dissolved persistent organic pollutant concentrations in the water column of the Palos Verdes Shelf Superfund Site. Environmental Science & Technology, 46: 11937-11947.

Ford E S, Giles W H, Mokdad A H. 2004. Increasing prevalence of the metabolic syndrome among U. S. adults. Diabetes Care, 27: 2444-2449.

Frederiksen M, Stapleton H M, Vorkamp K, et al. 2018. Dermal uptake and percutaneous penetration of organophosphate esters in a human skin ex vivo model. Chemosphere, 197: 185-192.

Freudenthal R I, Henrich R T. 2000. Chronic toxicity and carcinogenic potential of tris- (1, 3-dichloro-2-propyl) phosphate in Sprague-Dawley rat. International Journal of Toxicology, 19 (2): 119-125.

Fries E, Püttmann W. 2001. Occurrence of organophosphate esters in surface water and ground water in Germany. Journal of Environmental Monitoring, 3 (6): 621-626.

Fries E, Püttmann W. 2003. Monitoring of the three organophosphate esters TBP, TCEP and TBEP in river water and ground water (Oder, Germany) . Journal of Environmental Monitoring, 5: 346-352.

Fromme H, Lahrz T, Kraft M, et al. 2014. Organophosphate flame retardants and plasticizers in the air and dust in German daycare centers and human biomonitoring in visiting children (LUPE 3). Environment International, 71: 158-163.

Fu J, Han J, Zhou B, et al. 2013. Toxicogenomic responses of zebrafish embryos/ larvae to tris (1, 3-dichloro-2-propyl) phosphate (TDCPP) reveal possible molecular mechanisms of developmental toxicity. Environmental Science & Technology, 47 (18): 10574-10582.

Fu L F, Du B B, Wang F, et al. 2017. Organophosphate triesters and diester degradation products in municipal sludge from wastewater treatment plants in China: Spatial patterns and ecological implications. Environmental Science & Technology, 51: 13614-13623.

Fukushima M, Kawai S, Yamaguchi Y. 1992. Behavior of Organophosphoric Acid Triesters in

Japanese Riverine and Coastal Environment. Water Science & Technology, 25 (11): 271-278.

Fukutomi Y, Nakamura H, Kobayashi F, et al. 2010. Nationwide cross-sectional population-based study on the prevalences of asthma and asthma symptoms among Japanese adults. International Archives of Allergy and Immunology, 153: 280-287.

Fuoco R, Giannarelli S, Onor M, et al. 2012. A snow/firn four-century record of polycyclic aromatic hydrocarbons (PAHs) and polychlorobiphenyls (PCBs) at Talos Dome (Antarctica). Microchemical Journal, 105: 133-141.

Föllmann W, Wober J. 2006. Investigation of cytotoxic, genotoxic, mutagenic, and estrogenic effects of the flame retardants tris-(2-chloroethyl)-phosphate (TCEP) and tris-(2-chloropropyl)-phosphate (TCPP) in vitro. Toxicology Letters, 161 (2): 124-134.

Gao L H, Shi Y L, Li W H, et al. 2016. Occurrence and distribution of organophosphate triesters and diesters in sludge from sewage treatment plants of Beijing, China. Science of The Total Environment, 544: 143-149.

Gao X, Huang C, Huang Q, et al. 2019. Organophosphorus flame retardants and persistent, bioaccumulative, and toxic contaminants in Arctic seawaters: On-board passive sampling coupled with target and non-target analysis. Environmental Pollution, 253: 1-10.

Gao X, Huang C, Rao K, et al. 2018. Occurrences, sources, and transport of hydrophobic organic contaminants in the waters of Fildes Peninsula, Antarctica. Environmental Pollution, 241: 950-958.

Gao Z, Deng Y, Hu X, et al. 2013. Determination of organophosphate esters in water samples using an ionic liquid-based sol – gel fiber for headspace solid-phase microextraction coupled to gas chromatography-flame photometric detector. Journal of Chromatography A, 1300 (14): 141-150.

García-López M, Rodríguez I, Cela R. 2007. Development of a dispersive liquid – liquid microextraction method for organophosphorus flame retardants and plasticizers determination in water samples. Journal of Chromatography A, 1166 (1): 9-15.

García-López M, Rodríguez I, Cela R. 2008. Evaluation of liquid-liquid microextraction using polypropylene microporous membranes for the determination of organophosphorus flame retardants and plasticizers in water samples. Analytica Chimica Acta, 625 (2): 145-153.

Gerez I F A, Lee B W, van Bever H P, et al. 2010. Allergies in Asia: differences in prevalence and management compared with Western populations. Expert Review of Clinical Immunology, 6: 279-289.

Giraudo M, Douville M, Houde M. 2015. Chronic toxicity evaluation of the flame retardant tris (2-butoxyethyl) phosphate (TBOEP) using Daphnia magna transcriptomic response. Chemosphere,

132: 159-165.

Giulivo M, Capri E, Kalogianni E, et al. 2017. Occurrence of halogenated and organophosphate flame retardants in sediment and fish samples from three European river basins. Science of the Total Environment, 586 (Supplement C): 782-791.

Gold M D, Blum A, Ames B N. 1978. Another flame retardant, tris-(1, 3-dichloro-2-propyl)-phosphate, and its expected metabolites are mutagens. Science, 200 (4343): 785-787.

Gosetti F, Mazzucco E, Gennaro M C, et al. 2016. Contaminants in water: Non-target UHPLC/MS analysis. Environmental Chemistry Letters, 14: 51-65.

Gramatica P, Cassani S, Sangion A. 2015. PBT assessment and prioritization by PBT index and consensus modeling: Comparison of screening results from structural models. Environment International, 77: 25-34.

Granskog M A, Stedmon C A, Dodd P A, et al. 2012. Characteristics of colored dissolved organic matter (CDOM) in the Arctic outflow in the Fram Strait: Assessing the changes and fate of terrigenous CDOM in the Arctic Ocean. Journal of Geophysical Research Oceans, 117: 1-13.

Greaves A K, Letcher R J, Chen D, et al. 2016. Retrospective analysis of organophosphate flame retardants in herring gull eggs and relation to the aquatic food web in the Laurentian Great Lakes of North America. Environmental Research, 150: 255-263.

Green N W, Schlabach M B, Bakke T, et al. 2008. Screening of selected metals and new organic contaminants 2007. Phosphorus flame retardents, polyfluorinated organic compounds, nitro-PAHs, silver, platinum and sucralose in air, wastewater treatment falcilities, and freshwater and marine recipients. Oslo: Norwegian Institute for Water Research.

Gu Y, Yang Y, Wan B, et al. 2018. Inhibition of O-linked N-acetylglucosamine transferase activity in PC12 cells-A molecular mechanism of organophosphate flame retardants developmental neurotoxicity. Biochemical Pharmacology, 152: 21-33.

Gulas S, Downton M, D'souza K, et al. 2017. Declining Arctic Ocean oil and gas developments: Opportunities to improve governance and environmental pollution control. Marine Policy, 75: 53-61.

Guo H, Zheng X, Ru S, et al. 2019. Size-dependent concentrations and bioaccessibility of organophosphate esters (OPEs) in indoor dust: A comparative study from a megacity and an e-waste recycling site. Science of the Total Environment, 650: 1954-1960.

Guo J, Romanak K, Westenbroek S, et al. 2017. Current-use flame retardants in the water of Lake Michigan Tributaries. Environmental Science & Technology, 51: 9960-9969.

Gustavsson J, Wiberg K, Ribeli E, et al. 2018. Screening of organic flame retardants in Swedish river water. Science of the Total Environment, 625: 1046-1055.

Hallanger I G, Sagerup K, Evenset A, et al. 2015. Organophosphorous flame retardants in biota from Svalbard, Norway. Marine Pollution Bulletin, 101: 442-447.

Hammel S C, Hoffman K, Webster T F, et al. 2016. Measuring personal exposure to organophosphate flame retardants using silicone wristbands and hand wipes. Environmental Science & Technology, 50 (8):4483-4491.

Han Z, Wang Q, Fu J, et al. 2014. Multiple bio-analytical methods to reveal possible molecular mechanisms of developmental toxicity in zebrafish embryos/ larvae exposed to tris (2-butoxyethyl) phosphate. Aquatic Toxicology, 150: 175-181.

Hardell K, Carlberg M, Hardell L, et al. 2009. Concentrations of organohalogen compounds and titres of antibodies to Epstein-Barr virus antigens and the risk for non-Hodgkin lymphoma. Oncology Reports, 21: 1567-1576.

Harley K G, Chevrier J, Schall R A, et al. 2011. Association of prenatal exposure to polybrominated diphenyl ethers and infant birth weight. American Journal of Epidemiology, 174: 885-892.

Harrad S, Abdallah M A-E, Covaci A. 2009. Causes of variability in concentrations and diastereomer patterns of hexabromocyclododecanes in indoor dust. Environ Int, 35: 573-579.

Hartmann P C, Burgi D, Giger W. 2004. Organophosphate flame retardants and plasticizers in indoor air. Chemosphere, 57: 781-787.

Haugan P M. 1999. Structure and heat content of the West Spitsbergen Current. Polar Research, 18: 183-188.

He C T, Zheng J, Qiao L, et al. 2015. Occurrence of organophosphorus flame retardants in indoor dust in multiple microenvironments of southern China and implications for human exposure. Chemosphere, 133: 47-52.

He C, English K, Baduel C, et al. 2018a. Concentrations of organophosphate flame retardants and plasticizers in urine from young children in Queensland, Australia and associations with environmental and behavioural factors. Environmental Research, 164: 262-270.

He C, Toms L, Phong T, et al. 2018b. Urinary metabolites of organophosphate esters: Concentrations and age trends in Australian children. Environment International, 111: 124-130.

He C, Zheng J, Qiao L, et al. 2015. Occurrence of organophosphorus flame retardants in indoor dust in multiple microenvironments of southern China and implications for human exposure. Chemosphere, 133: 47-52.

He M J, Lu J F, Wei S Q. 2019. Organophosphate esters in biota, water, and air from an agricultural area of Chongqing, Western China: Concentrations, composition profiles, partition and human exposure. Environmental Pollution, 244: 388-397.

He M J, Yang T, Yang Z H, et al. 2017. Occurrence and distribution of organophosphate esters in surface soil and street dust from Chongqing, China: Implications for human exposure. Archives of Environmental Contamination and Toxicology, 73: 349-361.

He M J, Yang T, Yang Z H, et al. 2018. Current state, distribution, and sources of phthalate esters and organophosphate esters in soils of the Three Gorges Reservoir Region, China. Archives of Environmental Contamination and Toxicology, 74: 502-513.

Herbstman J B, Sjödin A, Kurzon M, et al. 2010. Prenatal exposure to PBDEs and neurodevelopment. Environmental Health Perspectives, 118 (5): 712-719.

Hoffman K, Lorenzo A, Butt C M, et al. 2017. Exposure to flame retardant chemicals and occurrence and severity of papillary thyroid cancer: A case-control study. Environment International, 107: 235-242.

Hong W J, Jia H, Li Y F, et al. 2016. Polycyclic aromatic hydrocarbons (PAHs) and alkylated PAHs in the coastal seawater, surface sediment and oyster from Dalian, Northeast China. Ecotoxicology and Environmental Safety, 128: 11-20.

Hoque A, Sigurdson A J, Burau K D, et al. 1998. Cancer among a Michigan cohort exposed to polybrominated biphenyls in 1973. Epidemiology, 9: 373-378.

Hou R, Liu C, Gao X, et al. 2017. Accumulation and distribution of organophosphate flame retardants (PFRs) and their di-alkylphosphates (DAPs) metabolites in different freshwater fish from locations around Beijing, China. Environmental Pollution, 229: 548-556.

Hou R, Xu Y, Wang Z. 2016. Review of OPEs in animals and humans: Absorption, bioaccumulation, metabolism, and internal exposure research. Chemosphere, 153: 78-90.

Hou R, Liu C, Gao X, et al. 2017. Accumulation and distribution of organophosphate flame retardants (PFRs) and their di-alkyl phosphates (DAPs) metabolites in different freshwater fish from locations around Beijing, China. Environmental Pollution, 229: 548-556.

Hou R, Xu Y, Wang Z. 2016. Review of OPEs in animals and humans: Absorption, bioaccumulation, metabolism, and internal exposure research. Chemosphere, 153: 78-90.

Hu M, Li J, Zhang, B et al. 2014. Regional distribution of halogenated organophosphate flame retardants in seawater samples from three coastal cities in China. Marine Pollution Bulletin, 86: 569-574.

Hu W, Gao F, Zhang H, et al. 2017. Activation of peroxisome proliferator-activated receptor gamma and disruption of progesterone synthesis of 2-ethylhexyl diphenyl phosphate in human placental choriocarcinoma cells: comparison with triphenyl phosphate. Environmental Science & Technology, 51 (7): 4061-4068.

Huang C, Li N, Yuan S, et al. 2017. Aryl-and alkyl-phosphorus-containing flame retardants induced mitochondrial impairment and cell death in Chinese hamster ovary (CHO-k1) cells. Environmental Pollution, 230: 775-786.

Huckins J N, Petty J D, Booij K. 2006. Monitors of Organic Chemicals in the Environment: Semipermeable Membrane Devices. New York: Springer.

Hudec T, Thean J, Kuehl D, et al. 1981. Tris (dichloropropyl) phosphate, a mutagenic flame retardant: frequent cocurrence in human seminal plasma. Science, 211: 951-952.

Hughesa M F, Edwardsa B C, Mitchell B, et al. 2001. In vitro dermal absorption of flame retardant chemicals. Food and Chemical Toxicology, 39: 1263-1270.

Ike V D V, Jacob D B. 2012. Phosphorus flame retardants: properties, production, environmental occurrence, toxicity and analysis. Chemosphere, 88 (10): 1119-1153.

Isales G M, Hipszer R A, Raftery T D, et al. 2015. Triphenyl phosphate-induced developmental toxicity in zebrafish: potential role of the retinoic acid receptor. Aquatic Toxicology, 161: 221-230.

Jayatilaka N K, Restrepo P, Williams L, et al. 2017. Quantification of three chlorinated dialkyl phosphates, diphenyl phosphate, 2, 3, 4, 5-tetrabromobenzoic acid, and four other organophosphates in human urine by solid phase extraction-high performance liquid chromatography-tandem mass spectrometry. Analytical and Bioanalytical Chemistry, 409 (5): 1323-1332.

Jin X W, Gao J, Zha J, et al. 2012. A tiered ecological risk assessment of three chlorophenols in Chinese surface waters. Environmental Science and Pollution Research, 19: 1544-1554.

Jin X W, Wang Y, Wang Z, et al. 2014. Ecological risk of nonylphenol in China surface waters based on reproductive fitness. Environmental Science & Technology, 48: 1256-1262.

Jin X W, Zha J M, Xu Y P, et al. 2011. Derivation of aquatic predicted no-effect concentration (PNEC) for 2, 4-dichlorophenol: Comparing native species data with non-native species data. Chemosphere, 84: 1506-1511.

Johnson D, Carter M D, Crow B S, et al. 2015. Quantitation of ortho-cresyl phosphate adducts to butyrylcholinesterase in human serum by immunomagnetic-UHPLC-MS/MS. Journal of Mass Spectrometry, 50 (4): 683-692.

Jonsson O B, Dyremark E, Nilsson U L. 2001. Development of a microporous membrane liquid-liquid extractor for organophosphate esters in human blood plasma: identification of triphenyl phosphate and octyl diphenyl phosphate in donor plasma. Journal of Chromatography B Biomedical Sciences & Applications, 755 (1): 157-164.

Joyce C, Carlos B, Silvia L, et al. 2013. Priority and emerging flame retardants in rivers:

Occurrence in water and sediment, Daphnia magna toxicity and risk assessment. Environment International, 59: 232-243.

Joyce C, Silvia L, et al. 2013. Occurrence and risk assessment of organophosphorus and brominated flame retardants in the River Aire (UK). Environment Pollution, 179: 194-200.

Jurgens S S, Helmus R, Waaijers S L, et al. 2014. Mineralisation and primary biodegradation of aromatic organophosphorus flame retardants in activated sludge. Chemosphere, 111: 238-242.

Kademoglou K, Xu F C, Padilla-Sanchez JA, et al. 2017. Legacy and alternative flame retardants in Norwegian and UK indoor environment: Implications of human exposure via dust ingestion. Environment International, 102: 48-56.

Kajiwara N, Noma Y, Takigami H. 2011. Brominated and organophosphate flame retardants in selected consumer products on the Japanese market in 2008. Journal of Hazardous Materials, 192: 1250-1259.

Kamal A, Malik R N, Martellini T, et al. 2014. Cancer risk evaluation of brick kiln workers exposed to dust bound PAHs in Punjab province (Pakistan). Science of the Total Environment, 493: 562-570.

Kanazawa A, Saito I, Araki A, et al. 2010. Association between indoor exposure to semi-volatile organic compounds and building-related symptoms among the occupants of residential dwellings. Indoor Air, 20: 72-84.

Kashiwagi T, Du F M, Winey K I, et al. 2005. Flammability properties of polymer nanocomposites with single-walled carbon nanotubes: effects of nanotube dispersion and concentration. Polymer, 46: 471-481.

Kavlock R, Dix D. 2010. Computational toxicology as implemented by the U. S. EPA: Providing high throughput decision support tools for screening and assessing chemical exposure, hazard and risk. Journal of Toxicology and Environmental Health, Part B, 13 (2-4): 197-217.

Ke R, Luo J, Sun L, et al. 2007. Predicting bioavailability and accumulation of organochlorine pesticides by Japanese medaka in the presence of humic acid and natural organic matter using passive sampling membranes. Environmental Science & Technology, 41: 6698-6703.

Khan M U, Li J, Zhang G, et al. 2016. First insight into the levels and distribution of flame retardants in potable water in Pakistan: An underestimated problem with an associated health risk diagnosis. Science of the Total Environment, 565: 346-359.

Kim J W, Isobe T, Chang K H, et al. 2011. Levels and distribution of organophosphorus flame retardants and plasticizers in fishes from Manila Bay, the Philippines. Environmental Pollution, 159 (12): 3653-3659.

Kim J W, Isobe T, Muto M, et al. 2014. Organophosphorus flame retardants (PFRs) in human breast milk from several Asian countries. Chemosphere, 116: 91-97.

Kim S D, Cho J, Kim I S, et al. 2007. Occurrence and removal of pharmaceuticals and endocrine disruptors in South Korean surface, drinking, and waste waters. Water Research, 41 (5): 1013-1021.

Kim S, Jung J, Lee I, et al. 2015. Thyroid disruption by triphenyl phosphate, an organophosphate flame retardant, in zebrafish (Danio rerio) embryos/ larvae, and in GH3 and FRTL-5 cell lines. Aquatic Toxicology, 160: 188-196.

Kim U J, Kannan K. 2018. Occurrence and distribution of organophosphate flame retardants/ plasticizers in surface waters, tap water, and rainwater: Implications for human exposure. Environmental Science & Technology, 52: 5625-5633.

Kojima H, Takeuchi S, Itoh T, et al. 2013. In vitro endocrine disruption potential of organophosphate flame retardants via human nuclear receptors. Toxicology, 314: 76-83.

Kojima H, Takeuchi S, van den Eede N, et al. 2016. Effects of primary metabolites of organophosphate flame retardants on transcriptional activity via human nuclear receptors. Toxicology Letters, 245: 31-39.

Kosarac I, Kubwabo C, Foster W G. 2016. Quantitative determination of nine urinary metabolites of organophosphate flame retardants using solid phase extraction and ultra performance liquid chromatography coupled to tandem mass spectrometry (UPLC- MS/MS). Journal of Chromatography B- Analytical Technologies in the Biomedical and Life Sciences, 1014: 24-30.

Krewski D, Acosta D, Andersen M, et al. 2010. Toxicity testing in the 21st century: A vision and a strategy. Journal of Toxicology and Environmental Health, Part B, 13 (2-4): 51-138.

Krivoshiev B V, Beemster G T S, Sprangers K, et al. 2018. A toxicogenomics approach to screen chlorinated flame retardants tris (2-chloroethyl) phosphate and tris (2-chloroisopropyl) phosphate for potential health effects. Journal of Applied Toxicology, 38 (4): 459-470.

Kucharska A, Cequier E, Thomsen C, et al. 2015. Assessment of human hair as an indicator of exposure to organophosphate flame retardants: Case study on a Norwegian mother- child cohort. Environment International, 83: 50-57.

Kurt-Karakus P, Alegria H, Birgul A, et al. 2018. Organophosphate ester (OPEs) flame retardants and plasticizers in air and soil from a highly industrialized city in Turkey. Science of The Total Environment, 625: 555-565.

Kwon B, Shin H, Moon H- B, et al. 2016. Effects of tris (2- butoxyethyl) phosphate exposure on endocrine systems and reproduction of zebrafish (Danio rerio). Environmental Pollution, 214:

568-574.

Lamouroux C, Virelizier H, Moulin C, et al. 2000. Direct Determination of Dibutyl and Monobutyl Phosphate in a Tributyl Phosphate/Nitric Aqueous-Phase System by Electrospray Mass Spectrometry. Analytical Chemistry, 72 (6): 1186-1191.

LeBel G L, Williams D T, Benoit F M. 1981. Gas chromatographic determination of trialkyl/aryl phosphates in drinking water, following isolation using macroreticular resin. Journal of the Association of Official Analytical Chemists, 64 (4): 991-998.

Lee D-H, Steffes M W, Sjoedin A, et al. 2010. Low dose of some persistent organic pollutants predicts type 2 diabetes: A nested case-control study. Environmental Health Perspectives, 118: 1235-1242.

Lee S, Cho H J, Choi W, et al. 2018. Organophosphate flame retardants (OPEs) in water and sediment: Occurrence, distribution, and hotspots of contamination of Lake Shihwa, Korea. Marine Pollution Bulletin, 130: 105-112.

Lee S, Barron M G. 2016. A mechanism-based 3D-QSAR approach for classification and prediction of acetylcholinesterase inhibitory potency of organophosphate and carbamate analogs. Journal of Computer-Aided Molecular Design, 30 (4): 347-363.

Li C, Chen J, Xie H B, et al. 2017. Effects of atmospheric water on · oh-initiated oxidation of organophosphate flame retardants: A DFT investigation on TCPP. Environmental Science and Technology, 51 (9): 5043-5051.

Li C, Wei G, Chen J, et al. 2018. Aqueous oh radical reaction rate constants fororganophosphorus flame retardants and plasticizers: Experimental and modeling studies. Environmental Science and Technology, 52 (5): 2790-2799.

Li F, Cao L, Li X, et al. 2015. Affinities of organophosphate flame retardants to tumor suppressor gene *p53*: an integrated *in vitro* and in silico study. Toxicology Letters, 232 (2): 533-541.

Li F, Yang X, Li X, et al. 2014. Determination and prediction of the binding interaction between organophosphate flame retardants and *p53*. Chemical Research in Toxicology, 27 (11): 1918-1925.

Li H, Yuan S, Su G, et al. 2017. Whole-life-stage characterization in the basic biology of Daphnia magna and effects of TDCIPP on growth, reproduction, survival, and transcription of genes. Environmental science & technology, 51 (23): 13967-13975.

Li J F, Zhang Z Z, Ma L Y, et al. 2018. Implementation of USEPA RfD and SFO for improved risk assessment of organophosphate esters (organophosphate flame retardants and plasticizers). Environment International, 114: 21-26.

Li J F, Dong H, Sun J, et al. 2016. Composition profiles and health risk of PCDD/F in outdoor air and fly ash from municipal solid waste incineration and adjacent villages in East China. Science of the Total Environment, 571: 876-882.

Li J F, Wang C, Du L, et al. 2017. Did municipal solid waste landfill have obvious influence on polychlorinated dibenzo-p-dioxins and polychlorinated dibenzofurans (PCDD/Fs) in ambient air: a case study in East China. Waste Management, 62: 169-176.

Li J, Tian B, Liu T, et al. 2006. Status quo of e-waste management in mainland China. Journal of Material Cycles and Waste Management, 8: 13-20.

Li J, Yu N, Zhang B, et al. 2014. Occurrence of organophosphate flame retardants in drinking water from China. Water Research, 54: 53-61.

Li J, Xie Z, Mi W, et al. 2017. Organophosphate esters in air, snow, and seawater in the North Atlantic and the Arctic. Environmental Science & Technology, 51: 6887-6896.

Li M C, Chen C H, Guo Y L. 2017. Phthalate esters and childhood asthma: A systematic review and congener-specific meta-analysis. Environmental Pollution, 229: 655-660.

Li P, Li Q X, Ma Y L, et al. 2015. Determination of organophosphate esters in human serum using gel permeation chromatograph and solid phase extraction coupled with gas chromatography-mass spectrometry. Chinese Journal of Analytical Chemistry, 43 (7): 1033-1039.

Li R, Zhou P, Guo Y, et al. 2017. Tris (1, 3-dichloro-2-propyl) phosphate induces apoptosis and autophagy in SH-SY5Y cells: Involvement of ROS-mediated AMPK/mTOR/ULK1 pathways. Food and Chemical Toxicology, 100: 183-196.

Liang K, Liu J. 2016. Understanding the distribution, degradation and fate of organophosphate esters in an advanced municipal sewage treatment plant based on mass flow and mass balance analysis . Science of the Total Environment, 544: 262-270.

Liu C, Wang Q, Liang K, et al. 2013. Effects of tris (1, 3-dichloro-2-propyl) phosphate and triphenyl phosphate on receptor-associated mRNA expression in zebrafish embryos/ larvae. Aquatic Toxicology, 128-129: 147-157.

Liu D H, Zhong J C, Zheng X L , et al. 2018. N_2O fluxes and rates of nitrification and denitrification at the sediment-water interface in Taihu Lake, China. Water, 10 (7): 911.

Liu L Y, He K, Hites R A, et al. 2016. Hair and nails as noninvasive biomarkers of human exposure to brominated and organophosphate flame retardants. Environmental Science & Technology, 50 (6): 3065-3073.

Liu X, Ji K, Choi K. 2012. Endocrine disruption potentials of organophosphate flame retardants and related mechanisms in H295R and MVLN cell lines and in zebrafish. Aquatic Toxicology, 114-115: 173-181.

Liu X, Ji K, Moon H B, et al. 2013. Effects of TDCPP or TPP on gene transcriptions and hormones of HPG Axis, and their consequences on reproduction in adult zebrafish (Danio rerio). Aquatic Toxicology, 135: 104-111.

Liu X, Yu G, Cao Z, et al. 2017. Occurrence of organophosphorus flame retardants on skin wipes: Insight into human exposure from dermal absorption. Environment International, 98: 113-119.

Liu Y E, Luo X J, Corella P Z, et al. 2019. Organophosphorus flame retardants in a typical freshwater food web: Bioaccumulation factors, tissue distribution, and trophic transfer. Environmental Pollution, 255, In Press.

Liu Y, Huang L, Li S M, et al. 2014. OH-initiated heterogeneous oxidation of tris-2-butoxyethyl phosphate: implications for its fate in the atmosphere. Atmospheric Chemistry and Physics, 14: 12195-12207.

Lohmann R, Muir D, Zeng E Y, et al. 2017. Aquatic Global Passive Sampling (AQUA-GAPS) revisited: First steps toward a network of networks for monitoring organic contaminants in the aquatic environment. Environmental Science & Technology, 51: 1060-1067.

Lorenzo M, Campo J, Morales Suarez-Varela M, et al. 2019. Occurrence, distribution and behavior of emerging persistent organic pollutants (POPs) in a Mediterranean wetland protected area. Science of the Total Environment, 646: 1009-1020.

Lu J X, Ji W, Ma S T, et al. 2014. Analysis of organophosphate esters in dust, soil and sediment samples using gas chromatography coupled with mass spectrometry. Chinese Journal of Analytical Chemistry, 42: 859-865.

Lu S Y, Li Y X, Zhang T, et al. 2017. Effect of E-waste recycling on urinary metabolites of organo-phosphate flame retardants and plasticizers and their association with oxidative stress. Environmental Science & Technology, 51 (4): 2427-2437.

Luo Q, Shan Y, Muhammad A, et al. 2018a. Levels, distribution, and sources of organophosphate flame retardants and plasticizers in urban soils of Shenyang, China. Environmental Science and Pollution Research, 25: 31752-31761.

Luo Q, Wang S Y, Sun L N, et al. 2018b. Simultaneous accelerated solvent extraction and purification for the determination of 13 organophosphate esters in soils by gas chromatography-tandem mass spectrometry. Environmental Science and Pollution Research, 25: 19546-19554.

Ma Y, Cui K, Zeng F, et al. 2013. Microwave-assisted extraction combined with gel permeation chro-matography and silica gel cleanup followed by gas chromatography – mass spectrometry for the de-termination of organophosphorus flame retardants and plasticizers in biological samples. Analytica Chimica Acta, 786: 47-53.

Ma Y, Jin J, Li P, et al. 2017. Organophosphate ester flame retardant concentrations and distributions in serum from inhabitants of Shandong, China, and changes between 2011 and 2015. Environmental Toxicology and Chemistry, 36 (2): 414-421.

Ma Z Y, Tang S, Su G Y, et al. 2016. Effects of tris (2-butoxyethyl) phosphate (TBOEP) on endocrine axes during development of early life stages of zebrafish (Danio rerio). Chemosphere, 144: 1920-1927.

Makinen M S E, Makinen M R A, Koistinen J T B, et al. 2009. Respiratory and dermal exposure to organophosphorus flame retardants and tetrabromobisphenol A at five work environments. Environmental Science & Technology, 43: 941-947.

Malarvannan G, Belpaire C, Geeraerts C, et al. 2015. Organophosphorus flame retardants in the European eel in Flanders, Belgium: Occurrence, fate and human health risk. Environmental Research, 140: 604-610.

Marklund A, Andersson B, Haglund P. 2005. Organophosphorus flame retardants and plasticizers in Swedish sewage treatment plants. Environmental Science & Technology, 39 (19): 7423-7429.

Marklund A, Andersson B, Haglund P. 2005. Traffic as a source of organophosphorus flame retardants and plasticizers in snow. Environmental Science & Technology, 39: 3555-3562.

Marklund A, Andersson B, Haglund P. 2003. Screening of organophosphorus compounds and their distribution in various indoor environments. Chemosphere, 53 (9): 1137-1146.

Marklund A, Andersson B, Haglund P. 2005. Organophosphorus flame retardants and plasticizers in air from various indoor environments. Journal of Environmental Monitoring, 7 (8): 814-819.

Matsukami H, Suzuki G, Someya M, et al. 2017. Concentrations of polybrominated diphenyl ethers and alternative flame retardants in surface soils and river sediments from an electronic waste-processing area in northern Vietnam, 2012—2014. Chemosphere, 167: 291-299.

Matsukami H, Tue N M, Suzuki G, et al. 2015. Flame retardant emission from e-waste recycling operation in northern Vietnam: Environmental occurrence of emerging organophosphorus esters used as alternatives for PBDEs. Science of the Total Environment, 514: 492-499.

McClafferty H. 2008. Interactions between environmental health and pediatric obesity. Explore (NY), 4: 328-332.

McDonough C A, De Silva A O, Sun C, et al. 2018. Dissolved organophosphate esters and polybrominated diphenyl ethers in remote marine environments: Arctic surface water distributions and net transport through Fram Strait. Environmental Science & Technology, 52: 6208-6216.

McGee S P, Cooper E M, Stapleton H, et al. 2012. Early zebrafish embryogenesis is susceptible to developmental TDCPP exposure. Environmental Health Perspectives, 120 (11): 1585-1591.

McGee S P, Konstantinov A, Stapleton H M, et al. 2013. Aryl phosphate esters within a major PentaBDE replacement product induce cardiotoxicity in developing zebrafish embryos: potential role of the aryl hydrocarbon receptor. Toxicological Sciences, 133 (1): 144-156.

Meeker J D, Cooper E M, Stapleton H M, et al. 2013. Exploratory analysis of urinary metabolites of phosphorus-containing flame retardants in relation to markers of male reproductive health. Endocrine Disruptors, 1 (1): e26306-1- e26306-5.

Meeker J D, Stapleton H M. 2010. House dust concentrations of organophosphate flame retardants in relation to hormone levels and semen quality parameters. Environmental Health Perspectives, 118 (3):318-323.

Mendelsohn E, Hagopian A, Hoffman K, et al. 2016. Nail polish as a source of exposure to triphenyl phosphate. Environment International, 86: 45-51.

Mendis S, Davis S, Norrving B. 2015. Organizational update the world health organization global status report on noncommunicable diseases 2014: One more landmark step in the combat against stroke and vascular disease. Stroke, 46: E121-E122.

Meyer J, Bester K. 2004. Organophosphate flame retardants and plasticizers in wastewater treatment plants. Journal of Environmental Monitoring, 2004, 6 (7): 599-605.

Mihajlovic I, Fries E. 2012. Atmospheric deposition of chlorinated organophosphate flame retardants (OFR) onto soils. Atmospheric Environment, 56: 177-183.

Mihajlović I, Miloradov M V, Fries E. 2011. Application of twisselmann extraction, SPME, and GC-MS to assess input sources for organophosphate esters into soil. Environmental Science & Technology, 45: 2264-2269.

Millington L A, Goulding K H, Adams N. 1988. The Influence of growth medium composition on the toxicity of chemicals to algae. Water Research, 22 (12): 1593-1597.

Minegishi K, Kurebayashi H, Nambaru S, et al. 1988. Comparative studies on absorption, distribution, and excretion of halogenated alkyl phosphate flame retardants in rats. Eisei Kagaku, 34: 102-114.

Möller A, Sturm R, Xie Z Y, et al. 2012. Organophosphorus flame retardants and plasticizers in airborne particles over the Northern Pacific and Indian Ocean toward the polar regions: Evidence for global occurrence. Environmental Science & Technology, 46 (6): 3127-3134.

Möller A, Xie Z Y, Caba A, et al. 2011. Organophosphorus flame retardants and plasticizers in the atmosphere of the North Sea. Environmental Pollution, 159: 3660-3665.

Nilsen F, Cottier F, Skogseth R, et al. 2008. Fjord-shelf exchanges controlled by ice and brine production: The interannual variation of Atlantic Water in Isfjorden, Svalbard. Continental Shelf

Research, 28: 1838-1853.

Noyes P D, Haggard D E, Gonnerman G D, et al. 2015. Advanced morphological- behavioral test platform reveals neurodevelopmental defects in embryonic zebrafish exposed to comprehensive suite of halogenated and organophosphate flame retardants. Toxicological Sciences, 145 (1): 177-195.

O'Brien J W, Thai P K, Brandsma S H, et al. 2015. Wastewater analysis of Census day samples to investigate per capita input of organophosphorus flame retardants and plasticizers into wastewater . Chemosphere, 138: 328-334.

Ogden C L, Carroll M D, Kit B K, et al. 2014. Prevalence of childhood and adult obesity in the United States, 2011—2012. Jama-Journal of the American Medical Association, 311: 806-814.

Ohura T, Amagai T, Senga Y, et al. 2006. Organic air pollutants inside and outside residences in Shimizu, Japan: Levels, sources and risks. Science of the Total Environment, 366: 485-499.

Oliveri A N, Bailey J M, Levin E D. 2015. Developmental exposure to organophosphate flame retardants causes behavioral effects in larval and adult zebrafish. Neurotoxicology and Teratology, Part B, 52: 220-227.

Ospina M, Jayatilaka N K, Wong L Y, et al. 2018. Exposure to organophosphate flame retardant chemicals in the US general population: Data from the 2013—2014 National Health and Nutrition Examination Survey. Environment International, 110: 32-41.

Papachlimitzou A, Barber J L, Losada S, et al. 2015. Organophosphorus flame retardants (PFRs) and plasticisers in harbour porpoises (Phocoena phocoena) stranded or by caught in the UK during 2012. Marine Pollution Bulletin, 98 (1-2): 328-334.

Papadopoulou E, Padilla-Sanchez J A, Collins C D, et al. 2016. Sampling strategy for estimating human exposure pathways to consumer chemicals. Emerging Contaminants, 2 (1): 26-36.

Park H, Choo G, Kim H, et al. 2018. Evaluation of the current contamination status of PFASs and OPEs in South Korean tap water associated with its origin. Science of the Total Environment, 634: 1505-1512.

Paxéus N. 1996. Organic pollutants in the effluents of large wastewater treatment plants in Sweden . Water Research, 30 (5): 1115-1122.

Peng Y, Fang W, Krauss M, et al. 2018. Screening hundreds of emerging organic pollutants (EOPs) in surface water from the Yangtze River Delta (YRD): Occurrence, distribution, ecological risk. Environmental Pollution, 241: 484-493.

Petropoulou S S E, Petreas M, Park J S. 2016. Analytical methodology using ion-pair liquid chromatography- tandem mass spectrometry for the determination of four di-ester metabolites of organophosphate flame retardants in California human urine. Journal of Chromatography A, 1434:

70-80.

Phillips A L, Hammel S C, Hoffman K, et al. 2018. Children's residential exposure to organophosphate ester flame retardants and plasticizers: Investigating exposure pathways in the TESIE study. Environment International, 116: 176-185.

Pocostales J P, Sein M M, Knolle W, et al. 2010. Degradation of ozone-refractory organic phosphates in wastewater by ozone and ozone/hydrogen peroxide (peroxone): The role of ozone consumption by dissolved organic matter. Environmental Science and Technology, 44 (21): 8248-8253.

Poma G, Garlos S, Bram B, et al. 2018. Occurrence of organophosphorus flame retardants and plasticizers (PFRs) in Belgian foodstuffs and estimation of the dietary exposure of the adult population. Environmental Science & Technology, 52 (4): 2331-2338.

Poma G, Glynn A, Malarvannan G, et al. 2017. Dietary intake of phosphorus flame retardants (PFRs) using Swedish food market basket estimations. Food and Chemical Toxicology, 100: 1-7.

Pongpiachan S, Tipmanee D, Khumsup C, et al. 2015. Assessing risks to adults and preschool children posed by PM 2.5-bound polycyclic aromatic hydrocarbons (PAHs) during a biomass burning episode in northern Thailand. Science of the Total Environment, 508: 435-444.

Porter E, Crump D, Egloff C, et al. 2014. Use of an avian hepatocyte assay and the avian Toxchip Polymerse chain reaction array for testing prioritization of 16 organic flame retardants. Environmental Toxicology and Chemistry, 33 (3): 573-582.

Prasad H, Ryan D A, Celzo M F, et al. 2012. Metabolic syndrome: Definition and therapeutic implications. Postgraduate Medicine, 124: 21-30.

Preston E V, Mcclean M D, Claus Henn B, et al. 2017. Associations between urinary diphenyl phosphate and thyroid function. Environment International, 101: 158-164.

Qiao L, Zheng X B, Zheng J, et al. 2016. Analysis of human hair to assess exposure to organophosphate flame retardants: Influence of hair segments and gender differences. Environmental Research, 148: 177-183.

Quintana J B, Rodil R, Reemtsma T. 2006. Determination of phosphoric acid mono- and diesters in municipal wastewater by solid-phase extraction and ion-pair liquid chromatography-tandem mass spectrometry. Analytical Chemistry, 78 (5): 1644-1650.

Quintana J B, Rodil R, Lopez-mahia P, et al. 2007. Optimization of a selective method for the determination of organophorous trimesters in outdoor particulate samples by pressurized liquid extraction and large-volume injection gas chromatography-positive chemical ionization-tandem mass spectrometry. Analytical and Bioanalytical Chemistry, 388 (5-6): 1283-1293.

Rauert C, Schuster J K, Eng A, et al. 2018. Global Atmospheric concentrations of brominated and

Chlorinated Flame Retardants and Organophosphate Esters. Environmental Science & Technology, 52: 2777-2789.

Reemtsma T, Quintana J B, Rodil R, et al. 2008. Organophosphorus flame retardants and plasticizers in water and air I. Occurrence and fate. TrAC Trends in Analytical Chemistry, 27: 727-737.

Reemtsma T, Weiss S, Mueller J, et al. 2006. Polar pollutants entry into the water cycle by municipal wastewater: A European perspective. Environmental Science & Technology, 40 (17): 5451-5458.

Regnery J, Püttmann W. 2009. Organophosphorus flame retardants and plasticizers in rain and snow from middle Germany. Clean-Soil Air Water, 37: 334-342.

Regnery J, Püttmann W. 2010. Occurrence and fate of organophosphorus flame retardants and plasticizers in urban and remote surface waters in Germany. Water Research, 44 (14): 4097-4104.

Regnery J, Püttmann W. 2010. Seasonal fluctuations of organophosphate concentrations in precipitation and storm water runoff. Chemosphere, 78: 958-964.

Ren G, Chen Z, Feng J, et al. 2016. Organophosphate esters in total suspended particulates of an urban city in East China. Chemosphere, 164: 75-83.

Ren X, Cao L, Yang Y, et al. 2016. *In vitro* assessment of thyroid hormone receptor activity of four organophosphate esters. Journal of Environmental Sciences (China), 45: 185-190.

Ren X, Lee Y J, Han H J, et al. 2008. Effect of tris-(2-chloroethyl)-phosphate (TCEP) at environmental concentration on the levels of cell cycle regulatory protein expression in primary cultured rabbit renal proximal tubule cells. Chemosphere, 74 (1): 84-88.

Rodil R, Quintana J B, Concha-Graña E, et al. 2012. Emerging pollutants in sewage, surface and drinking water in Galicia (NW Spain). Chemosphere, 86 (10): 1040-1049.

Rodil R, Quintana J B, Reemtsma T. 2005. Liquid chromatography-tandem mass spectrometry determination of nonionic organophosphorus flame retardants and plasticizers in wastewater samples. Analytical Chemistry, 77 (10): 3083.

Rodríguez I, Calvo F, Quintana J B, et al. 2006. Suitability of solid-phase microextraction for the determination of organophosphate flame retardants and plasticizers in water samples. Journal of Chromatography A, 1108 (2): 158-165.

Romano M E, Hawley N L, Eliot M, et al. 2017. Variability and predictors of urinary concentrations of organophosphate flame retardant metabolites among pregnant women in Rhode Island. Environmental Health, 16: 40.

Ruzickova P, Klanova J, Cupr P, et al. 2008. An assessment of air-soil exchange of polychlorinated biphenyls and organochlorine pesticides across Central and Southern Europe. Environmental Science

& Technology, 42: 179-185.

Saito I, Onuki A, Seto H. 2007. Indoor organophosphate and polybrominated flame retardants in Tokyo. Indoor Air, 17: 28-36.

Santin G, Eljarrat E, Barcel D. 2016. Simultaneous determination of 16 organophosphorus flame retardants and plasticizers in fish by liquid chromatography-tandem mass spectrometry. Journal of Chromatography A, 1441 (Supplement C): 34-43.

Sasaki K, Takeda M, Uchiyama M. 1981. Toxicity, absorption and elimination of phosphoric acid triesters by killifish and goldfish. Bulletin Of Environmental Contamination and Toxicology, 27: 775-782.

Scanlan L D, Loguinov A V, Teng Q, et al. 2015. Gene transcription, metabolite and lipid profiling in eco-indicator Daphnia magna indicate diverse mechanisms of toxicity by legacy and emerging flame-retardants. Environmental Science & Technology, 49 (12): 7400-7410.

Schang G, Robaire B, Hales B F. 2016. Organophosphate flame retardants act as endocrine-disrupting chemicals in MA-10 mouse tumor leydig cells. Toxicological Sciences, 150 (2): 499-509.

Schindler B K, Weiss T, Schuetze A, et al. 2013. Occupational exposure of air crews to tricresyl phosphate isomers and organophosphate flame retardants after fume events. Archives of Toxicology, 87 (4): 645-648.

Schopfer L M, Masson P, Lamourette P, et al. 2014. Detection of cresyl phosphate-modified butyryl-cholinesterase in human plasma for chemical exposure associated with aerotoxic syndrome. Analytical Biochemistry, 461: 17-26.

Schreder E D, Uding N, La Guardia M J. 2016. Inhalation a significant exposure route for chlorinated organophosphate flame retardants. Chemosphere, 150: 499-504.

Schwarzbauer J, Ricking M. 2010. Non-target screening analysis of river water as compound-related base for monitoring measures. Environmental Science and Pollution Research, 17: 934-947.

Shaw J E, Sicree R A, Zimmet P Z. 2010. Global estimates of the prevalence of diabetes for 2010 and 2030. Diabetes Research and Clinical Practice, 87 (1): 4-14.

Shi F, Liu J, Liang K, et al. 2016. Tris (pentafluoroethyl) trifluorophosphate-basd ionic liquids as advantageous solid-phase micro-extraction coatings for the extraction of organophosphate esters in environmental waters. Journal of Chromatography A, 1447 (1): 9-16.

Shi Y L, Cai Y Q, Gao L H, et al. 2016. Occurrence, distribution and seasonal variation of organo-phosphate flame retardants and plasticizers in urban surface water in Beijing, China. Environmental Pollution, 209: 1-10.

Shoeib T, Webster G M, Hassan Y, et al. 2019. Organophosphate esters in house dust: A comparative study between Canada, Turkey and Egypt. Sci Total Environ, 650: 193-201.

Slotkin T A, Seidler F J, Fumagalli F. 2008. Targeting of neurotrophic factors, their receptors, and signaling pathways in the developmental neurotoxicity of organophosphates in vivo and in vitro. Brain Research Bulletin, 76 (4): 424-438.

Soderlund E J, Dybing E, Holme J A, et al. 1985. Comparative genotoxicity and nephrotoxicity studies of the two halogenated flame retardants tris (1, 3-dichloro-2-propyl) phosphate and tris (2, 3-dibromopropyl) phosphate. Acta Pharmacologica et Toxicologica, 56: 20-29.

Solomon K R, Baker D B, Richards R P, et al. 1996. Ecological risk assessment of atrazine in North American surface waters. Environmental Toxicology and Chemistry, 15: 31-74.

Solomon K, Giesy J, Jones P. 2000. Probabilistic risk assessment of agrochemicals in the environment. Crop Protection, 19 (8-10): 649-655.

Staessen J A, Nawrot T, Den Hond E, et al. 2001. Renal function, cytogenetic measurements, and sexual development in adolescents in relation to environmental pollutants: A feasibility study of bio-markers. Lancet, 357: 1660-1669.

Stapleton H M, Klosterhaus S, Eagle S, et al. 2009. Detection of organophosphate flame retardants in furniture foam and US house dust. Environmental Science & Technology, 43: 7490-7495.

Stapleton H M, Klosterhaus S, Keller A, et al. 2011. Identification of flame retardants in polyurethane foam collected from baby products. Environmental Science & Technology, 45: 5323-5331.

Stevens R, Es D S V, Bezemer R, et al. 2006. The structure – activity relationship of fire retardant phosphorus compounds in wood. Polymer Degradation & Stability, 91 (4): 832-841.

Su G, Crump D, Letcher R J, et al. 2014. Rapid in vitro metabolism of the flame retardant triphenyl phosphate and effects on cytotoxicity and mRNA expression in chicken embryonic hepato cytes. Environmental Science & Technology, 48 (22): 13511-13519.

Su G, Letcher R J, Yu H, et al. 2016. Determination of glucuronide conjugates of hydroxyl triphenyl phosphate (OH-TPHP) metabolites in human urine and its use as a biomarker of TPHP exposure. Chemosphere, 149: 314-319.

Su G, Letcher R J, Yu H. 2015. Determination of organophosphate diesters in urine samples by a high-sensitivity method based on ultra high pressure liquid chromatography-triple quadrupole-mass spectrometry. Journal of Chromatography A, 1426: 154-160.

Sugiura-Ogasawara M, Ozaki Y, Sonta S I, et al. 2005. Exposure to bisphenol A is associated with recurrent miscarriage. Human Reproduction, 20: 2325-2329.

Suhring R, Diamond ML, Scheringer M, et al. 2016. Organophosphate esters in Canadian Arctic air: Occurrence, levels and trends. Environmental Science & Technology, 50: 7409-7415.

Sun L, Tan H, Peng T, et al. 2016. Developmental neurotoxicity of organophosphate flame retardants in early life stages of Japanese medaka (Oryzias latipes). Environmental Toxicology and Chemistry, 35 (12): 2931-2940.

Sun Y, Gong X, Lin W, et al. 2018. Metabolites of organophosphate ester flame retardants in urine from Shanghai, China. Environmental Research, 164: 507-515.

Sundkvist A M, Olofsson U, Haglund P. 2010. Organophosphorus flame retardants and plasticizers in marine and fresh water biota and in human milk. Journal of Environmental Monitoring, 12: 943-951.

Ta N, Li C N, Fang Y J, et al. 2014. Toxicity of TDCIPP and TCEP on PC12 cell: Changes in CAMKII, GAP43, tubulin and NF-H gene and protein levels. Toxicology Letters, 227 (3): 164-171.

Tacal O, Schopfer L M. 2014. Healthy F-16 pilots show no evidence of exposure to tri-ortho-cresyl phosphate through the on-board oxygen generating system. Chemico-Biological Interactions, 215: 69-74.

Tajima S, Araki A, Kawai T, et al. 2014. Detection and intake assessment of organophosphate flame retardants in house dust in Japanese dwellings. Science of the Total Environment, 478: 190-199.

Takimoto K, Hirakawa T, Ito K, et al. 1999. Source and transport of tricresyl phosphate (TCP) isomers in Kurose river basin. Atmospheric Environment, 33: 3191-3200.

Tan X X, Luo X J, Zheng X B, et al. 2016. Distribution of organophosphorus flame retardants in sediments from the Pearl River Delta in South China. Science of The Total Environment, 544: 77-84.

Tanaka M, Inoue K-1, Momoi T, et al. 2013. In vivo immunoamplifying effects of di-(2-ethylhexyl) phthalate on cytokine response. Immunopharmacology and Immunotoxicology, 35: 147-150.

Tang B, Poma G, Bastiaensen M, et al. 2019. Bioconcentration and biotransformation of organophosphorus flame retardants (PFRs) in common carp (Cyprinus carpio). Environment International, 126: 512-522.

Tang J, Chen S, Xu Y, et al. 2012. Calibration and field performance of triolein embedded acetate membranes for passive sampling persistent organic pollutants in water. Environmental Pollution, 164: 158-163.

Terry A V, Gearhart D A, Beck W D, et al. 2007. Chronic, intermittent exposure to chlorpyrifos in rats: protracted effects on axonal transport, neurotrophin receptors, cholinergic markers, and information processing. Journal of Pharmacology and Experimental Therapeutics, 322 (3): 1117-1128.

Thomas M B, Stapleton H M, Dills R L, et al. 2017. Demographic and dietary risk factors in relation to urinary metabolites of organophosphate flame retardants in toddlers. Chemosphere, 185: 918-925.

Tsao Y C, Wang Y C, Wu S F, et al. 2011. Microwave- assisted headspace solid- phase microextraction for the rapid determination of organophosphate esters in aqueous samples by gas chromatography-mass spectrometry. Talanta, 84 (2): 406-410.

Tuomisto J, Hardell L, Moller H, et al. 2006. In utero exposure to persistent organic pollutants in relation to testicular cancer risk-Discussion. International Journal of Andrology, 29: 234-234.

Turyk M, Anderson H A, Knobeloch L, et al. 2009. Prevalence of diabetes and body burdens of polychlorinated biphenyls, polybrominated diphenyl ethers, and p, p'- diphenyldichloroethene in Great Lakes sport fish consumers. Chemosphere, 75: 674-679.

Valcárcel Y, Valdehíta A, Becerra E, et al. 2018. Determining the presence of chemicals with suspected endocrine activity in drinking water from the Madrid region (Spain) and assessment of their estrogenic, androgenic and thyroidal activities. Chemosphere, 201: 388-398.

Van den Eede N, Ballesteros- Gomez A, Neels H, et al. 2016. Does biotransformation of Aryl phosphate flame retardants in blood cast a new perspective on their debated biomarkers. Environmental Science & Technology, 50 (22): 12439-12445.

Van den Eede N, Dirtu A C, Ali N, et al. 2012. Multi- residue method for the determination of brominated and organophosphate flame retardants in indoor dust. Talanta, 89: 292-300.

Van den Eede N, Dirtu A C, Neels H, et al. 2011. Analytical developments and preliminary assessment of human exposure to organophosphate flame retardants from indoor dust. Environment International, 37 (2): 454-461.

Van den Eede N, Maho W, Erratico C, et al. 2013a. First insights in the metabolism of phosphate flame retardants and plasticizers using human liver fractions. Toxicology Letters, 223 (1): 9-15.

Van den Eede N, Neels H, Jorens P G, et al. 2013b. Analysis of organophosphate flame retardant diester metabolites in human urine by liquid chromatography electrospray ionisation tandem mass spectrometry. Journal of Chromatography A, 1303: 48-53.

Van der Veen I J, de Boer. 2012. Phosphorus flame retardants: Properties, production, environmental occurrence, toxicity and analysis. Chemosphere, 88 (10): 1119-1153.

Van Vlaardingen P L A, Traas T P, Wintersen A M, et al. 2004. ETX 2. 0. A program to calculate hazardous concentrations and fraction affected, based on normally distributed toxicity Data. RIVM:

Netherlands.

Vecchiato M, Zambon S, Argiriadis E, et al. 2015. Polychlorinated biphenyls (PCBs) and polybrominated diphenyl ethers (PBDEs) in Antarctic ice-free areas: Influence of local sources on lakes and soils. Microchemical Journal, 120: 26-33.

Verbruggen E M J, Rila J P, Traas T P, et al. 2005. Environmental Risk Limits for Several Phosphate Esters, with Possible Application as Flame Retardant. Bilthoven: National Institute for Public Health and the Environmental.

Voelkel W, Fuchs V, Woeckner M, et al. 2018. Toxicokinetic of tris (2-butoxyethyl) phosphate (TBOEP) in humans following single oral administration. Archives of Toxicology, 92 (2): 651-660.

Vojta S, Melymuk L, Klanova J. 2017. Changes in flame retardant and legacy contaminant concentrations in indoor air during Building construction, furnishing, and use. Environmental Science & Technology, 51: 11891-11899.

Vykoukalová M, Venier M, Vojtaš et al. 2017. Organophosphate esters flame retardants in the indoor environment. Environment International, 106: 97-104

Wan W N, Zhang S Z, Huang H L, et al. 2016. Occurrence and distribution of organophosphorus esters in soils and wheat plants in a plastic waste treatment area in China. Environmental Pollution, 214: 349-353.

Wang G, Shi H, Du Z, et al. 2017. Bioaccumulation mechanism of organophosphate esters in adult zebra fish (*Danio rerio*). Environmental Pollution, 229: 177-187.

Wang Q, Lam J C, Man Y C, et al. 2015. Bioconcentration, metabolism and neurotoxicity of the organophorous flame retardant 1, 3-dichloro 2-propyl phosphate (TDCPP) to zebrafish. Aquatic Toxicology, 158: 108-115.

Wang Q, Liang K, Liu J, et al. 2013. Exposure of zebrafish embryos/ larvae to TDCPP alters concentrations of thyroid hormones and transcriptions of genes involved in the hypothalamic-pituitarythyroid axis. Aquatic Toxicology, 126: 207-213.

Wang Q, Zhao H, Wang Y, et al. 2017. Determination and prediction of octanol- air partition coefficients for organophosphate flame retardants. Ecotoxicology and Environmental Safety, 145: 283-288.

Wang R M, Tang J H, Xie Z Y, et al. 2015. Occurrence and spatial distribution of organophosphate ester flame retardants and plasticizers in 40 rivers draining into the Bohai Sea, North China. Environmental Pollution, 198: 172-178.

Wang S, Wan B, Zhang L, et al. 2014. In vitro inhibition of lysine decarboxylase activity by organophosphate esters. Biochemical Pharmacology, 92 (3): 506-516.

Wang X W, Liu J F, Yin Y G, et al. 2011. Development of an ultra-high-performance liquid chroma- tography-tandem mass spectrometry method for high throughput determination of organophosphorus flame retardants in environmental water. Journal of Chromatography A, 1218: 6705-6711.

Wang X, He Y, Lin L, et al. 2014. Application of fully automatic hollow fiber liquid phase microextraction to assess the distribution of organophosphate esters in the Pearl River Estuaries. Science of the Total Environment, 470-471: 263-269.

Wang X. 2010. The pollution status and research progress on Organophosphate Ester Flame Retardants. Progress in Chemistry, 22: 1983-1992.

Wang Y, Hou M, Zhang Q, et al. 2017. Organophosphorus Flame Retardants and Plasticizers in Building and Decoration Materials and Their Potential Burdens in Newly Decorated Houses in China. Environmental Science & Technology, 51 (19): 10991-10999.

Wang Y, Kannan P, Halden R U, et al. 2019. A nationwide survey of 31 organophosphate esters in sewage sludge from the United States. Science of the Total Environment, 655: 446-453.

Wang Y, Sun H, Zhu H, et al. 2018. Occurrence and distribution of organophosphate flame retardants (OPEs) in soil and outdoor settled dust from a multi-waste recycling area in China. Science of the Total Environment, 625: 1056-1064.

Wang Y, Wu X, Zhang Q, et al. 2017. Organophosphate esters in sediment cores from coastal Laizhou Bay of the Bohai Sea, China. Science of the Total Environment, 607-608: 103-108.

Wang Y, Wu X, Zhang Q, et al. 2018. Occurrence, distribution, and air-water exchange of organo- phosphorus flame retardants in a typical coastal area of China. Chemosphere, 211: 335-344.

Watts M J, Linden K G. 2009. Advanced oxidation kinetics of aqueous trialkyl phosphate flame retardants and plasticizers. Environmental Science and Technology, 43 (8): 2937-2942.

Wei G L, Li D Q, Zhuo M N, et al. 2015. Organophosphorus flame retardants and plasticizers: Sources, occurrence, toxicity and human exposure. Environmental Pollution, 196: 29-46.

Weschler C J. 1980. Characterization of selected organics in size-fractionated indoor aerosols. Environmental Science & Technology, 14: 428-431.

Winder C, Balouet J C. 2002. The toxicity of commercial jet oils. Environmental Research, 89: 146-164.

Wolschke H, Sühring R, Xie Z, et al. 2015. Organophosphorus flame retardants and plasticizers in the aquatic environment: A case study of the Elbe River, Germany. Environmental Pollution, 206: 488-493.

Woudneh M B, Benskin J P, Wang G, et al. 2015. Quantitative determination of 13 organophosphorous flame retardants and plasticizers in a wastewater treatment system by high performance liquid chromatography tandem mass spectrometry. Journal of Chromatography A, 1400: 149-155.

Wu Y, Su G, Tang S, et al. 2017. The combination of *in silico* and *in vivo* approaches for the investigation of disrupting effects of tris (2-chloroethyl) phosphate (TCEP) toward core receptors of zebrafish. Chemosphere, 168: 122-130.

Wypych G. 2017. Handbook of Plasticizers (3rd Edition). Toronto: ChemTec Publishing.

Xing L Q, Zhang Q, Xu H Z, et al. 2018. Occurrence, distribution and risk assessment of organophosphate esters in surface water and sediment from a shallow freshwater lake, China. Science of Total Environment, 636: 632-640

Xu F, Giovanoulis G, Van Waes S, et al. 2016. Comprehensive study of human external exposure to organophosphate flame retardants via air, dust, and hand wipes: The importance of sampling and assessment strategy. Environmental Science & Technology, 50 (14): 7752-7760.

Xu F, Tay J H, Covaci A, et al. 2017. Assessment of dietary exposure to organohalogen contaminants, legacy and emerging flame retardants in a Norwegian cohort. Environment International, 102: 236-243.

Xu Y, Wang Z, Ke R, et al. 2005. Accumulation of organochlorine pesticides from water using triolein embedded cellulose acetate membranes. Environmental Science & Technology, 39: 1152-1157.

Yadav I C, Devi N L, Li J, et al. 2018a. Organophosphate ester flame retardants in Nepalese soil: Spatial distribution, source apportionment and air-soil exchange assessment. Chemosphere, 190: 114-123.

Yadav I C, Devi N L, Li J, et al. 2018b. Concentration and spatial distribution of organophosphate esters in the soil-sediment profile of Kathmandu Valley, Nepal: Implication for risk assessment. Science of The Total Environment, 613: 502-512.

Yadav I C, Devi N L, Zhong G, et al. 2017. Occurrence and fate of organophosphate ester flame retardants and plasticizers in indoor air and dust of Nepal: Implication for human exposure. Environmental Pollution, 229: 668-678.

Yamada S, Kubo Y, Yamazaki D, et al. 2017. Chlorpyrifos inhibits neural induction via Mfn1-mediated mitochondrial dysfunction in human induced pluripotent stem cells. Scientific Reports, 7: 40925.

Yu Q, Xie H B, Chen J. 2016. Atmospheric chemical reactions of alternatives of polybrominated diphenyl ethers initiated by oh: A case study on triphenyl phosphate. Science of The Total

Environment, 571: 1105-1114.

Zeng X Z, Liu L, He S, et al. 2015. The occurrence and removal of organophosphate ester flame re-
tardants/plasticizers in a municipal wastewater treatment plant in the Pearl River Delta, China .
Journal of Environmental Science and Health Part A- Toxic/Hazardous Substances & Environmental
Engineering, 50 (12): 1291-1297.

Zeng X, He L, Cao S, et al. 2014. Occurrence and distribution of organophosphate flame retardants/
plasticizers in wastewater treatment plant sludges from the Pearl River Delta, China . Environmental
Toxicology & Chemistry, 33 (8): 1720-1725.

Zhang Q, Ji C, Yin X, et al. 2016. Thyroid hormone- disrupting activity and ecological risk
assessment of phosphorus- containing flame retardants by *in vitro*, *in vivo* and *in silico* approa-
ches. Environmental Pollution, 210: 27-33.

Zhang Q, Lu M, Dong X, et al. 2014. Potential estrogenic effects of phosphorus-containing flame re-
tardants. Environmental Science and Technology, 48 (12): 6995-7001.

Zhang Q, Wang J, Zhu J, et al. 2017. Potential glucocorticoid and mineralocorticoid effects of nine
organophosphate flame retardants. Environmental Science & Technology, 51 (10): 5803-5810.

Zhang W W, Wang P, Li Y M, et al. 2019. Spatial and temporal distribution of organophosphate
esters in the atmosphere of the Beijing-Tianjin-Hebei region, China. Environmental Pollution, 244:
182-189.

Zhang X, Zou W, Mu L, et al. 2016. Rice ingestion is a major pathway for human exposure to organo-
phosphate flame retardants (OPEs) in China. Journal of Hazardous Materials, 318: 686-693.

Zhao F, Chen M, Gao F, et al. 2017. Organophosphorus flame retardants in pregnant women and their
transfer to chorionic villi. Environmental Science & Technology, 51 (11): 6489-6497.

Zhao F, Wan Y, Zhao H, et al. 2016. Levels of blood organophosphorus flame retardants and
association with changes in human sphingolipid homeostasis. Environmental Science & Technology,
50 (16): 88-96.

Zhao F, Wang J, Fang Y, et al. 2016. Effects of tris (1, 3-dichloro-2-propyl) phosphate on path-
omorphology and gene/protein expression related to thyroid disruption in rats. Toxicology Research,
5: 921-930.

Zhao J, Wang B, Dai Z, et al. 2004. 3D- quantitative structure- activity relationship study of organo-
phosphate compounds. Chinese Science Bulletin, 49 (3): 240-245. Zheng C, Feng S, Liu P, et
al. 2016b. Sorption of organophosphate flame retardants on Pahokee peat soil. Clean- Soil Air
Water, 44: 1163-1173.

Zheng C, Feng S, Wang Q, et al. 2016a. Application of SPME-GC/MS to study the sorption of organophosphate esters on peat soil. Water, Air, & Soil Pollution, 227: 236.

Zheng X, Qiao L, Covaci A, et al. 2017. Brominated and phosphate flame retardants (FRs) in indoor dust from different microenvironments: Implications for human exposure via dust ingestion and dermal contact. Chemosphere, 184: 185-191.

Zheng X, Xu F, Luo X, et al. 2016. Phosphate flame retardants and novel brominated flame retardants in home-produced eggs from an e-waste recycling region in China. Chemosphere, 150: 545-550.

Zhong M, Tang J, Mi L, et al. 2017. Occurrence and spatial distribution of organophosphorus flame retardants and plasticizers in the Bohai and Yellow Seas, China. Marine Pollution Bulletin, 121: 331-338.

Ziegenfuss P S, Renaudette W J, Adams W J. 1986. Methodology for assessing the acute toxicity of chemicals sorbed to sediments: Testing the equilibrium partitioning theory. ASTM Special Technical Publication, 9: 479-493.